人·口·发·展·战·略·丛·书

丛书主编　沙　勇

# 农村老年健康研究
## ——家庭变迁视域

周建芳　宗占红　舒星宇　著

U0250525

南京大学出版社

图书在版编目(CIP)数据

农村老年健康研究：家庭变迁视域 / 周建芳，宗占红，舒星宇著. — 南京：南京大学出版社，2018.5
(人口发展战略丛书 / 沙勇主编)
ISBN 978 - 7 - 305 - 20258 - 2

Ⅰ. ①农… Ⅱ. ①周… ②宗… ③舒… Ⅲ. ①农村—老年人—保健—研究 Ⅳ. ①R161.7

中国版本图书馆 CIP 数据核字(2018)第 100795 号

出版发行　南京大学出版社
社　　址　南京市汉口路 22 号　　　　邮　　编　210093
出 版 人　金鑫荣

丛 书 名　人口发展战略丛书
丛书主编　沙　勇
书　　名　**农村老年健康研究——家庭变迁视域**
著　　者　周建芳　宗占红　舒星宇
责任编辑　张倩倩　吴　汀　　　　　编辑热线　025 - 83593923

照　　排　南京理工大学资产经营有限公司
印　　刷　南京玉河印刷厂
开　　本　787×960　1/16　印张 17.5　字数 295 千
版　　次　2018 年 5 月第 1 版　2018 年 5 月第 1 次印刷
ISBN　978 - 7 - 305 - 20258 - 2
定　　价　65.00 元

网　　址：http://www.njupco.com
官方微博：http://weibo.com/njupco
官方微信：njupress
销售咨询热线：025 - 83594756

# 《人口发展战略丛书》总序

《人口发展战略丛书》在南京大学出版社的出版，可喜可贺。丛书的主编，南京邮电大学社会与人口学院、人口研究院院长沙勇教授嘱我为丛书的出版写序，我欣然从命。

《人口发展战略丛书》选题十分广泛，从城镇化与碳排放到消费和环境，从农民工到失独风险，从农村老年健康到农村大龄男性，从大运河城市群到流动人口融入，从农村人口市民化到城市贫困人口，等等，反映了南京邮电大学的人口学者们的广阔的研究视角和广泛的研究兴趣，也反映了这套丛书的丰富内涵。

许多研究还强调了江苏的特色，给予江苏特别的关注，既符合情理，也很有意义。江苏是我国社会经济发展最先进的地区之一，江苏所面对的许多社会经济和人口方面的问题对江苏具有现实性，对全国具有前瞻性。因此，丛书的作者们的分析和阐述同样对于全国有着启发意义，也增强了这套丛书的学术价值。

改革开放以来，随着国家的发展、社会的需要和国际的交往，我国的人口研究也是蓬勃发展，涌现了大量出色的研究成果和优秀的研究人才，推动着我国人口研究事业向前发展，并赢得越来越大的国际影响。在这方面，南京一直是我国人口研究的重镇之一，南京众多的人口研究机构人才济济，成果累累。《人口发展战略丛书》的出版则是南京人口学界的又一大成果。

　　丛书的各位作者来自南京邮电大学的人口研究院、社会与人口学院、地理与生物信息学院、管理学院、经济学院的科研人员,部分老师是原来南京人口管理干部学院的人口研究方面的教学科研人员。南京人口管理干部学院作为当时国家计生委的直属院校,拥有许多长期从事人口学领域的教学和研究工作的优秀学者,许多老师包括丛书的一些作者都主持完成过国家社科基金人口学课题,参与过众多国家计生委的科研课题调研,熟悉基层人口与计划生育工作,参与过各种国际合作和交流。与南京邮电大学合并后,原南京人口管理干部学院在人口研究方面的传统科研优势得以传承,并与学校计算机信息科学、物联网等特色学科实现了有机结合。比如依托大数据研究院、物联网科技园,与国家原卫计委流动人口司合作建立了"国家流动人口数据开发中心"。学校新设立人口研究院,并重新整合了社会与人口学院,人口学科研骨干在人口大数据、贫困人口研究、人口与区域发展等多个领域取得了不凡的成绩,正迅速成长壮大为国内一支人口研究的有生力量。《人口发展战略丛书》的出版正是这支人口研究的有生力量的生动体现。今后如果能将人口学与其他学科进一步融合,优势互补,发扬光大,必将为我国的人口事业做出更为卓越的贡献。

　　丛书的作者有许多都是青年俊秀,他们的成果更值得嘉许。进入21 世纪以来,我国人口态势呈现出生育率长期走低、老龄化不断加剧、城市化快速发展、人口流动日趋频繁的全新的局面。随着人口新常态的到来,必然涌现出许多前所未有的新特点和新问题,需要去探索,需要去回答,成为他们所要肩负的新时期人口研究的新发展的使命,任重而道远。因此,这套丛书的出版也标志着我国新一代的人口学者正在茁壮成长,我国人口学的发展后继有人,是非常令人欣喜的。

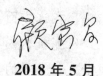

**2018 年 5 月**

# 序　言

截至 2015 年,我国 60 岁及以上人口已达 2.22 亿,占总人口的 16.1%。"十三五"期间,我国 60 岁及以上老年人口年均增加 640 万人左右,预计到 2020 年,将达到 2.55 亿左右,占总人口的 17.8%左右,高龄老年人将增加到 2 900 万人左右,独居和空巢老年人将增加到 1.18 亿人左右,农村实际居住人口老龄化程度将进一步加深。

作者立足于我国家庭结构变迁和人口老龄化的实际,通过对来自东、中、西部三个样本点的问卷调查数据的全面分析,揭示了农村空巢老人与非空巢老人、留守老人与非留守老人、丧偶老人和有配偶老人、不同子女类型老人的生理健康、心理健康、慢性病和健康服务需求之间的异同,并对完善我国农村老人及其家庭的社区卫生服务提出了研究建议。

研究的主要创新和应用价值在于:(1)"健康"视角研究老年问题。研究突破了既往主要基于"疾病"视角研究老年健康及健康服务,采用多维的健康视角关注家庭结构变迁中农村老人健康及健康服务需求可能会出现的变化,有助于前移疾病防治的关口,为健康老龄化探寻高效服务措施。(2)强调家庭对老年人的健康支持和面向老年家庭的健康促进服务。研究基于定量分析所揭示的不同类型家庭的农村老人健康和健康服务需求差异和对老人健康的影响,凸显了对老年家庭提供健康支持的重要性。建议国家和社会强化家庭的健康养老意识,提高家庭老年健康促进能力,增加对生活不能自理老人家庭照料支持,改进老年人健康管理基本公共卫生服务。四大建议具体且具有可操作性,对在卫生服务资源十分紧缺的中国农村,充分利用家庭和社会资本服务老年健康,助力"健康中国"的实现有着重要的意义。

2018 年 2 月 1 日

# 目　录

# 第一章　研究背景

2000年,我国迈入人口老龄化时期,2010年,我国65岁及以上人口占总人口8.87%,与2000年相比上升了1.91%,2015年则已经达到了10.47%[1],人口老龄化程度呈现加速度增长。党和国家历来高度重视老龄工作,党的十八大和十八届三中、四中、五中全会以及"十三五"规划纲要都相应对人口老龄化、加快建设社会养老服务体系、发展养老服务产业等提出了明确要求。各地区各部门加大投入,扎实行动,积极推动老龄事业发展,应对人口老龄化工作取得了显著成效。2016年5月27日,习近平总书记在中共中央政治局第三十二次集体学习时强调:党委领导政府主导、社会参与、全民行动推动老龄事业全面协调可持续发展,要加强老龄科学研究,借鉴国际有益经验,搞好顶层设计,不断完善老年人家庭赡养和扶养、社会救助、社会福利、社会优待、宜居环境、社会参与等政策,增强政策制度的针对性、协调性、系统性[2]。2017年3月国家卫生和计划生育委员会等13部委办联合出台《"十三五"健康老龄化规划》,提出"优化老年医疗卫生资源配置,加强宣传教育、预防保健、医疗救治、康复护理、医养结合和安宁疗护工作,建立覆盖城乡老年人的基本医疗卫生制度,构建与国民经济和社会发展相适应的老年健康服务体系,持续提升老年人健康水平"的规划目标[3]。系列老年健康政策的出台,充分说明了党和政府对老年人口健康问题的高度关注。

---

[1]　国家统计局,国家数据:http://data.stats.gov.cn/easyquery.htm? cn=C01,2017-2-8。

[2]　新华社,习近平:推动老龄事业全面协调可持续发展,http://www.cncaprc.gov.cn/contents/2/174584.html,2016-5-29。

[3]　关于印发"十三五"健康老龄化规划的通知,http://www.nhfpc.gov.cn/jtfzs/jslgf/201703/63ce9714ca164840be76b362856a6c5f.shtml,2017-03-17。

尽管老年人口随着年龄的上升,健康水平降低,健康服务需求不断增加是不可避免的趋势,但如果能够更积极主动地了解老年人口的健康及其健康服务需求,分析其影响因素,对于降低卫生服务负担,提高老年人口的健康水平有更好的促进意义。

# 第一节　中国老年人口及其发展趋势

为了解我国老年人口及其发展趋势,研究对国家统计局网页所公布的人口数据、国家卫生和计划生育委员会的历年人口年鉴数据和联合国主页上的各国老龄人口数据进行了现存统计资料分析。

## 一、老年人口总量

根据第五次人口普查资料:2000 年,我国 65 岁及以上的人口占总人口的比重为 6.96%,标志着中国迈入了人口老龄化社会。第六次人口普查资料分析显示:我国居民的平均预期寿命已经达到 74.83 岁(女性 77.37 岁,男性 72.38 岁),65 岁及以上的人口已达 13.199 万人,占总人口的 9.70%,老年抚养比为 13.10%。2015 年人口小普查显示:我国 65 岁及以上的人口已经高达 13.755 万人,占总人口的 10.47%,老年抚养比进一步提高为 13.70%。总体看来,我国不仅老年人口总量大,而且占比也呈现加速度增长的趋势。

## 二、老年人口地区分布

第六次人口普查资料显示:除香港、台湾、澳门外,我国 31 个省市的常住人口中,65 岁以上老年人口比重最高的是重庆市,占 11.72%,其次是四川、江苏、辽宁、安徽和上海,比例均超过了 10.0%,比重最低的是西藏,为 5.09%,而青海、宁夏、新疆和广东省的比重也同样低于 7.0% 的人口老龄化分界点,即除了这 5 个省份/自治区外,我国其他地区均已经迈入了人口老龄化时期。

从绝对数量来看,山东、四川、江苏、河南和广东为前五位老年人口大省,西藏、青海、宁夏、海南和天津则为老年人口绝对数量最少的 5 省/市/自治区。

表1-1　2010年我国各地区老年人口数量及其占总人口比重

| 省份 | 65岁以上老年人口（人） | 总人口（人） | 老年人口比重（%） |
|---|---|---|---|
| 北京 | 1 708 852 | 19 612 368 | 8.71 |
| 天津 | 1 102 388 | 12 938 693 | 8.52 |
| 河北 | 5 919 738 | 71 854 210 | 8.24 |
| 山西 | 2 705 259 | 35 712 101 | 7.58 |
| 内蒙古 | 1 868 177 | 24 706 291 | 7.56 |
| 辽宁 | 4 509 441 | 43 746 323 | 10.31 |
| 吉林 | 2 301 838 | 27 452 815 | 8.38 |
| 黑龙江 | 3 173 314 | 38 313 991 | 8.28 |
| 上海 | 2 331 313 | 23 019 196 | 10.13 |
| 江苏 | 8 558 646 | 78 660 941 | 10.88 |
| 浙江 | 5 081 675 | 54 426 891 | 9.34 |
| 安徽 | 6 084 548 | 59 500 468 | 10.23 |
| 福建 | 2 912 130 | 36 894 217 | 7.89 |
| 江西 | 3 388 301 | 44 567 797 | 7.60 |
| 山东 | 9 429 686 | 95 792 719 | 9.84 |
| 河南 | 7 859 344 | 94 029 939 | 8.36 |
| 湖北 | 5 201 894 | 57 237 727 | 9.09 |
| 湖南 | 6 419 361 | 65 700 762 | 9.77 |
| 广东 | 7 086 150 | 104 320 459 | 6.79 |
| 广西 | 4 252 921 | 46 023 761 | 9.24 |
| 海南 | 699 682 | 8 671 485 | 8.07 |
| 重庆 | 3 381 468 | 28 846 170 | 11.72 |
| 四川 | 8 805 507 | 80 417 528 | 10.95 |
| 贵州 | 3 026 181 | 34 748 556 | 8.71 |
| 云南 | 3 505 474 | 45 966 766 | 7.63 |
| 西藏 | 152 908 | 3 002 165 | 5.09 |

(续表)

| 省份 | 65 岁以上老年人口（人） | 总人口（人） | 老年人口比重（%） |
|---|---|---|---|
| 陕西 | 3 183 837 | 37 327 379 | 8.53 |
| 甘肃 | 2 105 575 | 25 575 263 | 8.23 |
| 青海 | 354 684 | 5 626 723 | 6.30 |
| 宁夏 | 402 787 | 6 301 350 | 6.39 |
| 新疆 | 1 414 079 | 21 815 815 | 6.48 |

　　我国老年人口中,80 岁及以上的高龄老年人占 17.65%,不到两成。江苏高龄老人所占比重最高,已经达到 25.21%,而重庆、广西和江西的高龄老年人口比重也高一些,均在 20%以上,说明这些省份的长寿老人比例高于其他省份。

　　从老年人口的城乡分布看,我国老年人口主要生活在农村。2010 年城镇老年人口为 0.78 亿人,占城镇总人口的 11.68%,60 岁及以上老年人口抚养比为 15.74%;乡村老年人口为 0.99 亿人,占乡村总人口的 14.98%,60 岁及以上老年人口抚养比达 22.75%,乡村老年人口的比率和老年抚养比比城镇分别高出 3.30%和 7.01%。2010 年城镇 80 岁及以上的老年人口有 0.09 亿人,分别占城镇总人口和老年人口的 1.35%和 11.52%,乡村 80 岁及以上老年人口为 0.12 亿人,分别占乡村总人口和老年人口的 1.80%和 12.02%,高于城镇高龄老年人口比重。

### 三、老年人口性别结构

　　从老年人口的性别分布看,65—80 岁的老年人口的男女数量相近,性别比为 97.83,但 80 岁及以上的高龄老年人女性数量就明显超过了男性,性别比为 71.81。较为特殊的是,辽宁和新疆的高龄人口中,男性数量超过女性,青海省的男女数量比也达到了 90.15,高于全国平均水平。

表 1-2　2010 年我国各地区老年人口性别和年龄分布

| 省份 | 65—80 岁老年人口 | | | 80 岁及以上老年人口 | | | 高龄老人比重% |
|---|---|---|---|---|---|---|---|
| | 男性人数 | 女性人数 | 性别比 | 男性人数 | 女性人数 | 性别比 | |
| 北京 | 740 714 | 163 024 | 97.83 | 139 085 | 302 109 | 71.84 | 17.65 |
| 天津 | 465 753 | 111 800 | 89.92 | 92 323 | 204 123 | 85.32 | 17.68 |
| 河北 | 2 504 994 | 582 704 | 92.86 | 403 039 | 985 743 | 82.58 | 18.52 |

（续表）

| 省份 | 65—80 岁老年人口 | | | 80 岁及以上老年人口 | | | 高龄老人比重％ |
|---|---|---|---|---|---|---|---|
| | 男性人数 | 女性人数 | 性别比 | 男性人数 | 女性人数 | 性别比 | |
| 山西 | 1 140 111 | 232 023 | 96.97 | 180 396 | 412 419 | 69.17 | 16.65 |
| 内蒙 | 814 910 | 120 597 | 101.11 | 120 781 | 241 378 | 77.75 | 15.25 |
| 辽宁 | 1 911 708 | 427 708 | 99.63 | 373 122 | 800 830 | 100.15 | 12.92 |
| 吉林 | 997 098 | 183 127 | 93.99 | 171 659 | 354 786 | 87.24 | 17.76 |
| 黑龙江 | 1 394 993 | 226 915 | 95.27 | 222 023 | 448 938 | 93.74 | 15.41 |
| 上海 | 904 257 | 354 615 | 95.30 | 233 189 | 587 804 | 97.84 | 14.15 |
| 江苏 | 3 512 737 | 1 030 110 | 92.81 | 647 306 | 1 677 416 | 65.76 | 25.21 |
| 浙江 | 1 973 579 | 606 900 | 95.89 | 466 127 | 1 073 027 | 62.84 | 19.60 |
| 安徽 | 2 460 663 | 642 682 | 103.12 | 431 925 | 1 074 607 | 76.80 | 21.12 |
| 福建 | 1 151 690 | 362 709 | 103.60 | 239 791 | 602 500 | 67.21 | 17.66 |
| 江西 | 1 416 374 | 341 248 | 100.54 | 243 311 | 584 559 | 66.11 | 20.69 |
| 山东 | 3 922 705 | 1 119 410 | 97.95 | 702 160 | 1 821 570 | 71.30 | 17.25 |
| 河南 | 3 339 192 | 859 053 | 93.95 | 532 645 | 1 391 698 | 62.73 | 19.32 |
| 湖北 | 2 209 197 | 475 632 | 93.69 | 331 037 | 806 669 | 62.00 | 17.71 |
| 湖南 | 2 599 642 | 643 555 | 98.95 | 485 134 | 1 128 689 | 69.60 | 15.51 |
| 广东 | 2 826 483 | 923 366 | 103.52 | 590 337 | 1 513 703 | 75.38 | 17.58 |
| 广西 | 1 776 806 | 492 525 | 97.15 | 323 479 | 816 004 | 63.93 | 21.36 |
| 海南 | 280 731 | 93 622 | 93.43 | 59 344 | 152 966 | 65.68 | 19.19 |
| 重庆 | 1 374 372 | 321 681 | 94.75 | 251 800 | 573 481 | 63.39 | 21.86 |
| 四川 | 3 604 748 | 849 487 | 104.31 | 663 607 | 1 513 094 | 78.28 | 16.96 |
| 贵州 | 1 329 393 | 240 348 | 102.30 | 183 234 | 423 582 | 78.12 | 17.18 |
| 云南 | 1 507 994 | 333 949 | 95.77 | 239 808 | 573 757 | 76.24 | 14.00 |
| 西藏 | 71 676 | 14 244 | 94.41 | 8 662 | 22 906 | 71.81 | 16.37 |
| 陕西 | 1 400 201 | 226 166 | 81.37 | 194 996 | 421 162 | 60.81 | 14.98 |
| 甘肃 | 942 420 | 114 562 | 97.31 | 103 274 | 217 836 | 86.22 | 13.23 |

（续表）

| 省份 | 65—80 岁老年人口 | | | 80 岁及以上老年人口 | | | 高龄老人比重% |
|---|---|---|---|---|---|---|---|
| | 男性人数 | 女性人数 | 性别比 | 男性人数 | 女性人数 | 性别比 | |
| 青海 | 163 496 | 20 404 | 100.31 | 17 112 | 37 516 | 90.15 | 10.35 |
| 宁夏 | 178 859 | 23 030 | 93.99 | 24 259 | 47 289 | 83.87 | 10.58 |
| 新疆 | 589 533 | 77 398 | 98.76 | 99 787 | 177 185 | 105.34 | 11.74 |
| 合计 | 48 430 783 | 49 507 029 | 97.83 | 12 214 594 | 8 774 752 | 71.84 | 17.65 |

### 四、人口老龄化发展趋势

21 世纪，我国平均每年净增 65 岁及以上人口约 337.77 万人。表 1-3 给出了自 1982 年第三次人口普查以来，我国历次普查得到的老年人口数量及比重，可以看出，老年人口不仅绝对数量在快速增长，而且老年人口增长速度也超过了总人口的增长速度。

#### 表 1-3　中国历年老年人口数量及比重

| 年份 | 2010 | 2005 | 2000 | 1995 | 1990 | 1987 | 1982 |
|---|---|---|---|---|---|---|---|
| 65 岁及以上人口（万人） | 11 894 | 10 055 | 8 821 | 7 510 | 6 368 | 5 968 | 4 991 |
| 年末总人口（万人） | 134 091 | 130 756 | 126 743 | 121 121 | 114 333 | 109 300 | 101 654 |
| 老年人口比重 | 8.87 | 7.69 | 6.96 | 6.20 | 5.57 | 5.46 | 4.91 |

全国老龄工作委员会办公室的《中国人口老龄化发展趋势预测》[①]的研究认为：21 世纪的中国社会将是一个不可逆转的老龄社会。从 2001 年 2100 年，中国的人口老龄化发展将经历 2001 年到 2020 年的快速老龄化阶段，2021 年到 2050 年的加速老龄化阶段和 2051 年到 2100 年的重度老龄化阶段。到重度老龄化阶段，我国老年人口规模将稳定在 3—4 亿，老龄化水平基本稳定在 31% 左右，80 岁及以上高龄老人占老年总人口的比重将保持在 25—30%，进入一个高度老龄化的平台期。

---

① 全国老龄工作委员会办公室，中国人口老龄化发展趋势预测研究报告，http://www.china.com.cn/chinese/news/1134589.htm，2006-2-24。

### 五、中国与世界老年人口比较

21世纪初,世界有接近6亿老年人,为50年前的3倍[①]。到21世纪中叶,世界将有约20亿老年人。就全球而言,老年人口每年以2.0%增长,预期今后25年内,老年人口将继续比其他年龄组更快速地增长。老年人口本身也在老龄化,人口中增长最快的年龄组是80岁及以上年龄组,以每年3.8%的速度增长,到21世纪中叶,将有五分之一的老年人年龄在80岁及以上。

在老年人口数量和比例上,不同区域之间有显著不同。较发达国家中,2000年已有近五分之一的人口年龄在60岁及以上;预期到2050年这一比例将达三分之一。在较不发达国家,目前仅有8%的人口超过60岁。但是,发展中国家的人口老龄化速度比发达国家要快得多,发展中国家没有太多时间调整适应人口老龄化的后果。而且,发展中国家的人口老龄化是发生在比发达国家更低的社会经济水平之上。

与世界各国相比,中国在2013年以前的老年人口比例还处于平均水平,远小于发达国家人口老龄化的程度,但由于今后的40年内,中国人口老龄化的速度远大于其他国家,中国的人口老龄化水平将迅速逼近发达国家,2050年前后将基本接近发达国家老龄化的程度(25.8%),届时65岁以上老年人口比例将超出全球平均水平近8个百分点(分别为23.9%和15.6%)。图1-1给出了中国和世界不同发展类型国家65岁及以上老年人口比例变化比较。

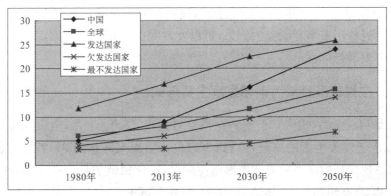

**图1-1　中国与世界不同发展类型国家65岁以上老年人口比例时间变化比较**

① 世界人口的所有原始数据资料来自联合国经济与社会事务部网站 http://www.un.org/en/development/desa/population/index.shtml。

中国老年人口的性别比相对于全球的总体水平而言,男性人口的比重要高一些,以 2013 年为例,中国老年人口的性别比指数比发达国家高 20 多,这样的差异性在未来 40 年还将继续,具体原因有待进一步分析。

表 1-4　中国与世界不同类型国家的老年人口性别比比较

|  | 1980 年 | 2013 年 | 2030 年 | 2050 年 |
|---|---|---|---|---|
| 中国 | 78.2 | 93.3 | 94.0 | 91.0 |
| 全球 | 72.4 | 80.1 | 82.7 | 83.4 |
| 发达国家 | 61.4 | 71.4 | 74.9 | 76.9 |
| 欠发达国家 | 83.8 | 85.7 | 86.3 | 85.3 |
| 最不发达国家 | 88.9 | 87.4 | 86.4 | 84.0 |

注:本表中的性别比计算方法为以女性人口为基数,每 100 个女性人口对应的男性人口。

## 第二节　中国老年家庭结构变迁

在我国历史上,老年人的照料,包括健康照料历来是家庭内部的事情,尽管随着社会变迁,家庭这一功能已经显得越来越力不从心,但在我国目前的情况下,家庭状况依旧是老年人口健康和健康照料需求的最重要影响因素之一。因此,研究老年人口的健康和服务需求时,我们需要了解其所生活的家庭背景情况。总结近些年来学者研究的结果,可以发现我国老年人口的家庭呈现以下显著特征与发展趋势:

### 一、空巢家庭将成为老年家庭主要形式

张翼[1]根据第六次人口普查数据推算得到:2010 年 11 月,全国家庭户中有 60 岁以上老年人生活的家庭户达到 30.59%,空巢家庭达到 31.77%。老年空巢家庭占比最高的地区主要在东部沿海地区,占比最低的地区在西部少数民族地区。从 2000 年到 2010 年这 10 年中,空巢家庭的占比上升了 8.94%。我国

---

[1]　张翼:《中国家庭的小型化、核心化与老年空巢化》,《中国特色社会主义研究》,2012(6)。

家庭追踪调查 2015 年度报告①也显示:在 50 岁及以上有子女的调查对象中,其子女或子女配偶均不在本户居住的空巢家庭占 40.3%,但随着年龄增加,家庭空巢率呈现下降趋势。《中国老龄产业发展报告(2014)》数据显示:目前中国空巢老年人口占老年总人口的一半,未来空巢老年人口比例预计将突破 70%。可以预见,空巢家庭在我国将成为老年家庭的主要形式②。张丽萍③基于 2011 年中国社会状况调查数据的分析还发现:老年人口家庭规模日益缩小,老年空巢家庭数量不仅在城市大幅提高,农村独居老人家庭比例也在持续上升,生活能否自理对老年人的养老意愿产生很大影响。在生活可以自理时,以居家养老为主,希望独居,但有一定比例的老年人希望能就近得到子女的关照。在生活不能自理时,城市接近四分之一的老年人希望到机构养老,还有一些希望与子女同住,但相当一部分老年人仍希望独居。而农村老年人在生活不能自理时希望独居的比例下降,希望与子女同住的比例上升,老年人的养老模式依然是以传统的养儿防老为主。

### 二、丧偶老年家庭占比不断增高,寡远甚于鳏

2010 年第六次全国人口普查数据显示:全国丧偶老年人口 4 774 万人,占老年人口的 26.89%。男性 60—64 岁年龄每增长 1 岁,有配偶比例平均下降 0.50% 左右。到 65 岁及以上时,老年男性有配偶比例下降到 74.95%。女性老年人口中,60—64 岁年龄每增长 1 岁,有配偶比例平均下降 1.50% 左右。到 65 岁及以上时,老年女性有配偶比例已经下降到 52.35%。老年女性有配偶比例随年龄增长的下降速度明显快于男性。王广州④预测 2010—2050 年我国丧偶老年人口的总量将继续快速增长,到 2050 年达到 11 840 万人,是 2010 年的 2.5 倍,其间女性丧偶老年人口始终占到丧偶老人的 80% 以上。

### 三、农村留守老人规模庞大

农村留守老人是伴随我国城市化和工业化的发展而出现的一类弱势群体。

---

① 国家卫生计生委家庭司,《中国家庭发展报告 2015》,北京:中国人口出版社,2015。
② 韩枫:《城乡空巢老人代际支持状况分析——基于 2014 年中国家庭发展追踪调查数据》,《西北人口》2017,(01)。
③ 张丽萍:《老年人口居住安排与居住意愿研究》,《人口学刊》,2012(6)。
④ 王广州、戈艳霞:《中国老年人口丧偶状况及未来发展趋势研究》,《老龄科学研究》,2013(1)。

我国农村留守老人出现于 20 世纪 70 年代末日益加快的中国城市化进程中,改革开放给农村劳动力的大规模乡城迁移提供了机会,农村"留守人口"规模日益庞大。据杜鹏、周福林等学者根据 2000 年的"五普"资料推算,60 岁及以上的农村留守老人数量已达 1 800 万[①]。2014 年全国家庭跟踪调查发现留守老人占农村老人的 23.3%[②]。而李云新则认为目前我国农村留守老人的数量已经超过 5 000 万[③]。作为赡养主体的农村青壮年劳动力大量外流,代与代之间长期聚少离多,必然会给留守老人的生活照料带来严重挑战。杜鹏、张文娟等指出农村劳动力的乡城迁移不仅削弱了留守老人在日常生活、安全和医疗方面得到的照料,家庭主要劳动力的外出在一定程度上反而增加了留守老人的劳动强度[④]。尽管还没有专题的调查数据反映留守状态给老人带来的健康影响,但是农村留守老人所面临的这些挑战,充分提示对其健康可能带来的负面影响,留守可能使得老人面临健康风险。

## 四、独生子女老年家庭仍在增加

我国自 20 世纪 70 年代末实行计划生育政策以来,产生了数以亿计的独生子女及其家庭。宋健利用 2000 年普查原始数据分析发现:2000 年中国农村独生子女数量在 3 300 万至 4 300 万之间,各省数量分布存在较大差异[⑤]。王广州采用 1990 年人口普查原始数据,结合 2000 年人口普查和 2005 年 1% 人口抽样调查数据进行预测研究:认为到 2020 年,我国将有农村 18 岁以上独生子女 6 243.31 万人[⑥]。穆光宗早在 2004 年就首次提出"独生子女家庭本质上是风险家庭"[⑦]。随着第一代独生子女长大成人、结婚生子,数以千万计的独生子女父母已经或即将步入老年,他们正在或即将面临独生子女养老甚至无子女养老的不利境况。独生子女一直是研究界关注的重点人群,但大多聚焦独生子女本人,只是近几年的研究才逐

---

① 杜鹏、丁志宏、李全棉、桂江丰:《农村子女外出务工对留守老人的影响》,《人口研究》,2004,(06);周福林:《我国留守老人状况研究》,《西北人口》,2006,(01)。
② 国家卫生计生委家庭司:《中国家庭发展报告 2015》,北京:中国人口出版社,2015。
③ 全国老龄工作委员会:《老年政策理论研究(2015)》,北京:华龄出版社,2016。
④ 杜鹏、丁志宏、桂江丰:《农村子女外出务工对留守老人的影响》,《人口研究》,2004,(06);张文娟、李树茁:《子女的代际支持行为对农村老年人生活满意度的影响研究》,《人口研究》,2005,(05)。
⑤ 宋健:《中国农村独生子女的数量与分布》,《中国人口科学》,2006,(04)。
⑥ 王广州:《中国独生子女总量结构及未来发展趋势估计》,《人口研究》,2009,(01)。
⑦ 穆光宗:《独生子女家庭的权益保障与风险规避问题》,《南方论丛》,2009,(03)。

渐关注独生子女父母的养老问题,而目前的研究还鲜有关注生育政策执行对人群健康的可能影响,特别是对独生子女家庭老人健康影响的研究。

## 五、农村老人生活来源仍主要依赖家人

老年阶段的生活保障是一个关键性问题,也与老年的健康直接相关。林闽钢[①]等人利用六普数据分析发现:在生活来源方面,农村老年人主要依靠家庭其他成员供养,家庭其他成员的供养是高龄老年人的主要生活来源,更是生活不能自理老年人的最主要生活来源。对于农村老年人而言,70 岁之前,大部分老年人主要靠劳动收入养老,家庭其他成员的供养次之。70 岁以后,劳动收入的支持作用明显下降,家庭其他成员的供养作用开始超过老年人的劳动收入并快速上升,始终处于之后各个年龄段的主导地位;80 岁之后,包括劳动收入在内的各项生活来源所起到的支持作用均十分微弱。

## 六、农村老人普遍面临家庭养老困境

子女养老是传统社会的主要养老安排,在社会转型过程中,随着家庭结构及居住模式的变化,子女养老遭到了严重的冲击。农村老人面临的生活照料问题相对于城市更加突出:一方面,农村在涉老服务方面,无论是公共资源还是非公共资源供给都明显不及城市地区;另一方面,农村老人的收入水平远低于城市老人,这也制约了他们对非公共涉老服务的购买能力。石人炳[②]通过对 2011 年 7月在湖北京山和钟祥两地进行的抽样调查资料分析,发现当前农村老年照料中存在的突出问题有:照料模式单一、部分老年人的照料需求得不到满足,老年生活照料问题有不断严重的趋势。导致农村老年人生活照料问题的主要原因在于亲情模式不断弱化,而福利模式等其他模式没有及时跟进补充。

聂炎[③]研究认为我国农村女性老年人的两个特点使她们面临家庭养老更大的困境之中,一是农村女性老年人的脆弱性,每一个供养者都可能由于种种原因不能很好地执行养老的义务,绝大多数农村女性老年人处于绝对贫困状态。二

---

① 林闽钢、梁誉、刘璐婵:《中国老年人口养老状况的区域比较研究——基于第六次全国人口普查数据的分析》,《武汉科技大学学报》(社会科学版),2014,16(4)。

② 石人炳:《我国农村老年治疗问题及对策建议——兼论老年照料的基本类型》,《人口学刊》,2012(1)。

③ 聂炎:《我国农村地区老年妇女的家庭养老困境及成因探析》,《云南财经大学学报》,2012(4)。

是她们的稳定性,从生理来看,她们的预期寿命比男性长,往往是丈夫先去世,妻子还会存活很多年,在男性老年人去世以后,女性老年人的生活就会陷入困境。

## 第三节　中国老年人口健康及服务需求研究回顾

在老年研究中,医学研究一直是学界最为关注的热点,仅收录于中国知网的老年医学专业杂志就有《中国老年学杂志》《中华老年心血管病杂志》《中国老年保健医学杂志》《中华老年多器官疾病杂志》《国外医学——老年医学分册》《中华老年口腔医学杂志》等。21 世纪以来,每年老年健康相关的研究文献都近万篇,足以见其研究热度。然而,当研究小组将焦点进一步聚焦于我国老人的"健康",而非"疾病"的研究时,却发现我国目前的老年医学研究仍旧以"疾病导向"为主。目前,老年健康及健康服务需求相关的研究主要聚焦于以下六个方面:

### 一、老年生理健康研究

对于老年生理健康的研究,国家卫生服务调查和中国老年人口健康影响因素跟踪调查中使用的都是 ADL(Activities of Daily Living)量表,因此,生理健康的测量重点大多放在了日常功能的完成能力测试方面。

曾宪新[1]利用 2008 年"中国老年人口健康影响因素跟踪调查"数据,构建老年躯体虚弱指数,发现:老年人的躯体虚弱程度表现出明显随年龄增长而递增的趋势,进入高龄后老年人躯体虚弱指数快速升高,到了 95 岁以后躯体虚弱指数增长速度明显放缓。男性老年人的躯体虚弱指数低于女性,在低龄阶段老年人的躯体健康不存在显著的城乡差异,但在高龄阶段农村老年人口的躯体健康状况明显好于城市老年人。

李建新等人[2]利用 2011 年的中国老龄健康长寿影响因素跟踪调查(CLHLS)数据,分析发现农村老年人 ADL 无障碍的比例(79.70%)高于城镇老年人(75.55%),逐步加入不同的控制变量组后,城乡变量系数的绝对值都在不断地增大,这说明实际上城乡老年人在 ADL 上的差异比观测到的还要大。社

---

① 曾宪新:《我国老年人口健康状况的综合分析》,《人口与经济》,2010(5)。
② 李建新、李春华:《城乡老年人口健康差异研究》,《人口学刊》,2014,36(5)。

会人口、社会经济、生活方式和外部支持等因素是在考察城乡老年人生理健康时不可忽略的重要变量。

另外,也有一些地方性的研究[①]关注留守老人的身体健康状况,大多用慢性病患病率和两周患病率等指标来反映,得到的数据结果也都因年龄、地区等的不同有统计学显著性差异,但都认为老人的健康状况都不容乐观,存在诸多问题。

但是,笔者认为仅仅用 ADL 量表测量老人的生理健康状况较为单一,需要有不同的量表从不同角度进行测试,如 SF 系列量表除了测量老人的日常生理活动能力外,也询问了生理功能对生活质量的影响程度。今后的研究在测评老年人生理健康的时候,还可以进一步了解不同量表的测试效果差异性,让进一步的研究可以根据研究目的更为精细地进行选择量表。

## 二、老年心理健康研究

对于老年心理健康的研究,大多用一些专业心理学量表对老年人的抑郁、焦虑、认知等进行测量与研究,也有一些研究运用综合健康测量量表中的心理维度进行分析,对于前者更多属于心理学范畴,而非社会医学范畴,本节中主要对后者的一些主要发现加以综述。

曾宪新[②]研究认为老年人的精神虚弱指数随年龄增长而增加的趋势明显。年龄越大,老年人的精神虚弱指数越高,但进入高龄以后老年人的精神虚弱指数趋于稳定。男性老年人和女性老年人精神虚弱指数的年龄分布模式十分接近。男性老人的精神健康状况好于女性老年人,城市老年人的精神健康状况好于农村老年人。

徐建成等[③]利用 SCL－90 自评量表对 220 位江苏老年人测量,发现经济发展水平、区域文化、社会习俗和主观感受影响老人的心理健康水平。但遗憾的是作者采用的方法较为简单,仅采用了单因素分析的方法比较,且原因分析为作者的主观推断,这些因素是否就是老人心理健康的影响因素,还需进一步的研究进

---

① 李彩福、李现文、全金玉等:《留守老年人健康状况的性别差异》,《中国老年学杂志》,2013,33(11);李金双、王卓、宋鹏:《唐山市老年人口健康状况调查研究》,《中国煤炭工业医学杂志》,2010,13(6);吴鸿珠、余辉、叶佩丽等:《北仑地区敬老院老年慢性病患者健康与需求状况的调查研究》,《中医药管理杂志》,2013,21(2)。
② 曾宪新:《我国老年人口健康状况的综合分析》,《人口与经济》,2010(5)。
③ 徐建成、黄顾:《江苏省老年心理健康状况的调查研究》,《江苏第二师范学院学报》,2016,(09)。

行验证。

空巢老人是一个特殊的老年群体,由于子女不在身边,生活单调寂寞,缺少精神慰藉,容易引发一些心理问题。因此,对空巢老人心理进行的研究相对于其他老人的研究多。李志菊[①]综述认为空巢老人主要有失落感、孤独感、焦虑感、抑郁感、恐惧感和自卑感,而性别、年龄、文化程度、经济、婚姻、健康行为和压力应对方式等是主要的影响因素,但是纵观现有空巢老人的心理健康状况研究,与非空巢老人的对比较少,研究者大多没有检验量表对于特定老人研究的适用性。

### 三、老年人口慢性病研究

张钧[②]等利用中国城乡老年人状况调查数据、全国残疾人抽样调查数据以及国家卫生服务利用调查数据,描述我国目前老年人口健康状况:两周患病率1998 年 29.4%,2003 年 33.8%,2008 年 46.6%;患病病种以心脏病、高血压病、脑血管病、慢性阻塞性肺病、类风湿性关节炎等为主,前十位疾病的患病人次占总患病人次的 83.1%;60 岁及以上老年人口中听力残疾的现患率最高,达到8.6%,其次是肢体残疾(5.9%)、视力残疾(4.8%)和多重残疾(4.0%)。除言语残疾外,农村老年人口中各类别残疾的现患率均显著高于城镇。14.2% 的老年人口处于行走失能状态,14.5% 的老年人处于语言失能(说话有困难)状态,30.0% 的老年人口处于视力失能状态。

罗敏等人[③]利用四川省第四次国家卫生服务调查西部扩点资料分析发现:四川省农村留守老人两周患病率和慢性病患病率分别为 44.0% 和 44.5%,高于西部农村老人平均水平,性别、是否有子女外出务工、居住方式是其主要影响因素,且子女外出务工的留守老人与其他留守老人的健康状况影不同。

李玉静等人[④]采用多阶段分层整群抽样方法抽取河北省 6173 例 60 岁以上的城乡老年人,发现老年人总患病率 75.1%,多元回归分析显示城乡、性别、年龄、子女数量、吸烟、睡眠障碍、家人是否督促就医为老年人患慢性病的主要影响因素。

---

① 李志菊:《空巢老人心理健康状况研究进展》,《中国老年学杂志》,2011,31(4)
② 张钧、郑晓瑛:《中国城乡老年健康及照料状况研究》,《人口与发展》,16(6)。
③ 罗敏、姜倩、张菊英等:《农村留守老人健康状况的影响因素研究》,《四川大学学报》(医学版),2011,42(3)。
④ 李玉静、陈长香、冯丽娜:《老年人患慢性病的相关影响因素分析》,《护理研究》,2015(26)。

### 四、老年健康自评研究

尽管适用于老年健康自我评价的量表已经有不少,包括普适性量表如世界卫生组织生存质量量表系列(QOL100,SF36,SF24,SF‐12等),欧洲健康测量量表ED‐5等,还有老年人专用量表如OARS(older American Resources and Services)①、综合评价量表CARE(The Comprehensive Assessment and Referral Evaluation)②、多水平评价问卷PGCMAI(Philadelphia Geriatric Centre Multilevel Assessment Instrument)③。但国内研究在测量老年自我健康评价时主要用的还是单一指标测量,即仅询问老年对象"您觉得您的健康状况如何?",测量结果用"很好、好、一般、差"来分类。

徐雷④等利用借助中国综合社会调查(CGSS)2013年的截面数据,选取3 108个60岁及以上老年人样本,采用有序Probit模型,考察反映老年人社会经济地位的诸多因素对其健康的影响。表明:较高的社会经济地位对老年人健康有明显的提升作用。城镇老年人的健康状况明显好于农村,但农村老年人更为广泛的社会网络对其精神支持的影响较城镇老年人更大。老年人的健康状况也会随受教育程度、主观阶层认同度的提高而改善。老年男性和有配偶的老人健康状况相对较高。

韦艳⑤等利用2009年在陕西省进行的"农村老年女性生活福利状况"调查数据,分析了交往频率和交往对象两个变量对农村老年女性健康自评的影响。研究结果显示:社会交往对农村老年女性健康自评有着显著的正相关关系,较高的社会交往频率和社会交往对象中包括非亲属都将显著提高老年女性的健康自评状况。

---

① 王德文、蔡和利:《老年人健康功能的多维评价方法》,《福建医科大学学报》(社会科学版),2001:2(2)。

② 宋新明:《老年人群健康功能的多维评价方法》,《国外医学社会医学分册》,1993,10(1)。

③ Applegate W B, Miller S T, Graney M J, et al. A randomized controlled trial of a geriatric assessment unit in a community rehabilitation hospital, *N Engl J Med*,1990,322(22).

④ 徐雷、余龙:《社会经济地位与老年健康——基于(CGSS)2013数据的实证分析》,《统计与信息论坛》,2016,(03)。

⑤ 韦艳、贾亚娟:《社会交往对农村老年女性健康自评的影响:基于陕西省调查的研究》,《人文新志》,2010(4)。

胡月等人①对江苏高邮农村 60 岁及以上共 654 名老人进行调查,发现农村老年居民对自身健康状况更多持有一种积极的评价,合计 83.3% 的调查对象自评健康状况为"很好"和"好",与自评健康有关的因素有经济收入情况、慢性病患病情况、听说障碍情况、心理健康状况、饮食偏好情况和锻炼情况。张宝平等②对重庆市农村老年居民健康自评研究中,发现婚姻状况和患重病是老年健康自评的主要影响因素。

徐婧③利用中国健康与养老追踪调查数据,考察我国 45 岁以上的中老年人在健康自评上的性别差异及其影响因素。在控制了年龄、婚姻状况、教育水平、收入水平、城乡、地区、患病情况、睡眠状况等因素后,我国男性健康自评仍然显著好于女性,教育、疾病和睡眠对健康自评的性别差异贡献较大,教育尤其是高等教育是导致两性健康自评差距的主要因素。

### 五、老年健康管理策略研究

对于老年人群的健康管理研究目前以理论探讨为主,大多研究从理论层面来分析如何针对老年人的健康特点和需求对老年人进行健康管理,主要的研究有:

张砚等人④建议采用系统工程方法对老人健康管理,提出心理健康管理、生活方式管理、慢性病、多发病管理、健康档案、健康管理信息平台和就医绿色通道建立等六项策略。

张进军等人⑤对 60 名老干部及 70 名家属实施健康管理及疾病管理模式规范化操作,结果管理 1 年后,对象体重指数、胆固醇、血糖等指标好转,认为健康管理和疾病管理可提高自我保健及管理能力,使老年人的治疗、康复更加科学、合理、规范,总体健康状况改善。

---

①　胡月、龚磊、陈福宽等:《农村老年人自评健康状况的影响因素分析》,《中国卫生统计》,2013,30(2)。

②　张宝平、许红、何中臣等:《重庆市农村老年居民健康状况调查》,《中国卫生事业管理》,2013(1)。

③　徐婧:《我国老年健康的性别差异及其影响因素分解》,《西北师大学报》(社会科学版),2015,52(1)。

④　金新政、詹引:《老年健康管理综合策略研究》,《医学与社会》,2010,23(1)。

⑤　张进军、王文清、邓永安等:《老年健康管理与疾病管理模式实践及探讨》,《中华保健医学杂志》,2010,12(4)。

黄光宇[①]选取 82 例社区老年慢性患者,对其实施 1 年的健康干预,评估并分析患者实施健康管理前后的临床效果,认为健康管理模式应用于社区老年慢性病患者防治工作可有效改善患者临床指标,降低慢性病的发病率,促进患者生活质量的提高。

郭飏等[②]认为我国失能老人对常见症状认知低,缺乏健康相关行为,社会支持低,社区护士对常见症状负向态度高,失能老人的养护体系中传统家庭支持功能弱化,社区卫生保健模式呈"主动——被动型",建议规范建立失能老人健康档案,开展有效健康教育。发展社区照护,建立失能老人社会支持网络。对社区护士进行失能老人照护培训,加强服务队伍专业化建设。强调失能老人的参与性,完善慢性病自我管理。

## 六、老年健康服务研究

学界对于老年人口的健康服务多从实际利用角度来进行评价,即用慢性病患病率、两周患病率、每千人患病天数和每千人卧床天数等国家卫生服务调查或老年人口健康调查的数据指标来反映老年人口的服务需求和利用,还鲜有能够调查老年人口卫生服务需要,服务需要转化为需求影响因素的研究。

薛伟玲等人[③]利用 2008 年全国老年人口健康状况调查数据,探讨老年人口日常健康照料成本的性别差异问题,发现控制其他变量后,性别对老年人日常健康照料的直接成本和间接成本的作用都不显著,但是仍然可以发现女性老人的多重弱势地位增加了其对日常健康照料的需求,同时也支付能力较低也压抑了她们对日常健康照料需求的满足。一方面,包括高龄、较差的认知功能、丧偶等不利地位会增加女性老人的日常健康照料需求,同时增加其成本;另一方面,相对较差的社会经济地位却压抑了女性老人的日常健康照料实际支出。

王德文[④]研究认为我国养老照护供需矛盾突出,主要原因有:对长期养老照护的认识普遍不到位、地方政府对长期养老服务事业投入不足、长期照护专职及专业照护人员严重欠缺等,认为破解当下我国老年人口健康照护困境的最佳路

① 黄光宇:《健康管理在社区老年慢性病防治中的应用效果分析》,《河南医学研究》,2016,(01)。

② 郭飏、尚少梅:《我国社区失能老人健康管理现状及对策》,2012,32(15)。

③ 薛伟玲、陆杰华:《基于性别差异的老年日程健康照料成本研究》,《中央财经大学学报》,2012(4)。

④ 王德文:《我国老年人口健康照护的困境与出路》,《厦门大学学报》哲学社会科学版),2012(4)。

径是在经济发达地区率先创建"居家照护社区养老为主的长期养老照护"体系。

马颖等[1]对914名老人3个月4次的随访研究,发现:191人表示需要进一步了解精神卫生服务知识,56人表示需要精神卫生服务,但仅有6人使用过精神卫生服务,而诊断有精神障碍的有141人。

孙大虎等[2]调查发现老年人对精神护理、慢性病护理、安全护理以及健康监测的需求较高,其中排在前5位的需求分别为:情感交流76.03%,慢性病健康教育73.85%,精神慰藉70.70%,疾病康复知识指导69.98%,安全指导66.86%。

## 七、进一步老年健康研究建议

纵观国内老年人口健康及健康服务研究,已经取得了一定的成果,有利于老年人口健康促进服务的提供,但在以下方面还需进一步延伸和关注:

1. 增加对农村老年人口的关注

在农村人口老龄化进程加快的同时,社会经济的发展使得大量农村青年进城上学、务工,他们中一部分在城市定居,一部分则"候鸟"般往返于家乡和长期居住的城市,农村传统的家庭结构和功能正在被打破,同时,由于我国卫生资源城乡分布的不均衡性,农村老年人口在健康方面更为脆弱。但目前的研究对于农村老年人口健康和健康服务需求关注较少。

2. 家庭变迁对老年健康和服务需求的影响

老年人口的健康是由其自身因素以及其所处的家庭和社会环境所综合决定的。国内既有的研究较清楚地揭示了个人因素对老年健康的影响,但对于家庭因素,特别家庭结构、关系和功能等对中国老年人群健康的影响还需要增加了解,特别是中国家庭结构的变迁所可能引起的家庭老年健康支持、照料能力和服务需求变化我们还缺乏基于实地调查的判断。

3. 多维健康视角研究老年健康

目前绝大多数研究的视角是"疾病"或"单一健康维度"视角,采用慢性病患病率、两周就诊率、住院率等疾病指标衡量健康。少数研究采用了"健康"的视

---

[1]　马颖、沪指、朱敖荣等:《农村社区老年人精神卫生服务需求与利用情况调查分析》,《中国农村卫生事业管理》,2013,33(5)。

[2]　孙大虎、齐晶晶、刘腊梅:《社区老年人健康促进护理需求现状调查分析》,《护理实践与研究》,2013,10(2)(下)。

角,但仅采用"自我健康评价"单一指标,或仅关注了生理指标、某类心理异常,对于老年人口健康的生理、心理和社会维度还缺乏细节性和整体性的了解。郑晓瑛[①]、李建新[②]等人在研究中也曾先后提出:对老年人口健康的各个方面的评价应该是综合的,多维度的健康分析是很有必要的,任何一个方面都不能孤立地作为老年人健康的特征。

---

①　郑晓瑛:《中国老年人口健康评价指标研究》,《北京大学学报》(哲学社会科学版),2000,37(4)。

②　李建新、李春华:《城乡老年人口健康差异研究》,《人口学刊》,2014,36(5)。

# 第二章 研究设计

## 第一节 研究目的与内容

中国人口老龄化的迅速发展,给国家、社会和家庭带来的巨大挑战,这早已引起政府和社会的广泛重视。胡鞍钢[①]指出:老年健康不安全正在成为人类不安全的重大挑战,也是社会发展最突出的挑战之一。在 21 世纪,我们面临的难题之一,就是应对老年人口健康不安全挑战。在学术界,国内近十年来也从不乏对老年人口健康相关问题的研究,然而,如第一章的文献回顾所云:国内研究主流视角依然是以"疾病"为中心的,需要增加在"健康"视角下的老年人口健康研究,尤其要增加对于农村老年人口的健康关注,需要关注老年人所在的家庭结构的不同对其健康的可能影响。

### 一、研究目的

将通过问卷调查为主的研究,回答以下 3 个主要问题:

1. 农村家庭结构变迁是否及如何对农村老年人口健康造成影响?

2. 农村家庭结构变迁有没有和如何对农村老年人口的健康促进服务需求产生影响?

3. 我国农村初级卫生保健该如何应对家庭结构变迁带来的挑战?

---

① 胡鞍钢、郝晓宁:《构建老年健康友好型社会的政策路径选择》,《中国经济时报》,2009 年 7 月 1 日。

　　研究将农村老人按照其家庭结构的不同,分别对比留守与非留守、空巢与非空巢、丧偶与有配偶和不同子女类型的老人的生理健康、心理健康、慢性病患病、总体自我健康评价和健康服务需求情况,并多因素回归分析了解家庭因素对农村老人健康各维度的影响,进而最终对我国老年健康服务提出模式化建议。

　　研究的主要目的在于其应用层面。首先,从微观层次来看,老年健康支持体系的主体为家庭。我国一直有着重视家庭的文化传统,老年人的健康离不开其家庭支持,在我国经济不发达情况下家庭可谓社会医疗保障体系的基本单位,是老年健康支持体系的重要主体。因此,研究家庭对老年健康的影响,既有利于发现健康问题较多的老年人所在的家庭类型,也有助于探寻各类家庭如何更好地参与促进老年健康。从宏观层面看,老年人的健康状况对我国的社会经济发展具有重要影响,它不仅影响到国家的资金分配、投资和储蓄等问题,而且影响到“健康中国”的实现和谐社会的构建。老年人口健康评价不是单单的对老年人个体的生理健康评价,而是对老年人口群体社会化健康状态的评价,健康服务也不是仅仅基于生理的服务,而是基于生理、心理和社会健康的综合服务。老年人在不同的条件下,会享有家庭养老或社会养老以及不同比重的家庭和社会养老的结合,这种多元化的养老保障方式会长期维持下去,要求家庭、社区和整个社会提供较为完善的满足老年人口需求的服务系统。通过对农村老年人口健康状态较为全面的评价,我们可以了解到不同家庭结构老年人口的健康状态,分析其在现有家庭和社会养老中的适应性,充分了解老年人口自身及其家庭所需的老年健康促进支持,从而为社会和家庭养老勾勒出更为清晰的责任范围,实现“建立以居家为基础、社区为依托、机构为支撑的养老服务体系”。

## 二、研究内容

1. 不同家庭结构农村老年人口健康状况比较

　　分别比较留守家庭老人与非留守家庭老人,空巢家庭老人与非空巢家庭老人,丧偶老人和有配偶老人,不同子女类型家庭的老年人,即独生子女家庭、双女户家庭和儿女双全老年家庭老人的健康差异,包括生理健康、心理健康、健康自我评价和慢性病患病等方面的差异。

2. 不同家庭结构农村老年人口卫生服务需求比较

卫生服务需求包括个人意识到的需求和专业判断的需求。前者是指被调查农村老年人根据自己的健康状况和理想的健康水平的距离,在一定的价格水平下,提出的对医疗、预防、保健、康复等服务的需要,后者是指研究人员根据老年人口健康和健康影响因素现状,从专业的角度所判定的服务需要。通过比较分析,发现不同结构家庭老年卫生服务需求中的共同点和不同点。

3. 家庭结构变迁对农村老年人口健康和服务需求影响

通过专业研究文献的回顾,结合单因素比较分析和多元分析的结果,探讨由于农村家庭结构的变迁,对老年人口将带来的生理和心理健康影响,分析其对未来一段时间内我国农村初级卫生保健服务所产生的需求影响。

4. 农村老年家庭卫生服务模式建议

针对目前农村老年人口存在的主要健康问题、健康的主要影响因素和卫生服务需求等方面情况及其发展趋势,揭示我国农村卫生服务系统由于家庭结构变迁所带来的挑战。结合原卫生、原人口计生和民政等部门所提出的相关老年服务规划,借鉴国际经验,提出适应中国农村不同家庭结构老年人口的综合卫生服务模式,重点探讨如何充分利用家庭的自身资源,提高家庭老年健康促进能力和通过服务弥补家庭健康促进中的"盲区"。

# 第二节　研究对象与调查方法

## 一、样本点选择

考虑到农村老年健康及健康服务需求地区背景的差异与可能影响,研究在我国东中西部地区各选择了一个省份,东部地区为江苏省,中部地区选择了河南省,而西部地区则为青海省。经过与三省卫生和计划生育委员会相关领导商量,采用立意抽样的方法在三个省各选择了一个县作为样本县接受调查,分别是江苏省海安县、河南省南乐县和青海省大通县。样本县选择的主要标准为:(1) 有3万以上的 60 岁及以上的老年人口规模;(2) 以农村人口为主;(3) 社会经济在当地处于中等水平;(4) 县级卫生计生委对老年健康问题关注,愿意协助组织本次调查。

三个样本县的基本社会经济背景<sup>①</sup>如下：

1. 江苏省海安县

海安县隶属于江苏省南通市，位于南通、盐城、泰州三市交界处，东临黄海，南望长江，靠江靠海靠上海，是苏中水陆交通要冲，气候宜人，雨水充沛，河道成网，物产丰富。全县总面积1 180平方公里，下辖10个区镇。2013年，海安县农村居民人均纯收入14 119元，比上年增长11.5%，其中工资性收入增长12.4%。人均生活消费支出11 458元，比上年增长14.7%。第六次人口普查显示：海安县2010年常住人口86.63万，60岁及以上人口216 467人，占总人口的24.99%，65岁及以上人口153 352人，占总人口的17.70%。同2000年第五次全国人口普查相比，65岁以上老年人口净增加39 044人，增幅为34.16%。老年人口负担系数（60岁及以上人口/15—59岁人口的比例）2000年为1∶3.6，2010年为1∶2.5，意味着海安已进入严重老龄化阶段。到2013年年底，全县共有医疗卫生机构171个，其中三级医院两家，二级医院两家，一级医院43家。城区社区卫生服务站9个，农村社区卫生服务站215个。医疗机构总床位3 800张，卫生技术人员3 458人，其中执业（助理）医师1 908人，注册护士1 300人。每镇建有一所公办卫生院，新建成江苏省示范乡镇卫生院两个，40%的城乡社区卫生服务站完成省标建设；2013年，海安县被评为"江苏省农民健康工程先进县"。

2. 河南省南乐县

南乐县位于河南省东北隅，冀鲁豫三省交界处，隶属濮阳市。面积624平方公里，辖9乡、3镇。2013年，南乐县农村居民人均纯收入8 390元，比上年增长13.5%。农民人均生活消费支出5 807元，比上年增长20%。六普调查显示：南乐总人口有458 456人，其中60岁及以上老人41 904人，占9.14%，即将进入人口老年化社会。2013年末，南乐全县共有医疗卫生机构724个，其中医院和卫生院24个，实有床位1 894张，卫生技术人员为1 627人，其中医生551人，执业医师301人，注册护士483人。全县参加新型农村合作医疗农民达到49.55万人，参合率99.98%。

3. 青海省大通县

大通县是1986年经国务院批准成立的回族土族自治县，属青海省省会西宁

---

① 三县社会经济和人口卫生背景资料均来源于县2013年县国民经济和社会发展统计公报和2010年人口普查公报。

市辖县,地处青海省东部,海拔2 280—4 622米,全县总面积3 090平方公里,辖9镇11乡。2013年,大通县农民人均纯收入9 362元,同比增长15.45%。六普调查显示:全县常住人口为435 937人,65岁及以上的人口为23 753人,占5.45%,而60岁以上的人口为39 096人,占8.97%。与2000年第五次人口普查相比,65岁及以上人口的比重上升了1.62个百分点。截至2013年底,大通县有卫生专业技术人员967人,有各类医疗卫生计生机构446家,其中县直医疗卫生计生机构11家,社区卫生服务机构3家,乡镇卫生院27家。

**表2-1　样本县主要经济与社会发展数据与全国平均水平对比**

| | 全国 | 海安县 | 南乐县 | 大通县 |
|---|---|---|---|---|
| 农民人均纯收入(2013年) | 8 896元 | 14 119元 | 8 390元 | 9 362元 |
| 60岁以上人口比重(2010年) | 14.87% | 24.99% | 9.14% | 8.97% |
| 每千人口卫生专业技术数(2013年) | 5.28 | 3.67 | 3.06 | 2.12 |
| 每千人口医生数(2013年) | 2.05 | 2.03 | 1.04 | — |
| 每千人口病床数(2013年) | 4.54 | 4.03 | 3.57 | 3.64 |

总体说来,海安县的老龄化程度最重,社会经济发展和卫生事业发展水平相对较好,而南乐县和大通县各方面发展背景较为相近。从自然地理位置看,三县分别在我国的东、中、西部,分别隶属于我国从地区综合实力所划分的东、中、西部地区。

**二、研究对象选择**

研究设计每个样本县至少调查1000户家庭的老年人口。调查对象的抽取分为两个阶段:

第一阶段:样本村的抽取。每个样本县选择农村中心镇和一般镇/乡各一个,每个镇/乡随机选择1—2个村(根据当地村的人口规模),然后按家庭户籍编码顺序得到前530个有60周岁以上人口的老年家庭接受调查,被调查村中各家庭户的信息从当地公安部门的户籍信息系统中获得。

第二阶段:老年家庭中老人的选取。调查员上门时采取按年龄顺序编号老人抓阄的方式分别从每个家庭抽取一位老人接受调查。

研究最终调查到的对象数量分别为:海安县1 002人、南乐县1 020人、大通县 1 031 人,失访的原因主要为调查期间在外出打工或在子女/亲戚家。由于调查人员为当地人,且接受过专门培训,卫计专干协调得力,调查有较为严格的现场督导等原因,没有人拒绝回答,而且没有废卷。

另外,由于南乐和大通调查点双女户极少,对双女户的老人进行了补充调查,补充调查采取整群抽样的方式,分别补调查了 4 个乡镇(与第一次抽样样本点不重复),对其中所有纯女儿户的老人家庭每户抽取 1 人进行调查。最终南乐和大通分别补充调查到 101 名和 70 名老人。后文的分析中,仅仅在不同子女类型家庭老人的比较分析中,包括了这些补充调查老人的资料分析,而其他家庭分类的老人健康及健康服务需求比较中,都剔除了这些样本,仅仅采用了前述多阶段抽样的 3 053 名老人的样本,并简称为"随机样本"。

### 三、调查方法

现场调查采用问卷调查为主,访谈调查和家庭访问为辅的方式。正式调查于 2014 年 3 月至 5 月期间进行。

1. 问卷调查

项目组于 2014 年 1 月在江苏省海安县进行了问卷调查的预调查,在村中找了 20 位 60 岁以上的老年人进行个别访谈,研究一方面直接询问被调查老人对于问卷修改的意见,另一方面搜集在预调查时所发现的被调查老人容易误解和提出疑问的问题,发现问题和答案设计上的一些缺陷。另外,研究组还就问卷设计和研究方案的设计咨询了三位领域内专家的修改意见,对问卷本身和研究方案都进一步予以了完善。最终调查问卷包括个人和家庭基本情况、健康相关行为、健康状态和健康服务需求四部分,内容详见附件 1。

问卷调查主要采取调查员上门送发问卷,访问被调查对象本人后代填的方式进行,占 87.0%。对于由于健康原因不能应答的老人,询问其主要照料者后代填,占 8.3%。还有少数老人(4.7%)文化水平较高不愿意调查员代填的方式而在家中自我填答了问卷,调查员对不能理解的问题按照统一口径进行了解答。

问卷调查员主要由样本县的村妇女主任或计划生育干部担当,当地(原)人口和计划生育委员会的工作人员帮助选择和组织了调查员的培训与调查工作。调查员的选择标准主要有:(1) 初中以上文化程度;(2) 年龄在 50 岁以下;(3) 能够使用当地方与被调查对象进行交流;(4) 责任心强;(5) 能够全程参与近一周的问卷调查。调查员选择后,在现场调查前接受了项目组半天的问卷调查培训和调查实习。

2. 访谈调查

访谈调查为集体访谈,每个样本县进行了六组访谈。访谈的对象分别为:空巢家庭老人、与子女生活在一起的老人、留守家庭老人、单身老人、乡镇级和村级老年相关工作人员和县级相关部门工作人员访谈。访谈内容主要为老年人健康、健康服务需求、老年健康服务供给、利用和规划等,访谈提纲详见附件2。

3. 家庭访问

家庭访问的对象是失能老人家庭,每个样本县访问了4户家中有生活不能自理老人的家庭,通过观察和访谈了解被访家庭的基本生活情况,老人的患病、治疗、费用支付,家庭照料和对政府和社会服务的期望等,家访提纲见附件3。

# 第三节　研究概念操作化

研究所涉及的三个核心概念为:健康、健康影响因素和健康服务需求。在课题前期的研究设计中,团队基于积极的健康观,健康公平、大卫生和健康赋权的理念,对三个核心概念进行了定义梳理与研究概念的操作化。

## 一、基本理论观点

研究基于以下4个方面的基本理论与观点开展:

1. 积极健康观视角研究老年人口健康和服务需求

只用疾病指标或某方面的健康指标衡量老年人口健康,会出现需求假象,不能满足其需求,也不能更好地实现疾病前期的积极预防。需要以现代医学模式下的积极健康观为指导,对农村老年人口进行健康状况的多维评价,全面了解其服务需求。

2. 健康公平

21世纪以来,国际组织和各国政府都把增加健康公平作为政策目标,而把消除健康的不公平作为各国卫生改革与发展的重要目标。我国卫生事业的社会公益性也决定了健康公平在我国卫生政策中的重要性。老年人口的健康公平是指所有的老年人都有机会获得尽可能高的健康水平,即老年人不管其文化程度、职业、收入、民族、地域状况如何,也不管其在什么样的家庭之中,他们有权拥有相同或近似的健康。老年人口获得的健康服务不因其个人和家庭背景不同而不同,而仅与其卫生服务的需要相关,即老年人的卫生服务需要决定了卫生服务的供给。

3. 赋权老年家庭,综合化、特色化服务促进老年健康

根据健康赋权理论和健康促进理论,促进老年人口健康,不是仅仅给予老年人卫生服务,而是通过服务"赋权"老年人和其家庭,营造良好的健康支持性环境,充分利用不同类型家庭结构中的有利因素,弥补其薄弱之处,综合化、特色化服务于家庭,赋权家庭。

4. "大卫生"的观念

健康不仅仅是卫生部门的事情,而是个人、家庭和全社会共同的责任,只有全社会协同为老年人及其家庭提供服务,才能真正和有效促进老年人口的健康。老龄化社会的到来,卫生部门的资源更为紧缺,更需要整合相关部门,特别是财政、民政、工商、科技等部门的资源,充分利用社区、社会和家庭资源,合力促进老年人口健康。

## 二、健康的操作化

世界卫生组织在 1978 年国际初级卫生保健大会上所发表的《阿拉木图宣言》中重申:健康不仅是没有疾病或不虚弱,而且是身体、心理和社会的良好适应状态。时隔多年后,1989 年世界卫生组织又一次深化了健康的概念,认为健康包括躯体健康(physical health)、心理健康(psychological health)、社会适应良好(good social adaptation)和道德健康(ethical health)。

根据世界卫生组织的健康定义,目前一般人群的测量中,有关健康的多维测量大多是围绕生理、心理、社会和总体评价展开的。如世界卫生组织所开发的健康相关生命质量系列测量量表,包括 WHOQOL - 100 和 WHOQOL - BREF,美国波士顿健康研究所研制的 SF - 36(the MOS 36 - item short health survey)、SF - 12 和 SF - 8[①]、R. M. Kaplan 于 1976 年发明的 QWB(quality of well-being scale)等。

研究基于既往国内老年人口健康测量表的试用结果和本次调查问卷设计的

---

① SF Health Surveys. https://www. optum. com/optum-outcomes/what-we-do/health-surveys. 2014 - 3 - 15.

整体考虑(主要是问卷长短、调查目标和被调查人群的理解能力)最终选择了 SF - 12 量表测量被调查对象的健康状况,该量表的介绍和对本次研究对象的适用性分析详见本章第四节。

### 三、健康影响因素的操作化

对于健康影响因素的操作化是基于既往国内外健康研究的结果,将可能的影响老年人群的主要因素分成个人、家庭和地区三个层面,由于研究条件的限制,研究仅关注了个人和家庭层面的影响因素,重点关注不同家庭结构对老人健康和健康服务需求影响,具体如下:

个人层面包括人口学特征和健康相关行为。人口学特征有:性别、年龄、文化程度、收入等。健康相关行为有:抽烟、饮酒、身体锻炼/体力劳动、新鲜蔬菜/水果食用、求医方式、健康体检等。

家庭层面有:婚姻状况、家庭成员构成、居住方式、子女健康关心频度、生理健康照料人、心理健康照料人。研究按照调查对象的家庭成员构成和居住方式将老年人做以下分类:

1. 空巢家庭老人与非空巢家庭老人

空巢老人为常年共同生活的家庭成员中没有子女/媳婿或成年的孙子女/孙媳婿,即老人单立炉灶吃饭,单独居住和经济相对独立,农村一般称与子女"分家"过。非空巢老人则为共同生活的家庭成员中有子女/媳婿或成年的孙子女/孙媳婿的老人。随机抽样的样本中分别有 1 195 位空巢老人,1 858 位非空巢老人。

2. 留守家庭老人和非留守家庭老人

为区别与前述空巢老人和非空巢老人的比较,研究中的留守老人全部是非空巢老人,但其共同生活(经济不独立,吃住在一家)的子女在过去的一年里,大多数时间不生活在本乡镇或本村,而是在外工作或打工。随机抽样的样本中共有 554 个留守家庭老人的信息。而非留守老人则指过去的一年里大多数时间与子女共同生活在一起,随机抽样的样本中有 1 304 个非留守家庭老人的信息。

3. 丧偶老人和有配偶老人

丧偶老人是指原来有配偶,但调查时配偶已经去世,且没有再婚的老人。已婚有配偶老人指老人夫妇二人均健在,处于在婚状态。随机抽样的样本中有 1925 人为已婚有配偶,1 060 人为丧偶老人。

4. 不同子女类型老人

根据子女的数量,结合从新中国成立到 2013 年计划生育政策调整("单独二孩"政策)前的政策规定,研究中将老人分为独生子女老人、双女户老人和儿女双全老人(有儿子有女儿),调查对象中分别有以上类型老人 389 人、199 人和 2 159人。剔除的随机样本为没有子女的老人 64 名、有 3 个及以上的纯女儿户老人90 人、有两个及以上儿子的纯子户老人 323 名。对老人的健康和健康服务需求进行比较分析,了解其差异情况,分析计划生育可能带来的老年健康影响。

5. 三个样本点被调查老人的家庭类型分布

按照所设计的抽样方案和补充调查的结果,纳入后文分析的样本情况如表2-2 所示:

表 2-2 样本县被调查老人家庭结构分布 单位:人(%)

| 家庭类型 | 对象类型 | 江苏海安县 | 河南南乐县 | 青海大通县 |
|---|---|---|---|---|
| 是否空巢 | 空巢家庭老人 | 372(37.1) | 578(56.7) | 245(23.8) |
| | 非空巢家庭老人 | 630(62.9) | 442(43.3) | 786(76.2) |
| 是否留守 | 留守家庭老人 | 149(23.7) | 225(50.9) | 180(22.9) |
| | 非留守家庭老人 | 481(76.3) | 217(49.1) | 606(77.1) |
| 是否有配偶 | 丧偶老人 | 335(34.3) | 314(31.7) | 411(40.5) |
| | 已婚有配偶老人 | 643(65.7) | 678(68.3) | 604(59.5) |
| 子女类型 | 独生子女家庭老人 | 252(30.2) | 70(7.2) | 67(7.1) |
| | 双女户家庭老人 | 68(8.2) | 82(8.4) | 49(5.2) |
| | 儿女双全家庭老人 | 514(61.6) | 820(84.4) | 825(87.7) |

注:表中是否空巢、是否留守、是否有配偶的样本总数是 3 053,而子女类型的样本总数为 2 747 户,加入了补充调查的样本,剔除掉的样本为没有子女的老人 64 名、有 3 个及以上的纯女儿户老人 90 人、有 2个及以上儿子的纯子户老人 323 名。

在随机样本中,经卡方检验,3 个样本县中南乐空巢老人的比例最高($P <$ 0.01),为 56.7%,远超过海安(37.1%)和大通(23.8%);南乐老人留守的比例(50.9%)也显著高于海安(23.7%)和大通(22.9%);大通县老人丧偶的比例最高($P < 0.01$),有 40.5%,显著高于海安(34.3%)和南乐(31.7%);而海安县的独生子女家庭的老年人口比例则高于其他两个县($P < 0.01$),达到 30.2%,高出了两成多。由于这部分数据是基本遵循随机抽样的原则获得,在一定程度上可

以反映东中西部不同地区老人家庭结构和居住方式的差异性。

### 四、健康服务需求的操作化

研究中对于健康服务需求的分析视角不是临床，而是预防保健服务，是包括基本公共卫生服务在内的综合性服务，根据《中华人民共和国老年人权益保障法》《中国老龄事业发展"十二五"规划》《关于加快推进健康与养老服务工程建设的通知》和《国家基本公共卫生服务规范》等国家政策性文件的内容，借鉴国内外有关老年卫生服务的研究，联系实际，研究中将"健康服务需求"操作化为健康教育、健康咨询、慢性病治疗与健康管理、健康照料、康复治疗等 5 个方面的需求，同时也了解了老人的健康照料互助服务的意愿，详情见附件 1《中国农村老年人家庭及健康调查问卷》。

## 第四节  SF-12 量表测量农村老年人口信度与效度分析

研究基于"健康"而非"疾病"视角，基于"多维健康"而非"单维健康"的理念，同时考虑到量表内容的多少、适用性等方面的因素，最终选择了 SF-12 量表来测量老人健康的状况。尽管既往研究已经对 SF-12 中文量表对中国老人的适用性进行了验证，但是是基于各年龄段的一般人群或城市老人的测量，因此，慎重起见，在进行研究的具体分析之前，也需要对量表在农村老人中的适用性有一个判断，在开始数据分析前，研究对 SF-12 量表中文版对进行了信度与效度的分析，了解量表对本次调查对象的适用性。

### 一、SF-12 量表简介

SF-12 量表是由美国波士顿新英格兰医学中心健康研究所 Ware JE, Kosinski M, Keller SD 等人组成的研究小组研制的普适性量表[1]，是从该研究小组之前所研制的 SF-36 量表[2]中提取了 12 个条目衍生而得，它全面概括了

---

[1] Ware J, Kosinski M, Keller SD. A 12-1tem Short Form Health Survey: construction of scales and preliminary tests of reliability and validity. Med Care, 1996(34): 220-33.

[2] Ware JE Jr, Snow KK, Kosinski M, et al. SF-36 health survey manual and interpretation guide. Boston: New England Medical Center the Health Institute, 1993: 1-12.

生理、心理及社会等方面的内容,但 SF-12 量表由于其所含条目精简,往往只需数分钟即可完成,这样就可大大减轻老年人应答的负担,增加应答率,提高问卷填答质量。Johnson J. A. 等人[1]先后验证了 SF-12 在美国、希腊、伊朗和欧洲样本人群(非患者)中的适用性,认为其与 Europe Quality of life-5 Dimension(EQ-5D)一样,有很好的标准效度,且能更好地全方位测量人群健康质量。目前,SF-12 量表已经有中文版,Elegance T. P. 等[2]用其在中国一般人群测量 SF-12 量表中文版证实其亦具有良好的信度和效度,认为可以替代 SF-36量表的测量。肖慧敏等[3]采用SF-12 量表中文版对养老机构及居家养老的 451 名老年人进行横断面调查,也认为其具有较好的信度与效度,适用于中国文化背景下老年人健康的测量。

SF-12 量表由 12 个条目、8 个维度组成,维度有:躯体活动功能(PF)、躯体功能对角色功能的影响(RP)、躯体疼痛(BP)、健康总体评价(GH)、活力(VT)、社会功能(SF)、情绪对角色功能的影响(RE)和心理功能(MH)。量表的使用手册给出了具体的计分方法[4]。各维度采用百分制评分,获得粗分后,使用标准评分法进行转换,得分范围为 0~100 分,分值越高表示该维度的健康水平越高。同时,量表还提供了根据因子分析而获得的生理总评分(PCS)和心理总评分(MCS)的计算公式,总评分超过 50,表示得分超过原常模,得分越高同样表示健康水平越高。

① J. A. Johnson, S. J. Coons. Comparison of the EQ-5D and SF-12 in an adult US sample. *Quality of Life Research*, 1998, 7:155-166; Hans-Helmut K., Dirk H., Thomas L., et ac. Health status of the advanced elderly in six European countries: results from a representative survey using EQ-5D and SF-12. *Health and Quality of Life Outcomes*, 2010, 8:143; Nick K., Evelina P., Dimitris N., et ac. Validity of SF-12 summary scores in a Greek general population. *Health and Quality of Life Outcomes*, 2007, 5:55; Ali M., Mariam V., Sayed J. M., et al. The Iranian version of 12-item Shprt Form Health Survey (SF-12): factor structure, internal consistency and construct validity. BMC Public Health, 2009, 9:341.

② Elegance T. P., MMedSc, Cindy L. K., et ac. Is the SF-12 version 2 health survey a valid and equivalent substitute for the SF-36 version 2 health survey for the Chinese?. *Journal of Evaluation in Clinical Practice*, 2013, 19:200-208.

③ 肖惠敏、邝惠容:《SF-12 量表评价中国老年人生存质量的信度和效度分析》,《中国老年学杂志》,2014,34(2)。

④ Ware JE, Kosinski M, Keller SD. (1995)How to score the Sf-12 physical and mental health summary scales, The Health Institute, New England Medical CenterBoston.

## 二、SF-12 量表测量农村老年人口信度分析

研究采用克朗巴哈系数（Cronbach's α）来测量 SF-12 量表的信度系数。Cronbach's α 系数是一个统计量，是指量表所有可能的项目划分得到的折半信度系数的平均值，是最常用的信度测量方法，可以衡量量表指标的内部的一致性。它最先被美国教育学家 Lee Cronbach 在 1951 年命名。Cronbach α 系数的值在 0 和 1 之间。如果低于 0.6，一般认为内部一致信度不足；达到 0.7—0.8 时表示量表具有相当的信度，0.8—0.9 时说明量表信度非常好。

经分析，本次测量中 SF-12 量表总的 Cronbach α 系数为 0.892。表 2-3 显示了 8 个分维度、PCS 和 MCS 的 Cronbach α 系数。除心理功能 MH 的 Cronbach α 系数仅有 0.739 外，其余均在 0.8 以上，说明量表的内部一致性总体非常好。

表 2-3　SF-12 量表的内部一致性

| 维度 | PF | RP | BP | GH | VT | SF | RE | MH | PCS | MCS |
|---|---|---|---|---|---|---|---|---|---|---|
| Cronbach α 系数 | 0.927 | 0.944 | — | | | | 0.935 | 0.739 | 0.850 | 0.791 |

注：BP、GH、VT 和 SF 维度因为其指标只有一个，无法考察其内部一致性，而 PCS 的 Cronbach α 系数由 PF、RP、BP 和 GH 计算而来，MCS 则由 VT、SF、RE 和 MH 计算而来。

## 三、SF-12 量表测量农村老年人口效度分析

1. 集合效度与区分效度

集合效度用每个条目与假定维度的相关性来衡量，相关系数 $r \geqslant 0.40$ 判定为一个集合效度定标实验成功。区分效度指条目与相关维度的相关性大于与其他维度的相关性，采用相关系数的假设检验，有统计学显著性差异为一个区分效度定标实验成功。

表 2-4 给出了 SF-12 量表在本次被调查对象中测量的集合和区分效度检验结果，可以看出，量表的集合和区分效度都非常好，所有条目都通过了检验。

表 2-4 SF-12 健康测量量表在农村老年人群中的集合与区分效度

| 维度 | 条目数[a] | 相关系数范围 | | 集合效度[d] | | 区分效度[e] | |
|---|---|---|---|---|---|---|---|
| | | 条目集合效度[b] | 条目区分效度[c] | 成功数 | 成功率 | 成功数 | 成功率 |
| PF | 2 | 0.965~0.967 | 0.355~0.697 | 2/2 | 100% | 16/16 | 100% |
| RP | 2 | 0.973* | 0.375~0.819 | 2/2 | 100% | 16/16 | 100% |
| BP | 1 | 1.000 | 0.394~0.690 | 1/1 | 100% | 8/8 | 100% |
| GH | 1 | 1.000 | 0.327~0.511 | 1/1 | 100% | 8/8 | 100% |
| VT | 1 | 1.000 | 0.370~0.576 | 1/1 | 100% | 8/8 | 100% |
| SF | 1 | 1.000 | 0.371~0.655 | 1/1 | 100% | 8/8 | 100% |
| RE | 2 | 0.969* | 0.385~0.810 | 2/2 | 100% | 16/16 | 100% |
| MH | 2 | 0.800~0.834 | 0.246~0.583 | 2/2 | 100% | 16/16 | 100% |

注:条目数[a],指该维度对应的指标数,问卷中问题的数量;条目集合效度[b],指该条目与对应的假设维度的相关性;条目区分效度[c],指该条目与其他维度的相关性;集合效度[d],指与假定维度相关系数 $r \geqslant 0.40$ 的条目情况;区分效度[e],指与假定维度相关系数大于其他维度相关系数,且具有统计学显著性差异的条目情况。* 两个条目与假设维度的相关系数一样大,所以只有一个值。

　　研究还对生理和心理总评分进行了区分效度的检验,检验其分布的情况,表 2-5 给出了分布情况,可以看出,两个总评分均分均低于 50 分,且呈现中等程度的左偏,即样本生理和心理总评分都更多分布在低于 50 分的常模平均值中,且超过样本均值的人略多,这可能与样本人群是老年人有关,他们的总体健康状态低于一般人群,且其中有重病的情况使得总体呈现出有极小值的左偏分布。但是样本中 PCS 和 MCS 得分低于 10 分或高于 65 分的对象比例均低于 0.5%,没有出现天花板效应或地板效应[①],说明 PCS 和 MCS 在对象中具有较好的区分效度。

表 2-5 被调查对象生理健康和心理健康总评分分布

| 总评分 | 最小值 | 最大值 | 均值 | 标准差 | 偏度 |
|---|---|---|---|---|---|
| PCS | 7.616 | 66.167 | 43.251 | 10.330 | −0.679 |
| MCS | 9.118 | 72.094 | 44.706 | 8.645 | −0.442 |

---

　　① 天花板效应指量表用于人群测量时,出现了大多数人评价结果都是最好。而地板效应指每个人的评价结果都是最差的。二者的出现都是指量表的内容对于人群没有区分,测量结果相近。

#### 2. 结构效度

结构效度是指一个测验实际测到所要测量概念的理论结构和特质的程度，或者说它是测验分数能够说明某理论的结构或特质的程度，即实验是否真正测量到假设（构造）的理论。

研究首先用探索性主成分方差最大正交旋转因子分析的方法（Principal Component Analysis. Rotation Method：Varimax with Kaiser Normalization. ）了解 SF－12 量表的因子提取情况。KMO and Bartlett's Test 得到 KMO 统计量为 0.902（一般认为 KMO＞0.7 即表示因子分析的效果较好），表示因子提取的效果很好。一共提取了两个因子，特征根值分别为 6.81 和 1.27。因子 1 的方差贡献率达到 56.75%，而因子 2 则解释了总方差的 10.58%。表 2－6 给出了各个条目与对应因子的相关系数。

表 2－6　SF－12 量表探索性因子分析与条目的理论模型比较

| 维度 | 条目（问卷项目号） | 理论模型 | | 探索性因子分析 | |
|---|---|---|---|---|---|
| | | 生理 | 心理 | 因子 1 | 因子 2 |
| PF | I2A(C4) | H | L | 0.798 | 0.154 |
| PF | I2B(C5) | H | L | 0.812 | 0.157 |
| RP | I3A(C6.1) | H | L | 0.893 | 0.147 |
| RP | I3B(C6.2) | H | L | 0.898 | 0.162 |
| BP | I5(C9) | H | L | 0.777 | 0.237 |
| GH | I1(C1) | H | L | 0.503 | 0.343 |
| VT | I6B(C11) | M | H | 0.259 | 0.828 |
| SF | I7(C13) | M | H | 0.276 | 0.702 |
| RE | I4A(C7.1) | L | H | 0.831 | 0.199 |
| RE | I4B(C7.2) | L | H | 0.845 | 0.212 |
| MH | I6A(C10) | L | H | 0.090 | 0.887 |
| MH | I6C(C12) | L | H | 0.384 | 0.549 |

注：H表示高度相关，M中度相关，L弱相关。理论模型结果引自 Ware JE 等人①

① Ware JE, Kosinski M, Keller SD. (1995) How to score the Sf－12 physical and mental health summary scales，The Health Institute，New England Medical CenterBoston.

　　与理论模型中各个条目的归属分布比较看,探索性因子分析的结果基本与其一致,有所不同的是情绪对角色功能的影响(RE)对生理维度的影响更高,而非心理维度。可能的原因在于,农村老年人口对于心理关注度较小,而且问卷前面的部分也一直在问生理健康的状况,在转到心理问题的回答时,尽管研究团队在预调查因为已经发现被调查对象难以区分C6和C7,而特地在"身体健康"和"心情不好"二字上加黑,也要求调查员在访问的时候加重语气,但是老年人还是不容易厘清差别,而在回答心情不好对角色功能的影响时可能会将身体健康对角色功能的影响考虑进去。

　　在探索性因子分析基本通过以后,研究还对8个分维度与PCS和MCS总评分之间的结构关系进行了验证性因子分析。验证性因子分析的统计软件为Amos17.0,以无偏(unbiased)估计模型参数,拟合优度检验主要结果为:近似误差均方根(RMSEA)0.054,小于0.1、不规范拟合指数(NF)0.902、比较拟合指数(CFI)0.903,均大于0.9,各个因子的载荷除MH接近0.5外,其他都超过了0.5。

**表 2－7　SF－12 量表验证性因子分析与分维度理论模型比较**

| 维度 | 理论模型 | | 验证性因子分析 | |
|---|---|---|---|---|
| | 生理 | 心理 | 因子1(生理) | 因子2(心理) |
| PF | H | L | 0.545 | — |
| RP | H | L | 0.793 | — |
| BP | H | L | 0.917 | — |
| GH | H | L | 0.789 | — |
| VT | M | H | — | 0.598 |
| SF | M | H | — | 0.878 |
| RE | L | H | — | 0.735 |
| MH | L | H | — | 0.498 |

注:H表示高度相关,M中度相关,L弱相关。

　　以上分析的结果指标都表示模型有较好的拟合效果,即说明SF-12量表有较好的结构效度。表2-7给出了验证性因子分析因子载荷的情况。

　　3. 效标效度

　　如果一个调查存在某个客观基准,则称此基准为效标。将效度调查结果与效标作相关分析来确定效标关联效度,这就是效标效度。效标效度也是测定效度的指标之一,又被称为关联或统计效度。

　　研究中用了一般测量老年人健康时常用的慢性病患病情况为效标,来了解SF-12量表的效标效度情况。方差分析显示,被调查老人慢性病的患病数量与其生理和心理维度的得分都显著相关($P < 0.01$),随着慢性病患病数量的增加,生理和心理得分都显著下降,生理维度的下降更为明显,可能与农村老人对心理健康方面相对关注度和重视度要弱一些。

表 2-8　SF-12 量表效标效度测量

| 患慢性病数量分组 | 生理均分 | 心理均分 |
| --- | --- | --- |
| 0 种 | 50.23 | 48.20 |
| 1 种 | 44.94 | 45.06 |
| 2 种 | 40.82 | 43.62 |
| 3 种及以上 | 37.42 | 42.54 |

### 四、SF-12 量表中文版的语言适应性与处理

　　预调查发现 SF-12 V2 中文版中有一些问题的语言不易被不识字的农村老人所理解,如中等体力劳动、爬几层楼(部分农村老人住在平房,对爬几层楼的体力消耗没有办法想象)、平静和安宁等,研究小组在咨询了相关专家的意见和听取了被调查老人的意见后,基于基本不改变原意的原则将语言进行了调整,具体用语请参见附件 1。

# 第五节　数据分析方法

　　研究分析采取定量分析为主的方法,问卷数据录入采用 Epidata 3.2 软件,由经过培训的社会工作专业学生双人双机录入。数据分析使用 SPSS 20.0 和 AMOS 20.0 统计软件。除对于所研究变量进行描述性统计分析外,还根据变量类型使用了卡方检验(Chi-test)或单因素方差分析(One-way ANOVA)等双变量关系检验方法进行比较分析,使用二项 Logistic 回归分析(Binary Logistic Regression)和结构方程((Structural·Equation·Modeling,SEM))等多因素分

析方法了解健康和健康服务的影响因素。

## 一、卡方检验

卡方检验，又称独立性检验或列联分析，是用途很广的一种假设检验方法。它可以检验列联表中行变量和列变量是否相互独立。卡方检验的基本原理是根据原假设计算出期望值，然后测量统计样本的实际观测值与期望值之间的偏离程度，实际观测值与期望值之间的偏离程度决定了卡方值的大小，其计算方法如公式1所示：

$$\chi^2 = \sum \frac{(f_o - f_e)^2}{f_e} \qquad\qquad 公式 1$$

观测值与期望值偏离程度越大，卡方值越大，越不符合；偏差越小，卡方值就越小，越趋于符合，若量值完全相等时，卡方值就为0，表明观测值与期望值完全符合。在使用卡方检验时，样本量要足够大，满足于20%以下的单元期望频数小于5。

研究使用卡方检验分析不同家庭背景的农村老人的健康和健康服务需求指标（为分类数据时）的差异情况，如留守老人和非留守老人、空巢老人和非空巢老人这些指标的分布差异，检验显著性水平取值0.05，即当卡方值所对应P值小于0.05时，认为所检验的两个指标之间有关联，老人的健康和健康服务需求有所不同。需要说明的是，研究中使用卡方检验分析的目的仅在于发现差异，了解农村老人的健康公平性和服务需求的不同，但卡方检验并不能回答这种差异是不是就是由于所检验自变量引起，如当发现空巢老人的活力指标显著差于非空巢老人时，并不说明空巢状况使得老人的活力状况较差，但是能说明空巢老人和非空巢老人的活力存在差别。

由于研究中80岁及以上高龄年龄组老人数量较少，当分年龄和分性别比较健康/健康服务需求时，少数卡方分析存在有20%以上单元期望值小于5，不能满足公式1的条件，此时，研究采用了Fisher确切概率计算法进行分析。

## 二、方差分析

方差分析（Analysis of Variance，简称ANOVA），又称变异数分析或F检验，是R. A. Fisher发明的，用于两个及两个以上样本均数差别的显著性检验。

其基本原理是利用检验统计量 F 值,判断样本数据的波动主要是由于随机误差引起,还是系统误差,即所研究自变量的变化而引起。其计算公式如公式 2 所示:

$$F = \frac{MSA}{MSE} \sim F(k-1, n-k) \qquad\qquad 公式 2$$

其中:

$$MSA = \sum_{i=1}^{k} n_i \, (\overline{x}_i - \overline{\overline{x}})^2 / (k-1) ; MSE = \sum_{i=1}^{k} \sum_{j=1}^{n_i} (x_{ij} - \overline{x}_i)^2 / (n-k)$$

如果经过计算,组间均方 MSA 远远大于组内均方 MSE(对应 P 值小于 0.05),则推翻原假设,说明样本来自不同的正态总体,说明处理造成均值的差异有统计意义,表示自变量与因变量显著相关,即随着自变量的变化,因变量的均值会有所不同。如果 MSA 与 MSE 较为接近(对应 P 值大于 0.05),则不拒绝原假设,认为样本来自相同总体,处理组间无差异。

研究中,既采用了单因素方差分析(One-way ANOVA Analysis),又采用了多因素方差分析(Univariate Analysis of Variance)方法。单因素方差分析时,取检验显著性水平为 0.05,即当 F 值所对应 P 值小于 0.05 时,认为不同的自变量水平时,因变量是有显著性差异的。如分析是否空巢与农村老人生理健康水平是否关联时,如果 P 值小于 0.05,则认为空巢老人和非空巢老人生理健康水平有所不同。但与卡方检验一样要注意的是,结论并不说明这一差异是由于是否空巢而引起,只说明两类老人的生理健康水平有显著不同。多因素方差分析时,考虑到所研究的影响因素较多,而样本量较少,研究变量也主要为定性变量,检验显著性水平取值为 0.100,即 P 值小于 0.100 时,认为在排除其他混杂因素的干扰后,某自变量与因变量显著相关,反之则不相关。

### 三、二分类 Logistic 回归分析

logistic 回归是研究一个分类因变量与多个影响因素之间相互关系的一种多因素统计分析方法。其因变量可以是二分类的,也可以是多分类的,但是二分类的更为常用,也更加容易解释。研究中为了解不同家庭类型农村老年人的生理和心理健康影响因素,将老年人的健康得分转换为二分变量后,采用最为常用的二分类 logistic 回归分析方法进行研究。

二分类 logistic 回归分析的基本原理是将赋值为"1"的因变量结局的概率 $P$ 作 Logit 转换后，以 logit($P$)为因变量，建立包含 $p$ 个自变量的 Logistic 回归模型：

$$\text{logit}(P) = \beta_0 + \beta_1 x_1 + \cdots + \beta_p x_p$$

通过建立回归模型，对模型中各回归系数进行显著性检验，在控制其他自变量的情况下，探讨各自变量与因变量的相关性和回归系数。

采用 SPSS 20.0 软件筛选自变量时，有向前法（forward）、向后法（backward）和进入法（enter），不同的选择方法有各自的特点和适用情境，考虑到自变量选择较多，因素间可能存在共线性，且回归模型分析的目的主要在于分析可能的影响因素，而不是预测，所以选用了比较可靠的逐步向前法中的条件参数估计法（Forward:conditional），显著性水平取 0.100。

另外，研究为了能定性分析影响农村老年人的因素中个人社会经济学因素、个人健康行为因素和家庭因素影响的贡献情况，在回归分析时，研究分别建立三个回归模型，模型 1 仅代入个人社会经济学因素，模型 2 再加入健康行为因素，模型 3 在模型 2 的基础上加入了家庭因素，根据 $R^2$ 即决定系数的大小初步分析三类因素对总方差的贡献度。

## 四、结构方程分析

结构方程分析方法（Structural Equation Analysis Method，SEM）是基于变量的协方差矩阵来分析变量之间关系的一种统计方法，实际上是一般线性模型的拓展，包括测量模型与结构模型，体现了传统路径分析与因子分析的完美结合。SEM 一般使用最大似然法估计模型（Maxi-Likelihood，ML）分析结构方程的路径系数等估计值，因为 ML 法使得研究者能够基于数据分析的结果对模型进行修正。结构方程研究的基本示意图如下：

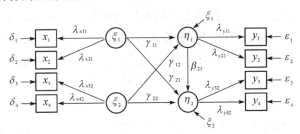

观测变量通常用长方形或方形表示，外生观测变量用 $x$ 表示，内生观测变量用 $y$ 表示。潜变量用椭圆或圆形表示，外生潜变量通常用 $\xi$ 表示，内生潜变量通常用 $\eta$ 表示。$\delta$ 外生观测变量 $x$ 的误差；$\varepsilon$ 内生观测变量 $y$ 的误差。

结构方程模型通常包括三个矩阵方程式：

$$y = \Lambda_y \eta + \varepsilon$$

$$x = \Lambda_x \xi + \delta$$

$$\eta = B\eta + \Gamma\xi + \zeta$$

$\Lambda x$——外生观测变量与外生潜变量直接的关系，是外生观测变量在外生潜变量上的因子载荷矩阵；

$\Lambda y$——内生观测变量与内生潜变量之间的关系，是内生观测变量在内生潜变量上的因子载荷矩阵；

$B$——路径系数，表示内生潜变量间的关系；

$\Gamma$——路径系数，表示外生潜变量对内生潜变量的影响；

$\zeta$——结构方程的残差项，反映了在方程中未能被解释的部分。

常用的结构方程模型方法包括证实性因子分析模型，路径分析模型，潜在增长模型等。研究报告第八章对农村老人生理和心理健康影响因素的分析中，采用了路径分析模型分析其影响因素和作用路径。一般路径分析模型包括两种，一为观察变量的路径分析，二为潜在变量的路径分析，路径分析模型的结构模型中若同时包括显性变量和潜在变量，则此种路径分析模型称为混合模型的路径分析。在混合模型中，有些潜变量只对应一个测量变量，此时要对单一观测变量的误差方差加以控制，研究将测量误差的方差设定为1，表示测量指标变量大部分可以由潜在构念来预测，此时的观察变量的 $R^2$ 值会等于 0.99(99%)，将测量误差值的方差设定在 0 至 1 之间均是合理的参数限制。研究采用的适配度指标为，RMSEA( Root Mean Square Error of Approximation，近似误差均方根))，GFI(goodness-of-fit index，拟合优度指数)，NNFI(non-normed fit index)和 CFI(comparative fit index，比较拟合指数)。一般认为，如果 RMSEA 在 0.08 以下(越小越好)，GFI、NNFI 和 CFI 在 0.9 以上(越大越好)，所拟合的模型是一个"好"模型。

研究变量的设定如下：

**观测变量**，性别、年龄、经济、婚姻、文化程度等个人人口学因素，分别命名为

X1,X2,X3,X4,X5;吸烟、喝酒、水果食用频率等健康行为因素,分别命名为 X6,X7,X8;经济支持、子女关心、子辈照料、儿女类型和居住方式等家庭因素,分别命名为 X9,X10,X11,X12,X13。

**外在潜变量**,人口学风险,对应个人人口学因素 X1-5;健康行为风险,对应健康行为因素 X6-8;家庭风险,对应家庭因素 X9-13。

**内在潜变量**,生理健康总得分 PCS——由躯体活动功能(PF),躯体对角色功能的影响(RP),躯体疼痛(BP),健康总体评价(GH)计算所得总分,得分越高说明被调查对象的生理健康越好;心理健康总得分 MCS——由活力(VT),社会功能(SF),情绪对角色功能的影响(RE),心理功能(MH)计算所得总分,得分越高说明被调查对象的心理健康越好。

**内因变量**,为观测变量和内在潜变量(心理健康,生理健康)。

**外因变量**,为测量误差项,残差项,潜在变量对应的是测量误差项(e1,e2,e3,…,en),观测变量对应的是残差项(err1)。

# 第三章　空巢老人健康及服务需求

　　张翼根据第六次人口普查数据推算得到:2010 年 11 月 1 日 0 时,全国家庭户中空巢家庭达到 31.77%[1]。专家预测 50 年后,我国老年人家庭的空巢率将达到 90%[2]。因此,空巢状态是否会对老年人的健康状态形成影响,对健康服务需求的影响又如何等问题值得关注。

　　我国对于空巢老人的研究始于 20 世纪末期,早期关注的主题集中于空巢老人的生活照料和心理问题。2010 年以来的空巢老人专题研究急剧增加,每年仅在知网上收录的文章就有近 300 篇,研究内容主要涉及心理健康及服务、养老问题、生活质量等方面,健康相关话题的研究也在逐年增加。近年来,空巢老人的健康相关研究的情况如下:

　　王爱华等人[3]对《中国家庭追踪调查》中 2 450 名空巢老人的数据分析发现:空巢老人慢性病患病率为 25.7%,其中患一种慢性病的为 17.8%,患两种及以上的占 8.0%。年龄、性别、文化程度、工作状态、城乡、社会参与和收入水平与空巢老人慢性病患病种数的相关性有统计学显著性意义。而辛菲等[4]对 2000 至 2012 年的有关中国空巢老人抑郁患病率的 18 篇文献进行 Meta 分析,结果显示:总合并抑郁患病率为 40.4%,轻度和中重度抑郁患病率分别为 43.2% 和 9.3%,女性和男性老人抑郁患病率分别为 32.1% 和 27.0%,60 岁、70 岁、80 岁以上空巢老人抑郁患病率分别为 28.9%、21.5% 和 24.5%,独居和偶居空巢老人抑郁患病率分别为 47.9% 和 36.0%。

---

①　张翼:《中国家庭的小型化、核心化与老年空巢化》,《中国特色社会主义研究》,2012(6)。
②　莫丽萍:《空巢老人身心健康存在的问题及护理》,《全科护理》,2009,7(4B)。
③　王爱华、杨莉:《我国空巢老燃病患病状况及其影响因素分析》,《中外医疗》,2014(7)。
④　辛菲、刘晓芳、杨光:《中国空巢老人抑郁患病率的 Meta 分析》,《中国卫生统计》,2014,31(2)。

在局部地区的研究中,丁杏等人①认为四川农村空巢老人心理健康比非空巢老人差,影响其健康状况的因素有性别、年龄、婚姻状况、文化程度和经济情况等。合肥市空巢老人慢性病患病率为 67.52%,在这部分老人患的病中,由多到少居前 5 位的慢性病依次是高血压、冠心病、糖尿病、脑血管病、慢性支气管炎②。北京牛街地区空巢老人慢性病患病率高达 88.1%③。

总体看来,目前国内研究中对于空巢老人的健康研究已经提示空巢老人健康状况相对较差,有较多的心理和生理疾病,空巢老人可能比非空巢老人有更多的心理疾病。但是,这些疾病的患病率因研究老人的年龄性别等构成差异,患病率差异非常大。同时,既有的国内老人健康研究从疾病的角度研究较多,较少有从生理、心理和社会三维健康的角度全面描述空巢老人的健康状况,运用比较的方法,发现空巢老人与非空巢老人可能有的健康差异,并分析这些差异原因。仅有的少数研究往往还存在统计分析结果解读有所偏误的情况,如张卫红等④对河北省空巢老人的健康研究,采用了 SF-36 量表进行测量,但研究在分析影响因素时采用了并不适用的线性回归分析模型。而丁杏等人⑤对四川空巢老人的研究,虽采用了自测健康评定量表修订版(SRHMSV1.0)全面测量老人的生理、心理和社会健康,但分析时仅采用了简单的 t 检验方法,无法排除混杂因素的干扰。

在空巢老人健康服务方面,有局部地区的研究予以关注。方荣华等⑥对成都城市空巢老人调查发现对护理需求排在前 3 位的分别为生病时提供上门护理(94.4%)、老年慢性病预防与护理知识(89.0%)、紧急救护知识与护理(79.3%)。龚勋等⑦对湖北省空巢老人的研究发现:城市空巢老人在家庭保健、老年护理、生活照料、健康饮食等方面的健康需求明显高于农村地区,农村空巢老人的心理关爱

① 丁杏、陈孜、唐平、周习丽等:《四川农村空巢老人健康状况调查研究》,《成都医学院学报》,2015,10(2)。
② 王惠明、张建凤、贾娟娟:《合肥市空巢老人慢性病患病情况及社区护理需求的调查》,《护理管理杂志》,2011,11(12)。
③ 田苹、程爱东、周晓萍:《牛街地区空巢老人社区护理需求调查分析》,《中华全科医学》,2010,8(4)。
④ 张卫红、陈长香:《河北省空巢老人身心健康状况的影响因素分析》,《护理研究》,2016,(24)。
⑤ 丁杏、陈孜、唐平、周习丽、杨欢欢:《四川农村空巢老人健康状况调查研究》,《成都医学院学报》,2015,(02)。
⑥ 方荣华、邓学学、李霞:《空巢老人健康状况及护理需求调查》,《华西医学》,2016,(04)。
⑦ 龚勋、王峥、陈曼丽、刘跃伟、童叶青、周鹏、赵子晗、陈致泽、程红平:《湖北省空巢老人健康状况及需求调查》,《医学与社会》,2015,(09)。

需求明显高于城市地区。谭华伟等人[1]对重庆城市空巢老人的研究发现:82.64%的老人知晓家庭医生契约式服务,51.85%的老人看病首选社区卫生服务中心,空巢老人对家庭医生式养老服务需求率为87.73%,但意愿签约率仅为23.15%,经济因素是影响城市空巢老人家庭医生式养老服务需求的主要因素。胡君等[2]对240例空巢老人进行干预研究发现:被给予社区心理卫生服务的观察组的 SCL-90 量表评分高于被基于常规护理干预老人的得分,认为社区心理卫生服务团队对空巢老人健康状况具改善作用,具有推广意义。周建红等人[3]于 2012 年 2 月在上海市嘉定区真新街道整群抽取 4 个社区空巢老人,随机分为干预组和对照组进行实验研究,发现以家庭医生服务团队为主线,家庭医生工作室为平台,个体、群体相结合的社区卫生服务模式切实可行,能有效提高城市社区空巢老人的生活质量、社会支持,降低其孤独水平、抑郁状况,并能改善老人的健康状况。

　　总体看来,国内空巢老人健康服务研究主要关注的是城市老人,农村空巢老人的健康服务需求研究很少。目前国内农村空巢老人的数量在不断增加,如本次调查的对象中空巢老人占总被调查农村老人 39.1%,需要了解其健康服务需求是否具有特殊性。本章将利用随机抽样的 3053 名老人的调查数据,运用比较分析的方法,了解农村空巢老人与非空巢老人在生理健康、心理健康、健康服务需求等方面的差异。

# 第一节　被调查空巢老人个人和家庭基本情况

## 一、被调查空巢老人个人基本情况

　　研究一共随机调查了空巢老年人 1 195 人,非空巢老年人 1 858 人,合计3 053人。空巢老人和非空巢老人个人基本情况的比较见表 3-1。

---

　　① 谭华伟、陈菲、王政等:《城市空巢老人家庭医生式养老服务需求及其影响因素分析》,《中国卫生事业管理》,2015,320(2)。
　　② 胡君、蓝醒琼:《社区卫生服务全科团队对空巢老人健康状况的改善作用》,《现代诊断与治疗》,2016,(10)。
　　③ 周建红、杨金禄、强凤芬等:《家庭医生服务对社区空巢老人干预效果研究》,《中国全科医学》,2014,17(16)。

### 表 3-1　空巢与非空巢老年人基本情况比较

| 基本情况 | 空巢家庭老年人 | | 非空巢家庭老年人 | |
|---|---|---|---|---|
| | 人数 | % | 人数 | % |
| 性别 | | | | |
| 男 | 585 | 49.0 | 889 | 47.8 |
| 女 | 610 | 51.0 | 969 | 52.2 |
| 年龄(岁)** | | | | |
| 60— | 675 | 56.5 | 1 106 | 59.5 |
| 70— | 413 | 34.6 | 532 | 28.6 |
| 80— | 107 | 9.0 | 220 | 11.8 |
| 婚姻状况** | | | | |
| 在婚 | 812 | 67.9 | 1 113 | 59.9 |
| 离婚 | 7 | 0.6 | 12 | 0.8 |
| 丧偶 | 337 | 28.2 | 723 | 38.9 |
| 未婚 | 39 | 3.3 | 10 | 0.5 |
| 受教育程度 | | | | |
| 未上学 | 706 | 59.1 | 1 071 | 57.6 |
| 小学 | 350 | 29.3 | 571 | 30.7 |
| 初中及以上 | 139 | 11.6 | 216 | 11.6 |
| 收入来源(多选) | | | | |
| 农业劳动 | 502 | 42.0 | 754 | 40.6 |
| 打零工** | 89 | 7.4 | 216 | 11.6 |
| 工厂上班 | 3 | 0.3 | 13 | 0.7 |
| 退休工资 | 54 | 4.5 | 79 | 4.3 |
| 农村养老保险 | 984 | 80.7 | 1 457 | 78.4 |
| 计划生育奖励扶助* | 65 | 5.4 | 73 | 3.9 |
| 没有收入 | 39 | 3.3 | 81 | 4.4 |

（续表）

| 基本情况 | 空巢家庭老年人 | | 非空巢家庭老年人 | |
|---|---|---|---|---|
| | 人数 | % | 人数 | % |
| 支出来源 | | | | |
| 　自己和老伴** | 728 | 60.9 | 966 | 52.0 |
| 　子女/媳婿** | 207 | 17.3 | 623 | 33.5 |
| 　孙子女/孙媳婿 | 8 | 0.7 | 35 | 1.9 |
| 　农村养老保险/计生奖励扶助 | 720 | 60.3 | 1 163 | 62.6 |

注：* 表示卡方分析 $P$ 值 $<0.05$；** 表示卡方分析 $P$ 值 $<0.01$。

被调查空巢老年人和非空巢老年人性别分布没有统计学显著性差异，男女各占近半数。空巢和非空巢家庭老人的受教育程度均以文盲为主，比例均在半数以上，文化程度方面，两类老人没有统计学显著性差异。空巢老人和非空巢老人的平均年龄相近，为 59.6 岁，但从年龄构成看，空巢老人 70—79 岁组的比重大些，而非空巢老人则 60—69 岁和 80 岁及以上组的比例高一些，空巢家庭的在婚老人比例也高于非空巢家庭的老人，而丧偶比例显著低于非空巢家庭的老人，这些差异可能与农村家庭老人选择是否空巢的考虑因素有关。在空巢老人的集体访谈中，老人们反映：年轻相对较轻的老人更可能和未结婚的子女居住在一起，或者和最小的刚刚成婚的子女住在一起以照顾年幼孙子女，而年纪特别大需要别人照顾或者丧偶以后，又往往会重新选择和子女生活在一起。

在经济方面，农村养老保险和农业劳动收入是空巢老人们的主要经济来源，近 8 成的老人主要依靠农村养老保险，而 6 成以上老人的主要支付来源也是农村养老保险/计划生育奖励扶助金，说明国家的福利政策是农村老人一个重要的经济保障。空巢家庭的老人和非空巢家庭的老人相比而言，空巢家庭老人经济更为独立，依靠自己和或配偶获得主要支出来源的比例比非空巢家庭老人高 7.9%，而依靠子女或孙子女的只有 17.9%，但非空巢家庭老人的这一比例则为 34.9%，有统计学显著性差异。

## 二、被调查空巢老人家庭基本情况

### 1. 家庭结构

空巢家庭和非空巢家庭老人生儿育女的总数量比较接近，没有显著性差异，平均有 3.09 个孩子。表 3-2 显示：空巢家庭老人有两个以上儿子的比例接近 6 成，而非空巢家庭的老人生育两个以上儿子的数量明显比较低，有 1 个男孩的比例比空巢老人多近 2 成，有两个以上女儿的比例也相对较高。这与农村的养老习俗有关，农村老人一般会跟小儿子过，只有一个儿子的时候一般也不会轻易分家单过，而儿子多时，往往也因为各种情况会选择自己住或在更老的时候在子女家轮流居住。

**表 3-2 空巢与非空巢老年人家庭基本情况**

| 基本情况 | 空巢家庭老年人 | | 非空巢家庭老年人 | |
|---|---|---|---|---|
| | 人数 | ％ | 人数 | ％ |
| 儿子数量** | | | | |
| 0 | 176 | 14.7 | 213 | 11.5 |
| 1 | 292 | 24.4 | 817 | 44.0 |
| 2 | 500 | 41.8 | 527 | 28.4 |
| ≥3 | 227 | 19.0 | 301 | 16.2 |
| 女儿数量** | | | | |
| 0 | 261 | 21.8 | 315 | 17.0 |
| 1 | 495 | 41.4 | 698 | 37.6 |
| 2 | 277 | 23.2 | 507 | 27.3 |
| ≥3 | 162 | 13.6 | 338 | 18.2 |
| 户口人数** | | | | |
| 1 | 239 | 20.1 | 121 | 6.5 |
| 2 | 541 | 45.4 | 218 | 11.7 |
| ≥3 | 412 | 34.6 | 1 519 | 81.8 |
| 目前和老年人居住在一起的人 | | | | |
| 独居 | 367 | 30.7 | 110 | 5.9 |
| 老伴** | 797 | 66.7 | 1 067 | 57.4 |
| 女儿/女婿** | 0 | 0.0 | 224 | 12.1 |
| 儿子/媳妇** | 0 | 0.0 | 1 131 | 60.9 |
| 父母 | 10 | 0.8 | 22 | 1.2 |

（续表）

| 基本情况 | 空巢家庭老年人 | | 非空巢家庭老年人 | |
|---|---|---|---|---|
| | 人数 | % | 人数 | % |
| 兄弟姐妹 | 5 | 0.4 | 12 | 0.6 |
| 孙子女/孙媳婿** | 42 | 3.5 | 1 092 | 58.8 |
| 其他人 | 8 | 0.7 | 23 | 1.2 |
| 老年人子女/媳婿生活地点 | | | | |
| 同村** | 930 | 77.8 | 1 665 | 89.6 |
| 同镇不同村 | 332 | 27.8 | 483 | 26.0 |
| 同县不同镇 | 327 | 27.4 | 517 | 27.8 |
| 本县以外 | 234 | 19.6 | 363 | 19.5 |

注：** 表示卡方分析 $P$ 值<0.01。

由于居住方式选择的不同,空巢老人的家庭户籍人数显著少于非空巢老人,空巢老人以两人户居多,有个别老人有父母、未成年孙子女或其他人与其同住。而目前和非空巢老年人居住一起的人当中,除了配偶外,大多和儿子/媳妇、孙子女/孙媳婿一同居住,但也有 5.9% 的老人独居,可能与其子女在调查前一年主要为外出流动状态但没有与老人分立门户（分家）有关,调查中显示这类的老人占非空巢老人的 10.4%。值得注意的是,对于农村空巢老人来说,虽然不和子女一起生活,他们中绝大多数人有生活在本村的子女（77.8%）,因此,他们在需要子女照料的时候还是比较容易找到子女的。

2. 被调查空巢老人家庭健康照护现状

表 3-3 显示了不同类型的家庭对老年人健康照护的情况。

**表 3-3　空巢与非空巢老年人家庭照护**

| 家庭照护情况 | 空巢家庭老年人 | | 非空巢家庭老年人 | |
|---|---|---|---|---|
| | 人数 | % | 人数 | % |
| 看病首选场所** | | | | |
| 药店 | 243 | 20.3 | 408 | 22.0 |
| 村卫生室 | 702 | 58.7 | 984 | 53.0 |

（续表）

| 家庭照护情况 | 空巢家庭老年人 | | 非空巢家庭老年人 | |
|---|---|---|---|---|
| | 人数 | % | 人数 | % |
| 乡镇卫生院 | 169 | 14.1 | 253 | 13.6 |
| 县医院 | 56 | 4.7 | 94 | 5.1 |
| 私人诊所 | 17 | 1.4 | 99 | 5.3 |
| 一般不去看病 | 8 | 0.7 | 20 | 1.1 |
| 子女是否经常询问被调查老人健康情况** | | | | |
| 每天都会问 | 22 | 1.8 | 34 | 1.8 |
| 经常询问 | 737 | 61.7 | 1 336 | 71.9 |
| 偶尔 | 311 | 26.0 | 408 | 22.0 |
| 几乎不问 | 125 | 10.5 | 80 | 4.3 |
| 家中经常操心被调查老人健康的成员（多选） | | | | |
| 自己** | 822 | 68.8 | 1 171 | 63.0 |
| 配偶** | 716 | 59.9 | 968 | 52.1 |
| 子女/媳婿** | 589 | 49.3 | 1 256 | 67.6 |
| 孙子女/孙媳婿 | 37 | 3.1 | 77 | 4.1 |
| 其他人 | 7 | 0.8 | 8 | 0.4 |
| 没有人操心** | 22 | 1.8 | 9 | 0.5 |
| 被调查老人身体不适或生病时的主要照料者（多选） | | | | |
| 配偶** | 739 | 61.8 | 987 | 53.1 |
| 儿子** | 666 | 55.7 | 1 201 | 64.6 |
| 儿媳** | 473 | 39.6 | 977 | 52.6 |
| 女儿 | 540 | 45.2 | 795 | 42.8 |
| 女婿** | 103 | 8.6 | 232 | 12.5 |
| 孙子女/孙媳婿** | 21 | 1.8 | 77 | 4.1 |
| 其他亲属 | 17 | 1.4 | 15 | 0.8 |
| 朋友/邻里** | 31 | 2.6 | 20 | 1.1 |

| 家庭照护情况 | 空巢家庭老年人 | | 非空巢家庭老年人 | |
|---|---|---|---|---|
| | 人数 | % | 人数 | % |
| 其他人 | 6 | 0.5 | 3 | 0.2 |
| 没有人照料** | 70 | 5.9 | 24 | 1.3 |
| 被调查老人老年人心里不舒服时的安慰者（多选） | | | | |
| 配偶** | 741 | 62.0 | 999 | 53.8 |
| 儿子** | 619 | 51.8 | 1 157 | 62.8 |
| 儿媳** | 400 | 33.5 | 888 | 47.8 |
| 女儿 | 550 | 46.0 | 881 | 47.4 |
| 女婿** | 90 | 7.5 | 231 | 12.4 |
| 孙子女/孙媳婿** | 35 | 2.9 | 89 | 4.8 |
| 其他亲属** | 27 | 2.3 | 17 | 0.9 |
| 朋友/邻里** | 50 | 4.2 | 30 | 1.8 |
| 其他人* | 5 | 0.5 | 1 | 0.1 |
| 没有人安慰** | 89 | 5.8 | 34 | 1.8 |

注：* 表示卡方分析 $P$ 值＜0.05；** 表示卡方分析 $P$ 值＜0.01。

对于老年人生病后的首选就医场所，大多数被调查对象会就近看病，以村卫生室为主，去药店买药和到乡镇卫生院的也占了一定的比例。空巢老人和非空巢老人的就医首选地点有统计学显著性差异（$P$＜0.000），空巢老人选择去村卫生室和乡镇卫生院的比例略高，而非空巢老人选择去药店和私人诊所的比例高一些。

绝大多数老年人的子女对其健康状况比较关心，有 6 成以上的老年人反映他们的子女会"经常"询问其健康情况。交互分析显示，空巢老人的子女对老人的健康关心频度没有非空巢老人高，能够"经常"询问老人健康的比例少了近 1 成，比例分别为 61.7％和 71.9％。

家庭成员当中，主要操心老年人健康的成员（多选题）是老人自己、配偶和子女/媳婿，比例都近半数或超过半数。空巢老人和非空巢老人在其主要健康操心人方面有统计学显著性差异，空巢老人由自己或配偶操心健康的比例高于非空巢家庭老人，与健康关心频度相似，子辈操心空巢老人健康的比例显著低于非空巢老人,分别为49.8%和68.4%,P值小于0.000。

当老年人身体不适或者生病后,家庭的主要照料者相对分散一些,主要有配偶、儿子、儿媳和女儿。空巢老人和非空巢老人相比,由配偶照料的比例更高,而有儿子、儿媳或孙辈照料的比例显著低于非空巢老人。在老人心里不舒服时,其心理安慰人的分布有相近的趋势。但是,空巢老人和非空巢老人得到子辈心理安慰的比例分别为69.8%和81.6%,P值小于0.000,空巢老人能得到来自子辈的关心照料较少。空巢老人依赖配偶、朋友或者邻里照顾或者倾诉的比例高于非空巢老人,反映没有人照料其生理或心理健康问题的比例也明显高。

## 二、空巢老人健康相关行为

### 1. 空巢老人饮食习惯

农村老人能够"经常"或"每天"吃水果的比例很低,只有22.6%,有3成多的人基本不吃水果。在吃水果的习惯方面,空巢老人和非空巢老人还有着不同,空巢老人吃水果的频率要略高于非空巢老人,P值为0.001。从农村老人集体访谈的印象看,这一差异可能并不意味着空巢老人更舍得消费或更多人意识到经常吃水果的好处,更有可能是不在一起生活的子女去看望老人时,会买一些吃的,包括水果在内,而非空巢老人由于有生活在一起的孙子女,水果往往又省给他们吃了。

**表3-4　空巢与非空巢老人是否经常吃水果的列联分析**

| | | 每天吃 | 经常吃 | 有时吃 | 从不吃 | 合计 |
|---|---|---|---|---|---|---|
| 空巢老人 | 人数 | 13 | 299 | 522 | 361 | 1 195 |
| | 百分比(%) | 1.1 | 25.0 | 43.7 | 30.2 | 100.0 |
| 非空巢老人 | 人数 | 18 | 360 | 832 | 648 | 1 858 |
| | 百分比(%) | 1.0 | 19.4 | 44.8 | 34.9 | 100.0 |
| 合计 | 人数 | 31 | 659 | 1 354 | 1 009 | 3 053 |
| | 百分比(%) | 1.0 | 21.6 | 44.3 | 33.0 | 100.0 |

农村老人在吃蔬菜的习惯上,比吃新鲜水果习惯要好一些,8成多的老人能够"每天"吃或"经常"吃,具体分布见表3-5。比较发现,非空巢老人每天吃蔬菜的比例为23.9%,明显高于空巢老人($\chi^2=22.61$,$p<0.001$)。分析产生这一现象的可能原因,农村老人自己家会有一些田地可以种常吃的蔬菜,蔬菜也相对

便宜,因此,吃蔬菜的比例要高一些。但是一些蔬菜不多的季节,老人们自己主动花钱买蔬菜就会不太舍得,而与子女们一起生活的非空巢老人往往因为子女的饮食需要而习惯要好一些。

**表3-5　空巢与非空巢老人是否经常吃蔬菜的列联分析**

| | | 每天吃 | 经常吃 | 有时吃 | 从不吃 | 合计 |
|---|---|---|---|---|---|---|
| 空巢老人 | 人数 | 232 | 716 | 197 | 50 | 1 195 |
| | 百分比(%) | 19.4 | 59.9 | 16.5 | 4.2 | 100.0 |
| 非空巢老人 | 人数 | 444 | 1 105 | 275 | 34 | 1 858 |
| | 百分比(%) | 23.9 | 59.5 | 14.8 | 1.8 | 100.0 |
| 合计 | 人数 | 676 | 1 821 | 472 | 84 | 3 053 |
| | 百分比(%) | 22.1 | 59.6 | 15.5 | 2.8 | 100.0 |

2. 空巢老人吸烟喝酒行为

被调查农村老人中,6成多的老人从来不抽烟也不喝酒,但也还有18.7%的老人现在还在抽烟,有6.2%的人经常喝酒。他们的具体抽烟和喝酒的行为分布见图3-1和图3-2。在抽烟和喝酒行为上,空巢老人和非空巢老人均没有统计学显著性差异。

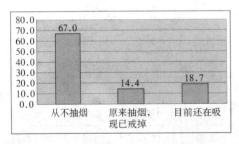

**图3-1　被调查农村老人抽烟行为**

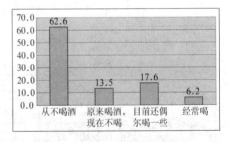

**图3-2　被调查农村老人喝酒行为**

3. 空巢老人保健行为

除了劳动或工作之外,近7成的农村老人在日常生活中会锻炼。空巢与非空巢老人锻炼频度有统计学显著性差别,见表3-6。非空巢老人能坚持天天锻炼的比例为13.1%,经常锻炼的比例为22.1%,都高于空巢老人,原因可能与空巢老人承担田地劳动更多而较少需要专门性锻炼有关。

#### 表 3-6　空巢与非空巢老人是否经常锻炼的列联分析

|  |  | 天天锻炼 | 经常锻炼 | 偶尔锻炼 | 从不锻炼 | 合计 |
|---|---|---|---|---|---|---|
| 空巢<br>老人 | 人数 | 109 | 214 | 494 | 378 | 1 195 |
|  | 百分比(%) | 9.1 | 17.9 | 41.3 | 31.6 | 100.0 |
| 非空巢老人 | 人数 | 243 | 411 | 646 | 558 | 1 858 |
|  | 百分比(%) | 13.1 | 22.1 | 34.8 | 30.0 | 100.0 |
| 合计 | 人数 | 352 | 625 | 1 140 | 936 | 3 053 |
|  | 百分比(%) | 11.5 | 20.5 | 37.3 | 30.7 | 100.0 |

被调查老人中,有13.4%的人没有做过体检,5.0%的人说不清是否体检过或检查过什么项目。在所列出的体检项目中,老人们参与最多的是血压测量项目,身高体重、一般体格检查、心电图、血尿常规等体检项目的参与比例都在3成以上,这些检查项目参与比例高于肝肾功能检查、骨密度等,可能与65岁以上老人的基本体格检查已经纳入我国的基本公共卫生服务项目有关,但老人的参与率还有待进一步提高。

表3-7比较了被调查空巢老人和非空巢老人在过去的一年里的健康体检参与情况。在心电图检查、肾功能检查、腹部B超和胸透四个检查项目上,两类老人的参与率有所不同,除肾功能的检查是空巢老人略多外,其余三项都是非空巢老人的比例高一些。说明总体上,非空巢老人的健康体检参与率略高一些。

#### 表 3-7　空巢与非空巢老人体检参与对比

|  |  | 空巢老人 | 非空巢老人 | 合计 |
|---|---|---|---|---|
| 身高体重 | 人数 | 396 | 610 | 1 006 |
|  | 百分比( %) | 33.1 | 32.8 | 33.0 |
| 血压 | 人数 | 871 | 1 349 | 2 220 |
|  | 百分比( %) | 72.9 | 72.6 | 72.7 |
| 视力、听力、口腔<br>等一般体格检查 | 人数 | 209 | 324 | 533 |
|  | 百分比( %) | 17.5 | 17.4 | 17.5 |
| 心电图** | 人数 | 493 | 853 | 1 346 |
|  | 百分比( %) | 41.3 | 45.9 | 44.1 |

（续表）

| | | 空巢老人 | 非空巢老人 | 合计 |
|---|---|---|---|---|
| 血糖 | 人数 | 446 | 729 | 1 175 |
| | 百分比（%） | 37.3 | 39.2 | 38.5 |
| 血常规 | 人数 | 551 | 878 | 1 429 |
| | 百分比（%） | 46.1 | 47.3 | 46.8 |
| 尿常规 | 人数 | 354 | 596 | 950 |
| | 百分比（%） | 29.6 | 32.1 | 31.1 |
| 大便常规 | 人数 | 142 | 235 | 377 |
| | 百分比（%） | 11.9 | 12.6 | 12.3 |
| 肝功能 | 人数 | 308 | 366 | 674 |
| | 百分比（%） | 25.8 | 19.7 | 22.1 |
| 肾功能** | 人数 | 178 | 214 | 392 |
| | 百分比（%） | 14.9 | 11.5 | 12.8 |
| 骨密度 | 人数 | 30 | 35 | 65 |
| | 百分比（%） | 2.5 | 1.9 | 2.1 |
| 直肠检查 | 人数 | 30 | 45 | 75 |
| | 百分比（%） | 2.5 | 2.4 | 2.5 |
| 腹部 B 超** | 人数 | 249 | 470 | 719 |
| | 百分比（%） | 20.8 | 25.3 | 23.6 |
| 胸透** | 人数 | 156 | 323 | 479 |
| | 百分比（%） | 13.1 | 17.4 | 15.7 |

注：** 表示卡方分析 $P$ 值<0.01。

## 第二节　空巢老人与非空巢老年人生理健康比较

对于空巢老人和非空巢老人生理健康水平的比较,研究首先从躯体活动功能、躯体对角色功能的影响、躯体疼痛、健康自评四个维度分别进行了比较,再比较了生理健康总得分差异。

## 一、空巢老人与非空巢老人躯体活动功能比较

空巢老人躯体活动能力自评分平均为 67.38 分,男性为 71.03 分,女性为 63.89 分,而非空巢老人中男性女性这一平均得分分别为 73.50 分和 61.33 分,性别间均有显著差异。即不管是空巢老人还是非空巢老人,男性躯体活动能力得分都明显高于女性,这可能与男女生理差异有关。随着年龄的增长,老人们的躯体活动能力自评分都在降低,符合生理规律。

表 3-8　不同性别年龄组空巢与非空巢老人躯体活动功能比较

| 性别 | 年龄分组 | 家庭类型 | 人数 | 标准差 | 均值 |
|------|----------|----------|------|--------|------|
| 男性 | 60—69 岁* | 空巢 | 339 | 33.50 | 75.22 |
| | | 非空巢 | 576 | 30.15 | 80.30 |
| | 70—79 岁 | 空巢 | 189 | 32.22 | 69.05 |
| | | 非空巢 | 241 | 34.61 | 66.49 |
| | 80 岁及以上 | 空巢 | 57 | 38.58 | 52.63 |
| | | 非空巢 | 72 | 41.84 | 42.71 |
| 女性 | 60—69 岁 | 空巢 | 336 | 32.53 | 89.27 |
| | | 非空巢 | 530 | 33.23 | 71.17 |
| | 70—79 岁 | 空巢 | 224 | 34.77 | 59.82 |
| | | 非空巢 | 291 | 36.55 | 56.87 |
| | 80 岁及以上 | 空巢 | 50 | 35.49 | 46.00 |
| | | 非空巢 | 148 | 37.64 | 34.80 |

注:* 表示方差分析 $P<0.05$,即该组空巢老人和非空巢老人的评分结果有统计学显著性差异。

分性别和年龄组对空巢老人和非空巢老人的躯体活动能力进行比较,发现除了 60—69 岁组的男性中两类老人的评价分布有统计学显著性差异外,其余组别都没有统计学显著性差异。分析这一年龄阶段空巢男性老人躯体活动能力自评分低于非空巢老人的原因,研究者原本理解可能与该年龄阶段的男性空巢老人与子女分开居住,仍然在继续承担一些体力劳动,或者其仍然需要承担一些体力劳动而更多感受到活动的困难有关。但后文的交互分析显示,空巢老人,尤其是 60 岁组的空巢老人其承担家务、田间劳动、带小孩和饲养家禽等比例都显著

低于非空巢老人。因此,提示家庭中体力劳动的承担可能不是空巢老人生理健康较差的"因",而更可能是"果",但也有可能是对于那些承担家务和田间劳动的空巢老人来说,他们因没有晚辈的帮忙或晚辈的帮忙较少而承担的劳动强度更大,对生理健康产生了负面影响,如何解释,需要前瞻性队列研究的进一步观察。

### 二、空巢老人与非空巢老人躯体对角色功能影响比较

男性空巢老人对躯体对角色功能影响的自评分平均为 70.40 分,女性为 67.38分,而非空巢老人中男女性这一平均得分分别为 71.90 分、67.15 分,性别间亦有统计学显著性差异,即不管是空巢老人还是非空巢老人,男性躯体功能对角色功能影响的得分都明显高于女性,但差异小于躯体活动功能维度。

同样,随着年龄渐长,老人们会更多认为躯体对角色功能造成了影响,但可以看出,80 岁及以上组的下降更为明显。

与躯体活动功能的评价比较一样,空巢老人只是在男性 60—69 岁组别上和非空巢老人的评价有所不同,仍然是空巢老人感受到了更多的躯体活动功能所带来的角色功能影响,受到了更多的限制。

表 3-9　不同性别年龄组空巢与非空巢老人躯体对角色功能影响比较

| 性别 | 年龄分组 | 家庭类型 | 人数 | 标准差 | 均值 |
|---|---|---|---|---|---|
| 男性 | 60—69 岁* | 空巢 | 339 | 24.07 | 72.16 |
| | | 非空巢 | 576 | 22.46 | 76.39 |
| | 70—79 岁 | 空巢 | 189 | 23.41 | 70.90 |
| | | 非空巢 | 241 | 26.23 | 67.79 |
| | 80 岁及以上 | 空巢 | 57 | 30.72 | 58.55 |
| | | 非空巢 | 72 | 35.01 | 49.82 |
| 女性 | 60—69 岁 | 空巢 | 336 | 21.60 | 70.42 |
| | | 非空巢 | 530 | 24.80 | 68.87 |
| | 70—79 岁 | 空巢 | 224 | 26.76 | 66.69 |
| | | 非空巢 | 291 | 28.53 | 62.54 |
| | 80 岁及以上 | 空巢 | 50 | 29.89 | 55.25 |
| | | 非空巢 | 148 | 33.36 | 47.04 |

注:* 表示方差分析 $P<0.05$,即该组空巢老人和非空巢老人的评分结果有统计学显著性差异。

### 三、空巢老人与非空巢老人躯体疼痛比较

在调查前的一个月里,绝大部分空巢老人都会身体上有一些疼痛感,仅有20.4%的空巢老人身体不会经常有疼痛感。空巢老人疼痛感主要来自于关节痛(47.1%)、腰痛(30.9%)、头痛(23.7%)和胃痛(15.1%),其余部位疼痛的比例均在15.0%以下。在各种部位的经常性疼痛发生比例上,空巢老人中有更多的老人有心痛(分别为11.6%和7.9%),P值小于0.01,提示空巢老人中可能有更多的心脏病或胃病患者,值得关注。

空巢老人中男性身体疼痛自评分平均为72.00分,女性为66.31分,而非空巢老人中男性女性这一平均得分分别为72.77分、63.75分。不管是空巢老人还是非空巢老人,性别间均有统计学显著性差异,男性身体疼痛得分都明显高于女性,表明男性调查对象身体疼痛相对少些,他们受身体疼痛影响健康生存质量的程度相对较小。

在空巢老人与非空巢老人分性别和年龄组间的比较发现,空巢老人60—69岁组男性老人的身体疼痛平均得分73.23,同组别非空巢老人则为77.08,说明该组空巢老人受身体疼痛的影响更大,其他组别都没有显著性差异。

表 3-10　不同性别年龄组空巢与非空巢老人躯体疼痛比较

| 性别 | 年龄分组 | 家庭类型 | 人数 | 标准差 | 均值 |
|---|---|---|---|---|---|
| 男性 | 60—69 岁 * | 空巢 | 339 | 27.81 | 73.23 |
| | | 非空巢 | 576 | 24.58 | 77.08 |
| | 70—79 岁 | 空巢 | 189 | 25.78 | 72.35 |
| | | 非空巢 | 241 | 30.26 | 67.21 |
| | 80 岁及以上 | 空巢 | 57 | 30.72 | 58.55 |
| | | 非空巢 | 72 | 35.01 | 49.82 |
| 女性 | 60—69 岁 | 空巢 | 336 | 21.60 | 70.42 |
| | | 非空巢 | 530 | 24.80 | 68.86 |
| | 80 岁及以上 | 空巢 | 224 | 26.75 | 66.68 |
| | | 非空巢 | 291 | 28.53 | 62.54 |

| 性别 | 年龄分组 | 家庭类型 | 人数 | 标准差 | 均值 |
|---|---|---|---|---|---|
| 女性 | 80岁及以上 | 空巢 | 50 | 29.89 | 55.25 |
| | | 非空巢 | 148 | 33.35 | 47.04 |

注:*表示方差分析 $P<0.05$,即该组空巢老人和非空巢老人的评分结果有统计学显著性差异。

### 四、空巢老人与非空巢老人健康自评比较

空巢老人中男性健康评价得分平均为 35.85 分,女性为 33.85 分,而非空巢老人中男性女性这一平均得分分别为 38.95 分、32.79 分,性别间均有显著差异。即不管是空巢老人还是非空巢老人,男性健康自评分都明显高于女性,方差分析显示男性空巢老人的健康自评差于非空巢老人。无论是空巢还是非空巢老人,各组别的调查对象评分均未超过 40 分,表明老人对自身的健康状况评价是很低的,这可能是老年人口更多感受到其健康状况变差有关。

同性别和同年龄组的空巢老人与非空巢老人的比较依然发现差别来自于低龄组男性老人,即 60—69 岁组男性空巢老人的健康自评显著差于同年龄组非空巢男性老人,结论与其他生理维度呈现出很好的一致性。

表 3-11　不同性别年龄组空巢与非空巢老人健康自评比较

| 性别 | 年龄分组 | 家庭类型 | 人数 | 标准差 | 均值 |
|---|---|---|---|---|---|
| 男性 | 60—69岁* | 空巢 | 339 | 23.33 | 38.27 |
| | | 非空巢 | 576 | 22.63 | 42.01 |
| | 70—79岁 | 空巢 | 189 | 22.47 | 32.54 |
| | | 非空巢 | 241 | 21.93 | 34.44 |
| | 80岁及以上 | 空巢 | 57 | 21.53 | 32.46 |
| | | 非空巢 | 72 | 24.94 | 29.51 |
| 女性 | 60—69岁 | 空巢 | 336 | 23.12 | 35.86 |
| | | 非空巢 | 530 | 20.95 | 36.41 |
| | 70—79岁 | 空巢 | 224 | 20.54 | 32.37 |
| | | 非空巢 | 291 | 20.52 | 29.55 |

| 性别 | 年龄分组 | 家庭类型 | 人数 | 标准差 | 均值 |
|------|---------|---------|------|--------|------|
| 女性 | 80 岁及以上 | 空巢 | 50 | 21.92 | 27.00 |
|      |         | 非空巢 | 148 | 21.10 | 26.18 |

注：* 表示方差分析 $P<0.05$，即该组空巢老人和非空巢老人的评分结果不同。

## 五、空巢老人与非空巢老人生理总评分比较

空巢老人中男性生理健康总评分平均为 44.20 分，女性为 42.32 分，而非空巢老人中男性女性这一平均得分分别为 45.05 分、41.34 分，不管是空巢老人还是非空巢老人，男性生理健康总得分都高于女性。同时，随着年龄的增长，空巢和非空巢老人的生理健康总评分都在显著下降。

### 表 3 - 12　不同性别年龄组空巢与非空巢老人躯体疼痛比较

| 性别 | 年龄分组 | 家庭类型 | 人数 | 标准差 | 均值 |
|------|---------|---------|------|--------|------|
| 男性 | 60—69 岁* | 空巢 | 339 | 9.54 | 45.20 |
|      |         | 非空巢 | 576 | 8.85 | 47.19 |
|      | 70—79 岁 | 空巢 | 189 | 9.20 | 43.80 |
|      |         | 非空巢 | 241 | 10.35 | 42.61 |
|      | 80 岁及以上 | 空巢 | 57 | 10.96 | 39.67 |
|      |         | 非空巢 | 72 | 12.81 | 36.12 |
| 女性 | 60—69 岁 | 空巢 | 336 | 9.23 | 43.85 |
|      |         | 非空巢 | 530 | 9.51 | 44.21 |
|      | 70—79 岁 | 空巢 | 224 | 10.03 | 41.20 |
|      |         | 非空巢 | 291 | 10.76 | 40.15 |
|      | 80 岁及以上 | 空巢 | 50 | 10.04 | 37.07 |
|      |         | 非空巢 | 148 | 11.39 | 33.36 |

注：* 表示方差分析 $P<0.05$，即该组空巢老人和非空巢老人的评分结果有统计学显著性差异。

在不同的性别和年龄组，空巢老人和非空巢老人的生理健康总评分差异也只显现在男性 60—69 岁年龄组，空巢老人的得分为 45.20 分，而非空巢老人的得分为 47.19 分，前者得分显著低于后者。

### 六、空巢老人生理健康影响因素分析

研究按空巢老人的生理健康得分将其生理健康水平分为两组,一组大于 40 分,赋值为"1",一组小于 40 分,赋值为"0",采用二分类罗切斯特回归分析方法(Binary logistic regression)分析其影响因素。模型分三次置入影响因素,模型 1 仅有个体社会经济因素,模型 2 加入了个人健康行为因素,模型 3 则再加入了家庭因素。模型 1 到模型 3 都有显著性意义,多因素分析的具体结果见表 3-13。

表 3-13　空巢老人生理健康影响因素分析

| 变量(参照组) | 比较组 | 模型 1 | | 模型 2 | | 模型 3 | |
|---|---|---|---|---|---|---|---|
| | | Sig. | OR 值 | Sig. | OR 值 | Sig. | OR 值 |
| 性别(女) | 男 | 0.004 | 1.443 | — | — | — | — |
| 年龄 | | 0.000 | 0.954 | 0.000 | 0.954 | 0.000 | 0.954 |
| 文化程度（文盲） | 初中及以上 | — | | — | | — | |
| | 小学 | — | | — | | — | |
| 是否有配偶（丧偶） | 有配偶 | — | | — | | — | |
| | 离婚 | — | | — | | — | |
| | 未婚 | — | | — | | — | |
| 自己/配偶是生活支出主要来源(否) | 是 | 0.000 | 2.220 | 0.000 | 2.244 | 0.000 | 2.244 |
| 水果食用频率（很少/从不） | 每天 | | | 0.021 | 3.307 | 0.025 | 3.184 |
| | 经常 | | | 0.000 | 1.554 | 0.000 | 1.525 |
| | 偶尔 | | | 0.048 | 1.206 | 0.083 | 1.180 |
| 抽烟(从不) | 吸烟 | | | 0.023 | 0.584 | 0.001 | 0.610 |
| | 已戒烟 | | | 0.037 | 0.576 | 0.000 | 0.519 |
| 饮酒(经常) | 从不 | | | 0.002 | 0.494 | 0.002 | 0.499 |
| | 已戒酒 | | | 0.000 | 0.412 | 0.000 | 0.415 |
| | 偶尔 | | | 0.518 | 1.167 | 0.522 | 1.165 |

（续表）

| 变量（参照组） | 比较组 | 模型1 | | 模型2 | | 模型3 | |
|---|---|---|---|---|---|---|---|
| | | Sig. | OR值 | Sig. | OR值 | Sig. | OR值 |
| 子辈是生活支出主要来源（否） | 是 | | | | | — | — |
| 子女健康关心（从不） | 每天 | | | | | 0.233 | 1.502 |
| | 经常 | | | | | 0.002 | 1.716 |
| | 偶尔 | | | | | 0.001 | 1.860 |
| 子辈是否是主要生病照料人（否） | 是 | | | | | — | — |
| 模型效果（$R^2$） | | 0.095 | | 0.148 | | 0.200 | |

注：—表示该变量在逐步回归中最终没有能够进入回归模型，Sig.表示该因素与生理健康相关性的显著性水平；OR值则表示比较组与对照组的生理健康总得分大于40分的发生概率之比；$R^2$表示对生理健康总方差的解释度。

在影响空巢老人生理健康的因素中，老人的个人社会经济因素贡献率最高，其次是健康行为因素，所列出的家庭因素的贡献率并不高。

在个人社会经济因素方面，年龄越大的空巢老人生理健康越水平不容乐观，其生理健康自评得分显著较低。不是依靠自己/配偶作为主要支出来源的老人生理健康也相对较差。文化程度、性别和是否有配偶与空巢老人的生理健康不相关，其中性别因素是在加入了行为因素和家庭因素都变得不显著。

食用新鲜蔬菜、吸烟和饮酒行为都老人的生理健康得分显著相关。不能经常食用新鲜蔬菜、吸烟都是不利于老人的生理健康，而饮酒对老人的生理健康也有一定的保护作用。

家庭因素中，与空巢老人生理健康水平相关的是子女对老人的健康关心频率，子女如果关注老人的健康，空巢老人更可能能有高于40分以上的生理健康得分。

## 第三节 空巢老人与非空巢老人心理健康比较

本节将主要从心理功能、活力、社会功能和情绪对角色功能的影响四个分维度和心理健康总得分来说明空巢老人的心理健康状况,比较其与非空巢老人心理健康的异同。

## 一、空巢老人与非空巢老人心理功能比较

空巢老人中男性心理功能自评分平均为 60.47 分,女性为 58.28 分,而非空巢老人中男性女性这一平均得分分别为 60.84 分、56.97 分,性别间均有统计学显著性差异。即不管是空巢老人还是非空巢老人,男性心理功能评价均好于女性。随着年龄的增长,老人们的心理功能渐渐变差,但变化没有躯体功能的变化那么显著。

表 3 - 14　不同性别年龄组空巢与非空巢老人心理功能比较

| 性别 | 年龄分组 | 家庭类型 | 人数 | 标准差 | 均值 |
|---|---|---|---|---|---|
| 男性 | 60—69 岁 | 空巢 | 339 | 18.03 | 62.06 |
| | | 非空巢 | 576 | 18.71 | 61.57 |
| | 70—79 岁 | 空巢 | 189 | 17.34 | 59.06 |
| | | 非空巢 | 241 | 18.16 | 59.60 |
| | 80 岁及以上 | 空巢 | 57 | 19.49 | 55.70 |
| | | 非空巢 | 72 | 21.29 | 59.20 |
| 女性 | 60—69 岁 | 空巢 | 336 | 17.93 | 59.04 |
| | | 非空巢 | 530 | 18.83 | 57.26 |
| | 70—79 岁 | 空巢 | 224 | 18.07 | 58.31 |
| | | 非空巢 | 291 | 20.66 | 56.61 |
| | 80 岁及以上 | 空巢 | 50 | 22.81 | 53.00 |
| | | 非空巢 | 148 | 21.20 | 56.59 |

分年龄和性别组对空巢老人和非空巢老人进行心理功能的比较发现:在所有组别,是否空巢与心理功能没有统计学关联,即排除掉性别和年龄的影响因素后,空巢老人和非空巢老人的心理功能没有统计学显著性差异。

## 二、空巢老人与非空巢老人活力比较

调查对象日常经常做的事情在空巢老人与非空巢老人两个群体间分布见图

3-3,排在前三位都依次为:做家务、看电视、干农活。卡方分析显示:非空巢老人要更多地为家庭承担田间劳动和带小孩的任务,参与村集体活动和与亲戚朋友聊天的比例也略高一些,但参与打牌或打麻将的比例要略低一些,说明一些非空巢老人没有与子女分开过,可能与其还在子女家庭中发挥更多的作用有关,也因为这些角色的承担,他们也与外界保持着更多的联系。按年龄组分层后再比较发现,空巢和非空巢老人日常所参与的活动差异主要体现在60—69岁组的老人。

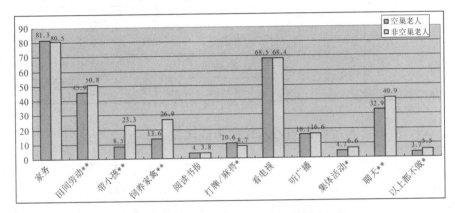

图3-3　空巢老人与非空巢老人日常活动比较

空巢老人中男性活力自评分平均为45.64分,女性为42.46分,而非空巢老人中男性女性这一平均得分分别为46.79分、40.99分,性别间均有显著差异,即不管是空巢老人还是非空巢老人,男性活力自评得分都明显高于女性,表明男性调查对象对自己精力状况的评价要比女性好。同时,随着年龄的增长,无论是空巢老人还是非空巢老人,他们的活力都呈现出显著地下降趋势。

在分年龄和分性别组空巢和非空巢老人的活力比较方面,在所有的组别,老人们的自我评价均没有统计学显著性差异。

表3-15　不同性别年龄组空巢与非空巢老人活力比较

| 性别 | 年龄分组 | 家庭类型 | 人数 | 标准差 | 均值 |
|---|---|---|---|---|---|
| 男性 | 60—69岁 | 空巢 | 339 | 23.48 | 47.34 |
| | | 非空巢 | 576 | 23.86 | 49.39 |
| | 70—79岁 | 空巢 | 189 | 22.55 | 44.84 |
| | | 非空巢 | 241 | 23.30 | 42.53 |

（续表）

| 性别 | 年龄分组 | 家庭类型 | 人数 | 标准差 | 均值 |
|---|---|---|---|---|---|
| 男性 | 80 岁及以上 | 空巢 | 57 | 21.70 | 38.15 |
| | | 非空巢 | 72 | 24.67 | 40.28 |
| 女性 | 60—69 岁 | 空巢 | 336 | 22.20 | 44.42 |
| | | 非空巢 | 530 | 23.16 | 43.68 |
| | 70—79 岁 | 空巢 | 224 | 22.44 | 40.07 |
| | | 非空巢 | 291 | 23.57 | 38.92 |
| | 80 岁及以上 | 空巢 | 50 | 25.25 | 40.00 |
| | | 非空巢 | 148 | 21.82 | 35.47 |

### 四、空巢老人与非空巢老人社会功能比较

空巢老人中男性社会功能影响自评分平均为 76.62 分,女性为 73.81 分,而非空巢老人中男性女性这一平均得分分别为 77.84 分、72.21 分,性别间均有显著差异,即不管是空巢老人还是非空巢老人,男性社会功能影响自评得分都明显高于女性,表明男性调查对象因健康或情绪影响走亲访友等社会活动的程度较女性弱。同时,无论是空巢还是非空巢老人,其社会功能的评价在年龄的变化趋势上,都以从 70—79 岁之后的变化更为显著,而从 60—69 岁到 70—79 岁的变化相对较小。

分年龄和性别组空巢和非空巢老人的比较发现,在 60—69 岁组的男性老人有所差异,P 值为 0.023,即从统计学意义上看,这一年龄组男性空巢老人的社会功能自我评价要显著差于非空巢老人,他们会更多地因健康或情绪影响其走亲访友等社会活动。

表 3－16　不同性别年龄组空巢与非空巢老人社会功能评价比较

| 性别 | 年龄分组 | 家庭类型 | 人数 | 标准差 | 均值 |
|---|---|---|---|---|---|
| 男性 | 60—69 岁* | 空巢 | 339 | 24.55 | 78.02 |
| | | 非空巢 | 576 | 22.42 | 81.64 |
| | 70—79 岁 | 空巢 | 189 | 23.85 | 77.51 |
| | | 非空巢 | 241 | 28.14 | 73.44 |

（续表）

| 性别 | 年龄分组 | 家庭类型 | 人数 | 标准差 | 均值 |
|------|----------|----------|------|--------|------|
| 男性 | 80 岁及以上 | 空巢 | 57 | 30.89 | 65.35 |
| | | 非空巢 | 72 | 33.82 | 52.15 |
| 女性 | 60—69 岁 | 空巢 | 336 | 21.20 | 76.49 |
| | | 非空巢 | 530 | 25.02 | 74.95 |
| | 70—79 岁 | 空巢 | 224 | 25.24 | 72.88 |
| | | 非空巢 | 291 | 29.83 | 72.42 |
| | 80 岁及以上 | 空巢 | 50 | 27.66 | 60.00 |
| | | 非空巢 | 148 | 34.56 | 61.99 |

注：* 表示方差分析 $P<0.05$，即该组空巢老人和非空巢老人的评分有统计学显著性差异。

### 五、空巢老人与非空巢老人情绪对角色功能的影响比较

空巢老人中男性的情绪对角色功能影响自评分平均为 72.31 分，女性为 69.53 分，而非空巢老人中男性女性这一平均得分分别为 73.61 分、66.67 分，性别间均有显著差异，即不管是空巢老人还是非空巢老人，男性因情绪影响角色功能完成的程度弱于女性，表明男性调查对象受心情不好、情绪不佳等心理原因导致完成日常做事能力下降的情况少些，女性更易受情绪波动影响做事能力。分年龄组的比较看，老人们对情绪对角色功能的影响评价也呈现出年龄下降趋势，较为显著的变化发生在 80 岁及以上组，进入这一年龄阶段的老人，会认为情绪对自己角色功能的影响更大。

**表 3-17　不同性别年龄组空巢与非空巢老人情绪对角色功能的影响比较**

| 性别 | 年龄分组 | 家庭类型 | 人数 | 标准差 | 均值 |
|------|----------|----------|------|--------|------|
| 男性 | 60—69 岁* | 空巢 | 339 | 23.20 | 73.56 |
| | | 非空巢 | 576 | 20.83 | 76.53 |
| | 70—79 岁 | 空巢 | 189 | 22.86 | 72.42 |
| | | 非空巢 | 241 | 23.86 | 71.00 |
| | 80 岁及以上 | 空巢 | 57 | 27.32 | 64.47 |
| | | 非空巢 | 72 | 31.12 | 58.16 |

（续表）

| 性别 | 年龄分组 | 家庭类型 | 人数 | 标准差 | 均值 |
|---|---|---|---|---|---|
| 女性 | 60—69 岁 | 空巢 | 336 | 20.98 | 71.65 |
| | | 非空巢 | 530 | 22.53 | 70.51 |
| | 70—79 岁 | 空巢 | 224 | 25.21 | 69.25 |
| | | 非空巢 | 291 | 25.98 | 66.23 |
| | 80 岁及以上 | 空巢 | 50 | 31.97 | 56.50 |
| | | 非空巢 | 148 | 31.18 | 53.71 |

注：* 表示方差分析 P<0.05，即该组空巢老人和非空巢老人的评分有统计学显著性差异。

　　表 3-17 显示了分年龄和性别组空巢和非空巢老人的比较结果，方差分析显示，在 60—69 岁组的男性老人有统计学显著性差异，P 值为 0.040，即从统计学意义上看，这一年龄组男性空巢老人的情绪对其角色功能的发挥影响更大。

## 六、空巢老人与非空巢老人心理健康总得分比较

　　空巢老人中男性心理健康总评分平均为 45.40 分，女性为 43.71 分，而非空巢老人中男性女性这一平均得分分别为 45.30 分、43.98 分，性别间均有显著差异，即不管是空巢老人还是非空巢老人，男性心理健康总得分都高于女性，表明男性调查对象心理健康状况好于女性。从年龄组的比较看，老人们的总体心理健康水平也随着年龄的增大呈现显著下降。

　　表 3-18 显示了分年龄和性别组空巢和非空巢老人的心理健康总体得分比较，从方差分析结果看，在排除性别和年龄因素的影响后空巢老人和非空巢老人没有统计学显著性差异。

**表 3-18　不同性别年龄组空巢与非空巢老人心理健康总得分比较**

| 性别 | 年龄分组 | 家庭类型 | 人数 | 标准差 | 均值 |
|---|---|---|---|---|---|
| 男性 | 60—69 岁 | 空巢 | 339 | 8.37 | 45.60 |
| | | 非空巢 | 576 | 8.42 | 45.89 |
| | 70—79 岁 | 空巢 | 189 | 7.87 | 44.99 |
| | | 非空巢 | 241 | 8.27 | 44.72 |

（续表）

| 性别 | 年龄分组 | 家庭类型 | 人数 | 标准差 | 均值 |
|---|---|---|---|---|---|
| 男性 | 80 岁及以上 | 空巢 | 57 | 8.52 | 42.91 |
| | | 非空巢 | 72 | 10.66 | 43.83 |
| 女性 | 60—69 岁 | 空巢 | 336 | 8.09 | 44.77 |
| | | 非空巢 | 530 | 8.51 | 43.83 |
| | 70—79 岁 | 空巢 | 224 | 8.20 | 44.47 |
| | | 非空巢 | 291 | 9.51 | 43.83 |
| | 80 岁及以上 | 空巢 | 50 | 9.88 | 41.52 |
| | | 非空巢 | 148 | 9.98 | 43.10 |

注：* 表示方差分析 P＜0.05，即该组空巢老人和非空巢老人的评分有统计学显著性差异。

## 七、空巢老人心理健康影响因素分析

对于老人心理健康因素的处理，与生理健康分组相同，研究依旧以 40 分为界限，将其心理健康得分分成 40 分以上组（赋值"1"）和 40 分以下组（赋值"0"），采用二分类罗切斯特回归分析方法分析其影响因素，多因素分析的具体结果见表 3-19。

表 3-19　空巢老人心理健康影响因素分析

| 变量（参照组） | 比较组 | 模型 1 | | 模型 2 | | 模型 3 | |
|---|---|---|---|---|---|---|---|
| | | Sig. | OR 值 | Sig. | OR 值 | Sig. | OR 值 |
| 性别（女） | 男 | — | — | — | — | — | — |
| 年龄 | | — | — | — | — | 0.048 | 0.981 |
| 文化程度（文盲） | 初中及以上 | | | | | | |
| | 小学 | | | | | | |
| 是否有配偶（丧偶） | 有配偶 | 0.090 | 1.284 | 0.267 | 1.182 | — | — |
| | 离婚 | 0.392 | 0.516 | 0.258 | 0.406 | — | — |
| | 未婚 | 0.091 | 0.556 | 0.017 | 0.413 | — | — |

| 变量(参照组) | 比较组 | 模型 1 | | 模型 2 | | 模型 3 | |
|---|---|---|---|---|---|---|---|
| | | Sig. | OR 值 | Sig. | OR 值 | Sig. | OR 值 |
| 自己/配偶是生活支出主要来源(否) | 是 | — | — | — | — | — | — |
| 水果食用频率(很少/从不) | 每天 | | | 0.998 | 0.001 | 0.999 | 0.001 |
| | 经常 | | | 0.042 | 1.454 | 0.128 | 1.335 |
| | 偶尔 | | | 0.043 | 1.373 | 0.071 | 1.331 |
| 抽烟(从不) | 吸烟 | | | — | — | — | — |
| | 已戒烟 | | | — | — | — | — |
| 饮酒(经常) | 从不 | | | 0.010 | 0.415 | 0.019 | 0.450 |
| | 已戒酒 | | | 0.020 | 0.410 | 0.024 | 0.423 |
| | 偶尔 | | | 0.745 | 0.884 | 0.777 | 0.899 |
| 子辈是生活支出主要来源(否) | 是 | | | — | — | — | — |
| 子女健康关心(从不) | 每天 | | | | | 0.838 | 0.905 |
| | 经常 | | | | | 0.001 | 2.001 |
| | 偶尔 | | | | | 0.069 | 1.525 |
| 子辈是否是主要生病照料人(否) | 是 | | | | | — | — |
| 模型效果($R^2$) | | 0.011 | | 0.052 | | 0.087 | |

注：—表示该变量在逐步回归中最终没有能够进入回归模型，Sig. 表示该因素与心理健康相关性的显著性水平；OR 值则表示比较组与对照组的心理健康总得分大于 40 分的发生概率之比；$R^2$ 表示对心理健康总方差的解释度。

　　从 3 个模型的逐步回归结果比较看，对于空巢老人来说，其心理健康水平的影响因素较复杂，3 个模型的总方差解释度都不高，但总体说来，健康行为因素和家庭因素的影响要大于个人社会经济因素的影响。

　　在个人社会经济因素中，婚姻状况和年龄因素与老人的心理健康相关。模型 3 中,年龄因素是其心理健康水平的一个显著影响因素,年龄越大,心理健康自评分的可能性显著降低,这可能与老人的生理健康水平和自感社会价值越来越低有关。婚姻的影响有些特殊,在没有引入家庭因素时,都是在婚状态的老人心理健康水平最好,其次是丧偶老人,离婚和未婚的老人心理健康都最差。但是,加入家庭因素后,婚姻状况的影响不再显著,说明了子女对老人关心的重要性。

健康行为因素中,水果的食用频率和饮酒行为都与其相关。食用水果和经常饮酒的农村老人心理健康更好一些。从集体访谈的印象看,食用水果本身并不一定给空巢老人带来快乐心理,但是这些水果往往不是老人自己买的,而是子女来探望时买了,因此,"偶尔"吃吃子女们送的水果让老人们有了好心情。而经常饮酒的老人心理健康自我评价更高,可能互为因果,适量饮酒带来了好心情,而饮酒也因为心情比较好。

家庭因素中所列出的三个因素,与空巢老人的生理健康水平影响一样,仅子女健康关心程度与空巢老人的心理健康相关,"经常"和"偶尔"得到子女健康关心的老人心理健康都更好一些,但"每天都关心"到与"不关心"没有差异了,可能是当子女每天都电话关心时,更多会发生在健康状态不好的老人身上。而是否依靠子女作为主要支出来源和子女是否是生病照料人都与老人心理健康自评没有统计学的显著性关联。

## 第四节 空巢老人与非空巢老人慢性病患病比较

### 一、空巢老人与非空巢老人慢性病患病比较

在列出的慢性病中,空巢老人主要患有高血压、关节炎、心脏病、呼吸系统疾病和骨质疏松,这些疾病的患病率都超过了 10.0%,特别是高血压接近 4 成,关节炎的患病率也超过了 3 成。近半数的老人患有两种及以上的慢性病,而没有所列举的任一种慢性的空巢老人仅占 16.3%。在慢性病患病数量上,两类老人没有统计学显著性差异。

考虑到年龄和性别不同可能形成的慢性病患病构成差异,研究将两类老人的慢性病自报患病率进行了标化处理,按照总样本的性别和年龄构成比率作为权重

系数,即男性为 60—69 岁 30.0％,70—79 岁 14.1％,80 岁及以上 4.2％;女性为
60—69 岁 28.4％,70—79 岁 16.9％,80 岁及以上 6.5％来计算标化患病率,同时
对两组老人的 19 种慢性病患病情况进行比较,表 3－20 显示了具体比较结果。

表 3－20　空巢老人与非空巢老人慢性病患病比较(％)

| 慢性病 | 实际患病率 | | 标化患病率* | | 差值 |
|---|---|---|---|---|---|
| | 空巢老人 | 非空巢老人 | 空巢老人 | 非空巢老人 | |
| 高血压 | 42.51 | 36.38 | 42.38 | 36.45 | 5.93 |
| 糖尿病 | 8.45 | 5.76 | 8.14 | 5.82 | 2.32 |
| 心脏病 | 18.83 | 15.50 | 18.81 | 15.56 | 3.25 |
| 脑血管病 | 8.28 | 4.79 | 8.12 | 4.80 | 3.32 |
| 肺结核 | 0.84 | 0.86 | 0.81 | 0.84 | −0.03 |
| 呼吸系统疾病 | 11.88 | 13.67 | 11.85 | 13.94 | −2.09 |
| 白内障 | 4.27 | 5.92 | 4.30 | 5.92 | −1.62 |
| 青光眼 | 1.59 | 2.69 | 1.68 | 2.69 | −1.01 |
| 耳聋 | 7.87 | 10.82 | 7.95 | 10.87 | −2.92 |
| 前列腺疾病 | 2.93 | 2.80 | 2.84 | 2.83 | 0.01 |
| 胃肠溃疡 | 6.86 | 9.04 | 6.77 | 8.96 | −2.19 |
| 骨质疏松 | 12.05 | 12.16 | 12.16 | 12.20 | −0.04 |
| 关节炎 | 28.70 | 30.79 | 28.78 | 30.83 | −2.05 |
| 癌症 | 0.92 | 0.97 | 0.91 | 0.96 | −0.05 |
| 帕金森氏病 | 0.25 | 0.16 | 0.24 | 0.17 | 0.07 |
| 老年痴呆 | 0.17 | 0.81 | 0.16 | 0.76 | −0.60 |
| 抑郁症 | 0.33 | 0.38 | 0.33 | 0.38 | −0.05 |
| 肝脏疾病 | 1.67 | 1.40 | 1.67 | 1.41 | 0.26 |
| 胆结石/胆囊炎 | 3.60 | 6.24 | 3.60 | 6.26 | −2.66 |

注:* 标化死亡率是采取被调查总样本性别和年龄构成来对实际患病率的调整,目的是排除两组老人
因为性别和年龄的构成不同而造成患病率的差异。

从表 3－18 可以看出,经过年龄和性别的标化调整后,空巢老人高血压、糖
尿病、心脏病和脑血管病的自报患病率都高于非空巢老人两个百分点以上,但是

呼吸系统疾病、耳聋、胃肠溃疡、关节炎和胆结石/胆囊炎的自报患病率却也低于非空巢老人两个百分点以上,原因尚不清楚,也有待进一步的研究加以证实和原因探析。

### 二、空巢老人与非空巢老人因病住院情况比较

在 2014 年,1 195 位空巢老人中有 320 人有住院经历(26.8%),住院的时间从 2 天到 130 天不等,住院的空巢老人平均住院天数为 18.89 天。

被调查空巢老人中反映去年有医生诊断需要住院而没有住院的比例为 5.4%,比例与非空巢老人接近。图 3 - 4 给出了 64 位空巢老人反映自己有医生认为应该住院而没有住院的原因分布(多选题),经济困难仍然是第一原因,占 84.4% 的未住院老人是因为这一原因,其次是自己认为没有必要住院,在空巢老人未入院原因中,医院院方的原因占比极小,仅个别老人有选择。在主要不入院原因排序上,两类老人没有区别,而在各类原因的具体选择比例上,两类老人的选择也没有统计学显著性差异。

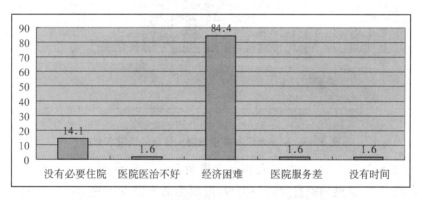

**图 3 - 4　空巢老人因住院而未住院原因分布**

总体看来,8 成以上的空巢老人都在受着慢性病的困扰,他们所罹患的慢性病的疾病顺位与非空巢老人相近,高血压、关节炎、心脏病、支气管炎和骨质疏松等都是困扰空巢老人的常见病种,在他们当中患病率都超过了 10.0%。绝大多数空巢老人该住院的时候都会入院,但也有少数老人没有入院,主要原因依然是经济原因。

## 第五节　空巢老人与非空巢老人健康服务需求比较

### 一、空巢老人与非空巢老人健康知识需求比较

　　健康知识中,排在被调查农村空巢老人需求前三位的是常见病预防、合理用药和常见病家庭照顾与护理,见图3-5,其中常见病预防在空巢老人和非空巢老人中分别以75.6%、72.0%高居需求榜首。跌倒、心绞痛等意外事件的预防、意外事件急救、健康生活习惯三种健康知识位列老年人健康需求第二梯队。

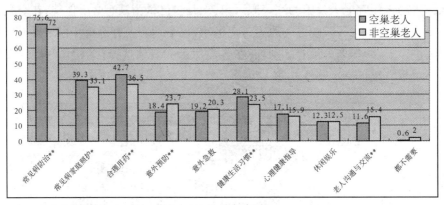

　　注:*表示卡方分析 $P<0.05$,**表示卡方分析 $P<0.01$。

**图3-5　空巢老人和非空巢老人健康知识需求分布**

　　在健康知识方面,空巢老人和非空巢老人有所差异,空巢老人对常见病防治、合理用药、常见病家庭照顾与护理、健康生活习惯方面的知识需要都高于非空巢老人,而空巢老人仅在跌倒、心绞痛等意外事件的预防和如何与老人沟通与交流方面有更高的需求。总体说来,空巢老人健康知识需求程度更高一些。

　　如果政府或社会提供以上健康知识的宣传教育,被调查对象希望的宣传方式首选上门宣传,见图3-6,其中74.4%的空巢老人希望能够上门宣传健康知识,高出非空巢老人近12个百分点。其次是门诊宣传、电视广播宣传,再次为指定一个专门医生随时询问、集中讲课。

　　在所希望的健康知识获得途径中,空巢老人更多人希望上门宣传、门诊宣传的途径,而非空巢老人选择集中讲课的比例高些。同时,与健康知识需求一致的

是,非空巢老人中也有更多的老人不喜欢任何一种列出的健康知识宣传途径,这与健康知识需求率低有关。更多非空巢老人选择集中讲课也与这类老人平时更多社交活动(如参加村集体活动)保持一致。

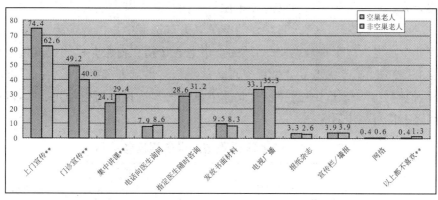

注：** 表示卡方分析 $P<0.01$。

**图 3-6　空巢老人和非空巢老人希望的健康知识来源途径选择**

## 二、空巢老人与非空巢老人健康照料服务需求比较

在老年人希望政府和社会能提供的健康照料服务中,被调查农村空巢老人需求最强烈的是对生活不能自理的老人提供照料服务,其次是组织老人文化娱乐活动和提供健身设施/场所。空巢老人与非空巢老人对各项健康照料服务的需求比例基本没有差异,仅仅在配餐送餐服务上,空巢老人显示了更多的需求。空巢老人和非空巢老人健康照料服务需求的比较具体见图 3-7。

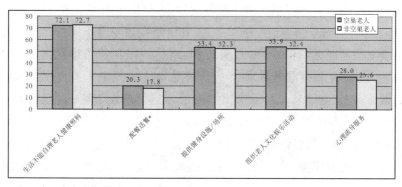

注：* 表示卡方分析 $P<0.05$

**图 3-7　空巢老人和非空巢老人认为应该提供的健康照料服务**

对于生活不能自理的老年提供健康照料服务,被调查空巢老人更希望在家里的上门服务或在村服务机构提供照料,其次是在村里的服务机构,这与目前我国所倡导的以居家式/社区养老服务为主一致。表 3-21 显示了空巢老人与非空巢老人在意愿健康照料地点的分布比较。两类老人有着显著的差异,卡方值为 15.9,而 $P$ 值为 0.001。65.0%的空巢老人首选家中上门的健康照料服务,高出非空巢老人 7 个百分点;32.6%的空巢老人希望在村服务机构提供健康照料服务,较非空巢老人低 6.2 个百分点。这点与空巢老人选择与子女分开住不一样,他们更希望家庭中接受服务,而非空巢老人却选择比例相对低一些,其中原因还有待进一步研究。

**表 3-21　健康照料服务地点选择比较分析**

| | | 家中上门服务 | 在村服务机构 | 在乡服务机构 | 在县服务机构 |
|---|---|---|---|---|---|
| 空巢老人 | 人数 | 777 | 389 | 18 | 11 |
| | 百分比% | 65.0 | 32.6 | 1.5 | 0.9 |
| 非空巢老人 | 人数 | 1 077 | 720 | 33 | 28 |
| | 百分比% | 58.0 | 38.8 | 1.8 | 1.5 |
| 合计 | 人数 | 1 854 | 1 109 | 51 | 39 |
| | 百分比% | 60.7 | 36.3 | 1.7 | 1.3 |

### 三、空巢老人与非空巢老人专业健康服务需求比较

对于政府提供的上门康复治疗服务,被调查空巢老人需求最高的为输液、打针、送药等基础护理服务,比例为 77.6%,其次是提供半身不遂的锻炼恢复方法等专业康复指导服务,有一半的需求比例,康复护理和就医指导的服务也近 3成。在上门的康复治疗服务需求上,空巢老人和非空巢老人差异主要是在康复指导的服务需求,空巢老人的需求比例高于非空巢老人 7.6%。空巢老人和非空巢老人上门康复治疗服务需求比较详见图 3-8。

在被调查老人目前自身对于各种专业健康服务的需求方面,空巢老人在前三位需求的是健康体检、健康知识宣传、高血压糖尿病等慢性病人的定期服务,见图 3-9。

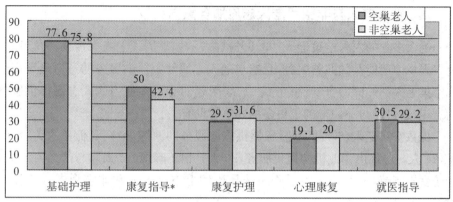

注：* 表示卡方分析 $P < 0.05$。

**图 3－8 空巢老人和非空巢老人认为应该提供的康复治疗服务**

两类老人的个人专业健康服务需求分布比较显示出了较多的差异，和健康知识需求一样，空巢老人的专业健康服务需求总体多于非空巢老人，其对健康体检、健康知识宣传、建立健康档案和健康咨询服务的需求均高于非空巢老人，从健康需求上可以看出，空巢老人的保健意识要强于非空巢老人。而非空巢老人对于医疗服务的需求更多一些，他们中有更多的人希望获得定期慢性病服务和大病的医疗救助服务。

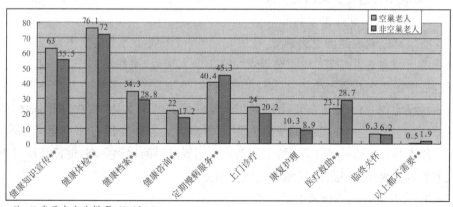

注：** 表示卡方分析 $P < 0.01$。

**图 3－9 空巢老人和非空巢老人个人专业健康服务需求**

### 四、空巢老人与非空巢老人志愿服务意向比较

绝大多数的农村空巢老人(93.5%)都表示如果周围老人有需要,自己愿意免费提供力所能及的照料服务,且空巢老人志愿健康照料服务的意愿显著高于非空巢老人(89.6%),$P$ 值小于 0.01,表明他们有更多地为他人志愿提供服务的意识,这可能与他们得到了更多的邻里帮助有关。

少数空巢老人(60 人)不愿意提供志愿服务的原因,由高到低依次为:没时间(24 人)、应该由专业机构提供服务(20 人)、怕惹麻烦(18 人)、与己无关(6 人)和子女不支持(5 人),在各项原因选择比例上空巢老人和非空巢老人均没有差异。

## 本章小结

1. 农村空巢老人比例高

农村空巢老人已经占了较大的比例,本次调研随机样本中已经占 39.14%。同时,70—79 岁组的老人选择空巢的比例要高于 70 岁以下组和 80 岁及以上组,在婚老年人选择空巢的比例高于不在婚老年人。

2. 空巢老人经济更为独立,子女关心少于非空巢老人

空巢家庭老人经济更为独立,依靠自己和/或配偶获得主要支出来源的比例比非空巢家庭老人高 7.9%。对于农村空巢老人来说,虽然不和子女一起生活,但他们中绝大多数人有生活在本村的子女(77.8%),绝大多数老人的子女对其健康状况比较关心,有 6 成以上的老年人反映他们的子女会"经常"询问他们的健康情况。但是,空巢老人的子女对老人的健康关心频度没有非空巢老人高。当老年人身体不适或者生病后,空巢老人由配偶照料的比例更高,他们反映没有人照料其生理或心理健康问题的比例也明显高。

3. 农村空巢老人健康行为比例有待提高

在健康行为方面,农村空巢老人大多有较好的蔬菜食用习惯,但经常或每天吃水果的比例很低,仅为 26.1%。有 18.7% 的老人现在还在抽烟,有 6.2% 的人经常喝酒。空巢老人和非空巢老人在这些健康相关行为上没有显著差异。调查前一年,空巢老人参与较多的体检项目依次是量血压项目,身高体重、一般体

格检查、心电图、血尿常规等体检项目的参与比例都在 3 成以上,总体上,非空巢老人的健康体检参与率略高一些。

4. 60—69 岁男性空巢老人的生理健康状况低于对应组非空巢老人

空巢老人的生理健康状况低于常模平均水平,且随着年龄的上升而显著下降,女性的生理健康水平低于男性。空巢老人和非空巢老人相比,生理健康水平的差异体现在 60—69 岁男性老人组,空巢老人的生理健康总得分、躯体活动功能、躯体对角色功能的影响、躯体疼痛三个分维度得分均低于非空巢老人。

5. 空巢老人的心理健康状况与非空巢老人相近

且随着年龄的上升有一定水平的下降,女性的心理健康水平显著低于男性。空巢老人和非空巢老人相比,60—69 岁男性老人组也有一定的差异,该组空巢老人的社会功能和情绪对角色功能评价显著较差,但在活力、心理功能维度的评价上没有差异,心理健康总得分也没有统计学显著性差异。

6. 空巢老人慢性病患病比例高,部分慢性病患病率高于非空巢老人

近半数的老人患有两种及以上的慢性病,而没有所列举的任一种慢性病的空巢老人仅占 16.3%。在慢性病患病数量上,两类老人没有统计学显著性差异。经过年龄和性别的标化调整后,空巢老人高血压、糖尿病、心脏病和脑血管病的自报患病率都高于非空巢老人两个百分点以上。

7. 空巢老人健康照料服务需求总体高于非空巢老人

在健康服务需求方面,空巢老人对常见病防治、合理用药、常见病家庭照顾与护理、健康生活习惯方面的知识需要都高于非空巢老人。空巢老人在跌倒、心绞痛等意外事件的预防和如何与老人沟通与交流方面也有更高的需求。空巢老人与非空巢老人对各项健康照料服务的需求比例基本没有差异,仅仅在配餐送餐服务上,空巢老人显示了更多的需求。被调查空巢老人更希望在家里的上门服务或在村服务机构提供照料,其次是在村里的服务机构,两类的比例已经达到了 95.6%。空巢老人比非空巢老人更需要康复指导服务。另外,绝大多数的农村空巢老人(93.5%)有意愿免费为有需要的老年人提供力所能及的照料服务。

# 第四章　留守老人健康及服务需求

随着改革开放实行,20世纪80年代以来,中国经济发展进入了快车道。持续快速发展的经济与城市建设,导致城市劳动力形成很大缺口。而农村家庭联产承包责任制的实施将大批青壮年劳动力从农业劳动中解放出来,满足城市经济发展劳动力的巨大市场需求。2016年4月国家统计局发布《2015农民工监测调查报告》[①]数据表明,我国农村进城务工的农民工数量为2.77亿,比2014年增长1.3%。由于我国长期城乡二元制经济社会结构及城乡户籍制度的制约,使如此大规模的农村劳动力流动具有一定的特殊性,即农村人口进城不能享受到城市人口的市民待遇及社会福利,从而造成农村家庭不再能够保持传统家庭结构,大量青壮年劳动力外出务工,其子女、妻子、老人留守农村家中,形成了农村三大留守群体,即留守子女、留守妇女、留守老人。

农村老年人留守现象突出,我国第一部老龄事业发展蓝皮书——《中国老龄事业发展报告(2013)》公布的数据显示:2012年,我国农村约有5 000万留守老人。作为有子女、步入老年不能安享天伦的特殊群体,留守老人近年来一直被社会各界关注。2015年《中共中央关于制定国民经济和社会发展第十三个五年规划的建议》中强调要"建立健全农村留守儿童和妇女、老人关爱服务体系",2016年的《政府工作报告》中,再一次强调要"切实保障妇女、儿童、残疾人权益,加强对农村留守儿童和妇女、老人的关爱服务。"

梳理国内留守老人研究相关文献,学术界从社会学、人口学、医学、经济学等多维度聚焦留守老人群体,主要从经济供养、生活照料、健康医疗三方面进行研究。

---

① 国家统计局. 农民工监测调查报告. http://www.stats.gov.cn/tjsj/zxfb/201604/t20160428_1349713.html. 2016-4-28.

在经济供养方面,大部分研究结论表明子女外出务工对留守老人经济供养方面的影响是积极的。在传统儒家孝悌思想的影响下,外流的子女往往会通过对老人的经济补偿来弥补照料等方面的缺位,有利于提高老人的生活质量,同时看病就医能力也有所提高[①]。杜鹏等[②]研究发现,子女外出务工使留守老人经济条件有所改善,不仅外出子女给老人钱的比例高于留守子女,而且钱的数量也高于留守子女。詹鸣等[③]指出,农村外出的子女为留守父母所提供的经济支持弥补了其他帮助的不足,给留守老人带来了正效应,所以大多数留守老人对子女的外出持支持态度。

老年人随着年龄的增长,劳动能力、自理能力会日渐减弱,而子女外出务工与父母在地域上拉大了距离,无疑使得留守老人的生活照料成为问题。日常生活中,家庭承包责任田的耕种、家务劳动、留守子女的照料都落在留守老人肩上。研究显示居住距离的拉大减少了外出子女与父母接触的机会,引起老人家务帮助和日常生活照料资源的减少[④],导致照料提供者的减少、农业劳动和家务劳动等负担的增加使农村留守老人的健康和日常生活照料问题更加严重[⑤]。目前留守老人生活照料主要为三种类型:一是主体型照料,即留守老人自我照料或夫妻间相互照料;二是协助型照料,即由未外出的子女或其他亲属照料留守老人;三是缺失型照料,即有意外时邻居或村委会提供些帮助,但因农村基层社区组织服务极不健全,留守老人平时实际上处于无人照料的状态[⑥]。

留守老人健康的研究文献主要集中在精神慰藉、心理健康方面。留守老人的精神生活不仅指家人和睦、儿孙满堂的家庭内部交往,也有同龄人交流等社会交往的需求。研究发现,只有外出地离家近,如在老家周边市县打工的子女回家频率高,大部分子女离家较远,回家一次费用支出较高。电话成为外出子女和留

① 杜鹏、丁志宏、李全棉等:《农村子女外出务工对留守老人的影响》,《人口研究》,2004(6);孙娟鹃:《劳动力迁移过程中的农村留守老人照料问题研究》,《人口学刊》,2006(4)。

② 詹鸣、倪友新、曹跃斌:《第二届人口与计划生育前沿问题论坛——建设社会主义新农村与人口流动问题研讨会综述》,《人口与计划生育》,2006(9)。

③ 杜鹏、丁志宏、李全棉、桂江丰:《农村子女外出务工对留守老人的影响》,《人口研究》,2004(6);詹鸣等:《"第二届人口与计划生育前沿问题论坛——建设社会主义新农村与人口流动问题研讨会"综述》,《人口与计划生育》,2006(9)。

④ 张文娟、李树茁:《子女的代际支持行为对农村老年人生活满意度的影响研究》,《人口研究》,2005(5)。

⑤ 胡强强:《城镇化过程中的农村"留守老人"照料》,《南京人口管理干部学院院报》,2006,22(4)。

⑥ 施云皓:《农村留守老人生存现状、服务需求与应对策略》,《河海大学学报》,2010,12(2)。

守老人联系的主要方式,外出务工之后子女与留守老人的联系减少,打电话时更多的话题是父母代其照料的子女——留守儿童。长期的代际分离使留守老人与子女不能在一起生活,不能经常交流,长期想念子女很容易产生孤独感,加之农村社会精神文化建设滞后,老人在家庭外也难以找到精神寄托,即便有些老人正进行隔代监护,与留守的孙辈一起生活,但孙辈还无法在较大程度上缓解留守老人的孤独①。尽管留守老人在经济上得到外出子女的供养,但他们在情感上得不到支持,与非留守老人比较,他们心理上的孤独感要强、生活满意度要低,而长期心理素质的逐渐弱化会影响老年人的身心健康和社会稳定②。杨凤③等根据辽宁留守老人定量研究的数据分析,认为农村留守老人生活质量与心理健康程度有待提高,建议制定改善措施要有针对性,需要考虑农村留守老人的特征。但目前这些研究都还没有能够提出较为具体的对策。

　　留守老人生理健康研究文献相对较少④,研究认为留守老人对自己的生理健康状况自评结果要低于非留守老人。可能因为缺少子女的生活照顾、沉重的家庭负担、长期的精神状态欠佳,给留守老人的身体带来负面影响,导致他们对自己的健康评价较差。留守老人身体健康状况变差,生病甚至失去自理能力,必然会引出留守家庭关于看病就医、看护照料、经济负担如何解决等问题,而由于子女不在身边,农村社会保障体系不健全,社区服务网络架构沿未完全建立,留守老人就医是个难题⑤。

　　本章将从健康视角出发,在生理健康、心理健康、慢性病患病、自我健康评价四个方面对留守老人与非留守老人的健康状况进行系统地对比分析,探讨留守

---

　　① 丁志宏:《农村留守老人的养老问题及对策思考》,《中国民政》,2016(12);蔡蒙:《劳务经济引致下的农村留守老人生存状态研究——基于四川省金堂县竹篙镇的实证分析》,《农村经济》,2006(4);王全胜:《农村留守老人问题初探》,《学习论坛》,2007(1);杜鹏:《聚焦"386199"现象关注农村留守家庭人口流动对农村留守老人的影响》,《人口研究》,2004(4)。

　　② 周爱萍:《蒜岭村老人会对留守老人精神的支持作用研究》,《学会》,2012,(1);贾亚娟:《子女外出务工背景下的陕西农村留守老人心理健康状况调查研究》,《现代经济信息》,2011,(2);张春林、张国兵等:《115名农村壮族老人孤独感调查》,《吉林医学》,2012,33(19)。

　　③ 杨凤、高秀梅:《辽宁省农村留守老人生活质量和心理健康》,《中国老年学杂志》,2016,(07)。

　　④ 贾亚娟:《陕西农村地区留守老人与非留守老人生理健康比较研究》,《企业导报》,2010,(12);杜鹏、武超:《中国老年人的生活自理能力状况与变化》,《人口研究》,2006(1)。

　　⑤ 胡强强:《城镇化过程中的农村"留守老人"照料》,《南京人口管理干部学院学报》,2006,22(4);杜鹏:《聚焦"386199 现象关注农村留守家庭人口流动对农村留守老人的影响》,《人口研究》,2004(4);周福林:《我国留守老人状况研究》,《西北人口》,2006(1)。

老人在健康问题上与非留守老人的共同点与不同点,并比较两类老人群体健康需求的异同。研究对留守老人定义为:共同生活的子女在过去的一年里外出工作或打工,大多数时间不生活在本乡镇或本村。非留守老人则是指在过去的一年里,有子女共同生活在一起。研究旨在分析揭示农村留守家庭老年人健康现状与特点,了解其健康服务需求,发现在健康养老过程中存在的问题并分析成因,以期为我国相关部门制定农村留守老年人健康服务决策提供数据支撑,为农村留守老年人健康养老及服务模式提供可行性意见和建议。

## 第一节 被调查留守老人个人和家庭基本情况

### 一、被调查留守老人人口学特征

本次调查的农村老人中,留守老人共 554 人,平均年龄为 68.00±6.85 岁,见表 4-1,其中女性平均年龄略高于男性,男性女性人数基本平衡;非留守家庭老人共 1 304 人,平均年龄为 70.02±7.88 岁,女性平均年龄亦略高于男性,女性人数比例高出男性约 7 个百分点。从表 4-1 中可见非留守老人组平均年龄高于留守老人,为避免在下文数据分析中由于两组人群年龄结构不同对分析结果可能造成的混淆作用,故将调查对象年龄特征进行分组处理,即分为 60—69 岁、70—79 岁和 80 岁及以上三个年龄组。

**表 4-1 被调查对象年龄性别分布**

|  | 性别 | 平均年龄(岁) | 人数 | 标准差 |
|---|---|---|---|---|
| 留守老人 | 男性 | 67.91 | 284 | 6.68 |
|  | 女性 | 69.46 | 270 | 6.94 |
|  | 总计 | 68.67 | 554 | 6.85 |
| 非留守老人 | 男性 | 69.16 | 605 | 7.22 |
|  | 女性 | 70.76 | 699 | 8.35 |
|  | 总计 | 70.02 | 1 304 | 7.88 |

（续表）

| | 性别 | 平均年龄（岁） | 人数 | 标准差 |
|---|---|---|---|---|
| 总计 | 男性 | 68.76 | 889 | 7.07 |
| | 女性 | 70.40 | 969 | 8.00 |
| | 总计 | 69.61 | 1 858 | 7.61 |

　　农村老人婚姻状况分为在婚、离婚、丧偶、未婚四种，但样本中发现农村老人单身主要是由于丧偶，在留守老人中仅有 3 例为离婚，非留守老人中有 9 例为离婚，10 例为未婚，因此将婚姻状况丧偶、离婚、未婚归成一类为单身。30.0% 留守老人、44.4% 的非留守老人处于单身状态。农村老人文化程度普遍偏低，见表 4-2，其中留守老人与非留守老人中均是未上学人数比例最大，即超过一半的农村老人没上过学。

表 4-2　被调查留守老人和非留守老人文化程度对比

| | | 未上学 | 小学 | 初中及以上 | 合计 |
|---|---|---|---|---|---|
| 留守老人 | 人数 | 295 | 172 | 87 | 554 |
| | 百分比（%） | 53.2 | 31.0 | 15.7 | 100.0 |
| 非留守老人 | 人数 | 776 | 399 | 129 | 1 304 |
| | 百分比（%） | 59.5 | 30.6 | 9.9 | 100.0 |
| 合计 | 人数 | 1 071 | 571 | 216 | 1 858 |
| | 百分比（%） | 57.6 | 30.7 | 11.6 | 100.0 |

## 二、被调查留守老人家庭基本情况

### 1. 家庭结构

　　农村老人家庭平均人数为 4.4 人，留守与非留守老人家庭的人数差别不大，见表 4-3，但留守老人家庭中长年同住人数仅为 2.7 人，明显少于非留守家庭。留守与非留守老人子女数量基本相同，每个老人平均有 3.1 个子女。不同于留守老人家庭的无子女长期同住，非留守老人家庭平均有 1 名子女与老人长年同住在一起。表 4-3 中留守老人同住子女数非"0"可能是由于调查时点，外出务工子女短时间回家造成的。95.6% 的非留守老人有子女在本村安家，而留守老人中，只有75.6% 的人有子女在本村安家，更有 11.6% 的留守老人子女在外县生活。

表 4 - 3　被调查留守老人和非留守老人的家庭结构对比

| | | 家庭人数 | 同住人数 | 子女数 | 儿子数 | 女儿数 | 同住子女 |
|---|---|---|---|---|---|---|---|
| 留守老人 | 均值 | 4.3 | 2.7 | 3.2 | 1.7 | 1.5 | 0.1 |
| | 标准差 | 1.8 | 1.3 | 1.4 | 1.0 | 1.1 | 0.5 |
| 非留守老人 | 均值 | 4.5 | 4.3 | 3.1 | 1.5 | 1.6 | 1.0 |
| | 标准差 | 1.7 | 1.5 | 1.5 | 1.1 | 1.2 | 0.6 |
| 总计 | 均值 | 4.4 | 3.9 | 3.2 | 1.6 | 1.6 | 0.8 |
| | 标准差 | 1.7 | 1.6 | 1.5 | 1.1 | 1.2 | 0.7 |

2. 被调查留守老人家庭经济情况

调查前一年,留守家庭老人平均收入为 5 645.13 元,低于非留守家庭老人的 6 064.02 元。农村老人主要收入来源依次为农村养老保险、农业劳动、打零工,见表 4 - 4,相比较而言,留守老人比非留守老人更依靠农业劳动获得收入。平时日常生活支出,留守老人主要来源于农村养老保险(65.8%)、自己和老伴(59.0%)和子女(26.2%),而非留守老人这一来源比例分别为 61.9%、49.6%和 37.1%。由此可见,留守老人在收入水平及支出来源上,并没有因子女在外务工而较非留守老人有更好的经济条件。

表 4 - 4　被调查留守老人和非留守老人主要收入来源对比(多选)

| | | 留守老人 | 非留守老人 | 合计 |
|---|---|---|---|---|
| 农村养老保险 | 人数 | 443 | 1 014 | 1 457 |
| | 百分比(%) | 80.4 | 78.6 | 78.4 |
| 农业劳动 | 人数 | 285 | 469 | 216 |
| | 百分比(%) | 51.7 | 36.4 | 11.6 |
| 本县打零工 | 人数 | 60 | 156 | 216 |
| | 百分比(%) | 10.9 | 12.1 | 11.6 |
| 合计 | 人数 | 551 | 1 290 | 1 841 |

3. 被调查留守老人家庭健康照料

70.4%的留守老人、70.9%的非留守老人的子女会经常询问他们的健康情况,比例相近。但在问及谁是操心被调查老人的健康问题时,留守老人的回答与非留守老人有显著不同,见表 4-5。留守老人因为子女不在身边,健康问题只能由自己或老伴来关心;而非留守老人和子女共同生活,则是子女最关心他们的健康问题,自己与老伴其次。

表 4-5　被调查留守老人和非留守老人的"主要健康关心人"对比

| | | 留守老人 | 非留守老人 | 合计 |
|---|---|---|---|---|
| 自己 | 人数 | 368 | 803 | 1 171 |
| | 百分比(%) | 66.5 | 61.9 | 63.0 |
| 配偶 | 人数 | 339 | 629 | 968 |
| | 百分比(%) | 61.3 | 48.5 | 52.1 |
| 子女/媳婿 | 人数 | 327 | 929 | 1 256 |
| | 百分比(%) | 59.1 | 71.6 | 67.6 |
| 合计 | 人数 | 553 | 1 298 | 1 851 |

如果身体不舒服或生病,留守老人和非留守老人的照料者都依次是配偶、儿子、儿媳、女儿和女婿,见图 4-1。但是,除女婿照料外,留守老人生病时得到配偶、儿子、儿媳和女儿照料的比例与非留守老人相比都有着显著的差异,留守老人得到女儿的照料比例略高,但得到配偶、儿子和儿媳的照料比例低,卡方检验 $P$ 值均小于 0.05。在生病时,老人所得到的安慰分布也与照料者的分布相似,见图 4-2。从分析可以看出,农村现在家庭依然是"养儿防老",并且由儿子媳妇来养老的观念强于女儿女婿,但女儿在老人的照料中也发挥了一定的作用。

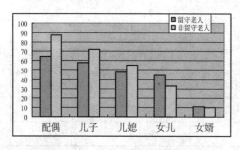

图 4-1　生病时的主要照料者

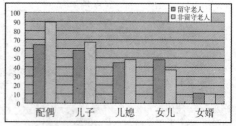

图 4-2　生病时的主要安慰者

集体访谈中,不管是留守老人还是非留守老人,均表示其他亲属、朋友/邻居、保姆或其他人在不舒服生病时会照料或安慰自己的应者寥寥,这也说明在农村现阶段养儿防老的家庭养老模式下,家庭外或村/社区寻求养老照护资源不现实。其他亲属、朋友/邻居在农村老人,特别是留守老人出现紧急状态时可以临时帮忙,但如果长时间照料必然会涉及一定的机会成本。他们照料老人支出的时间和精力如果去做其他经济活动是能获得收益的,除非向请保姆一样付给报酬,不然长时间照料不太可能,但是亲戚照料收钱经常会碍于面子难以商定。在国内,家庭外的社会组织如村/社区级养老服务机构基本处于空白状态,所研究的样本县——海安县虽然建立了村居日间老人照料中心,但利用率几乎为"0",基本没有为农村老人提供照料服务,大门紧锁,开门进去也是灰尘满满。

### 三、留守老人健康相关行为

#### 1. 留守老人饮食习惯

由于多年来"改水"活动的开展,调查中85.0%农村家庭都已经使用了自来水,但也有部分农村现在还没有接通自来水管道,或者老人们为了省钱,13.6%的农村老人饮用自打井水,还有个别调查对象饮用河水、湖水、泉水或池塘水。我国农村部分地区存在土壤污染、水污染的现象,饮用未经检测的井水、河水等水源存在一定的健康风险。

在饮食习惯上,农村老人吃新鲜水果的情况差于吃蔬菜。在吃水果问题上,有34.9%的调查对象很少或从来不吃,只有44.8%的老人有时吃,19.4%经常吃,仅1.0%的老人能做到每天吃,卡方检验显示两类老人在这一习惯上没有统计学显著性差异。相比较而言,在吃蔬菜的问题上,23.9%的农村老人能够每天吃,59.5%经常吃,具体分布见表4-6。

**表4-6 留守与非留守老人是否经常吃蔬菜的列联分析**

| | | 每天吃 | 经常吃 | 有时吃 | 从不吃 | 合计 |
|---|---|---|---|---|---|---|
| 留守老人 | 人数 | 103 | 354 | 90 | 7 | 554 |
| | 百分比(%) | 18.6 | 63.9 | 16.2 | 1.3 | 100.0 |
| 非留守老人 | 人数 | 341 | 751 | 185 | 27 | 1 304 |
| | 百分比(%) | 26.2 | 57.6 | 14.2 | 2.1 | 100.0 |
| 合计 | 人数 | 444 | 1 105 | 275 | 34 | 1 858 |
| | 百分比(%) | 23.9 | 59.5 | 14.8 | 1.8 | 100.0 |

　　比较两类老人发现,非留守老人每天吃蔬菜的比例为 26.2%,明显高于留守老人($\chi^2 = 14.39, p = 0.002$)。分析产生这一现象的可能原因,在农村夏天通常家里都会种些蔬菜吃,即使不种蔬菜吃菜也方便,左邻右舍或同村多余的蔬菜或送或卖;但天气转冷后,特别是北方进入冬天,新鲜蔬菜需要到大的菜场或农村集市去买。留守老人由于子女不在家,只能隔几天赶一次集市买些蔬菜,但非留守老人子女可以去菜场或集市买菜,子女们每天坚持吃蔬菜的习惯可能会高于老人,从而更可能带动老人每天也都有新鲜蔬菜吃。

　　2. 留守老人喝酒与吸烟行为

　　61.5%的农村老人平时生活中不喝酒,14.9%的人原来喝酒,现在已基本不喝,17.4%的人偶尔喝一点,只有 6.2%的人经常喝。在经常喝酒的老人中问及去年一年醉酒过几次,有 60 位老人有醉酒的情况发生,平均醉酒 1.86 次,由此可见,农村老人经常喝酒或醉酒的情况并不普遍。卡方检验显示两类老人在喝酒行为上没有统计学显著性差异。

　　吸烟在农村老人中也并不普遍,但留守老人与非留守老人的行为有统计学显著性差异,$P$ 值为 0.029,见表 4-7。非留守老人从不抽烟的比例为 68.9%,高于留守老人;留守老人已戒烟的比例为 16.6%,高于非留守老人;而目前还在吸烟的比例留守老人比非留守老人仅高于 1 个百分点,相差不大。尽管调查对象中只有 19.1%的人吸烟,调查数据显示他们开始吸烟的平均年龄为 $23.4 \pm 7.4$ 岁,每天平均吸 $14.5 \pm 7.8$ 支。即农村吸烟老人吸烟史长,吸烟量大,这样的生活习惯对身体健康不利。

表 4-7　留守与非留守老人是否吸烟的列联分析

| | | 从不抽烟 | 原来抽烟,现已戒掉 | 目前还在吸 | 合计 |
|---|---|---|---|---|---|
| 留守老人 | 人数 | 352 | 92 | 110 | 554 |
| | 百分比(%) | 63.5 | 16.6 | 19.9 | 100.0 |
| 非留守老人 | 人数 | 898 | 161 | 245 | 1 304 |
| | 百分比(%) | 68.9 | 12.3 | 18.8 | 100.0 |
| 合计 | 人数 | 1250 | 253 | 355 | 1 858 |
| | 百分比(%) | 67.3 | 13.6 | 19.1 | 100.0 |

3. 留守老人保健行为比较

除了劳动或工作之外,70%的农村老人在日常生活中会锻炼,但留守与非留守老人锻炼频度有差别,见表4-8。非留守老人能坚持天天锻炼的比例为15.0%,高于留守老人;留守老人经常锻炼的比例为27.8%,高于非留守老人;27.1%的留守老人、31.3%的非留守老人从来不锻炼。集体访谈中,老人们会笑着说"农村人平时干活做事就是锻炼了,哪还要专门锻炼",这可能也是部分农村老人生活中从来不锻炼的原因之一。

**表 4-8　留守与非留守老人是否经常锻炼的列联分析**

|  |  | 天天锻炼 | 经常锻炼 | 偶尔锻炼 | 从不锻炼 | 合计 |
|---|---|---|---|---|---|---|
| 留守老人 | 人数 | 47 | 154 | 203 | 150 | 554 |
|  | 百分比(%) | 8.5 | 27.8 | 36.6 | 27.1 | 100.0 |
| 非留守老人 | 人数 | 196 | 257 | 443 | 408 | 1 304 |
|  | 百分比(%) | 15.0 | 19.7 | 34.0 | 31.3 | 100.0 |
| 合计 | 人数 | 243 | 411 | 646 | 558 | 1 858 |
|  | 百分比(%) | 13.1 | 22.1 | 34.8 | 30.0 | 100.0 |

去年一年,13.7%的调查对象没有做过体检,5.3%说不清是否体检过或检查过什么项目。在能记清自己体检项目的调查对象中,以量血压为比例最高的体检项目,见表4-9,可能是因为量血压这项技术相对比较简单,村卫生室或村医上门就可完成导致这一体检项目比例最高。

**表 4-9　留守与非留守老人体检参与对比**

|  |  | 留守老人 | 非留守老人 | 合计 |
|---|---|---|---|---|
| 身高体重 | 人数 | 170 | 440 | 610 |
|  | 百分比(%) | 38.1 | 41.3 |  |
| 血压 | 人数 | 400 | 949 | 1 349 |
|  | 百分比(%) | 89.7 | 89.1 |  |
| 视力、听力、口腔等一般体格检查 | 人数 | 67 | 257 | 324 |
|  | 百分比(%) | 15.0 | 24.1 |  |

| | | 留守老人 | 非留守老人 | 合计 |
|---|---|---|---|---|
| 心电图* | 人数 | 240 | 613 | 853 |
| | 百分比（%） | 53.8 | 57.6 | |
| 血糖* | 人数 | 183 | 546 | 729 |
| | 百分比（%） | 41.0 | 51.3 | |
| 血常规* | 人数 | 262 | 616 | 878 |
| | 百分比（%） | 58.7 | 57.8 | |
| 尿常规 | 人数 | 154 | 442 | 596 |
| | 百分比（%） | 34.5 | 41.5 | |
| 大便常规* | 人数 | 55 | 180 | 235 |
| | 百分比（%） | 12.3 | 16.9 | |
| 肝功能 | 人数 | 112 | 254 | 366 |
| | 百分比（%） | 25.1 | 23.8 | |
| 肾功能 | 人数 | 72 | 142 | 214 |
| | 百分比（%） | 16.1 | 13.3 | |
| 骨密度 | 人数 | 11 | 24 | 35 |
| | 百分比（%） | 2.5 | 2.3 | |
| 直肠检查 | 人数 | 12 | 33 | 45 |
| | 百分比（%） | 2.7 | 3.1 | |
| 腹部 B 超 | 人数 | 136 | 334 | 470 |
| | 百分比（%） | 30.5 | 31.4 | |
| 胸透 | 人数 | 93 | 230 | 323 |
| | 百分比（%） | 20.9 | 21.6 | |
| 人数 | | 446 | 1 065 | 1 511 |

注：* 表示卡方检验 $P < 0.05$。

心电图、血糖、血常规、尿常规、B 超、胸透等专业性较强的体检项目需要生化仪器或检测设备，在村卫生室不能完成。部分体检项目，通常是农村基本公共卫生服务项目，即家庭健康档案建立及重点人群管理，健康档案中的体检表需要检查填写的信息。农村卫生机构一般的做法是通知重点管理人群如老年人在规定的时间到乡镇卫生院进行免费体检,但与量血压的检查比例相比,这些体检项目的检查比例并不高。在集体访谈中,卫生工作人员反映导致这种现象的原因可主要有两个:其一是通常乡镇卫生院没有能力在一年把全乡镇重点管理人群全部体检一遍,一般是一年体检几个村;其二是通知体检的对象也不一定全部都去参加体检。

另外,表4-9中的骨密度、大便常规、直肠检查未列在基本公共卫生体检项目中,所以这些指标的检查比例极低。由于东中西部地区差异,受基层条件、体检成本等现实条件的约束,基本公共卫生体检项目中的检查如肝功能、肾功能、B超、胸透等项目在实际体检中不一定能够全部开展。因此这也是调查数据显示出各项目检查比例参差不齐的原因之一,同时也反映出农村老人主动体检意识不强。

卡方检验提示:在项目的体检参与上,大部分项目参与率两类老人没有统计学显著性差异,但在视力、听力、口腔等一般体格检查、血糖检测、血常规和大便常规的参与率方面有统计学显著性差异,都是留守老人的参与率低于非留守老人。集体访谈中,老人们反映:"孩子会回家提醒卫生院免费体检活动,叫我们赶紧去",可能留守老人们得到子女们的提示少了些。

# 第二节　留守老人与非留守老人生理健康比较

因为在生理健康维度上,农村老人不管来自留守家庭还是非留守家庭,考虑到他们在性别、年龄在老化过程中可能存在的差异,对留守与非留守老人生理健康进行性别间、年龄间的比较分析。

## 一、留守老人与非留守老人生理健康自评比较

留守老人躯体活动功能自评得分为70.35分,他们在走路、打扫房间等体力活动上略好于非留守老人($p=0.037$)。但在躯体功能对角色功能影响、躯体疼痛及健康总体评价三个维度自评的得分上,留守与非留守老人没有显著差异,调查老人这两项的平均得分分别为67.59分、68.07分。留守老人的生理总得分显著高于非留守老人($p=0.008$),但均低于50分,即未超过常模得分。

表 4 - 10　留守与非留守老人生理健康自评得分比较

|  |  | 躯体活动功能 | 角色功能影响 | 躯体疼痛 | 健康评价 | 生理总得分 |
|---|---|---|---|---|---|---|
| 留守家庭老人 | 均值 | 70.35 | 70.22 | 70.80 | 37.23 | 44.35 |
|  | 标准差 | 34.02 | 23.36 | 25.63 | 23.69 | 9.75 |
|  | 中位数 | 75.00 | 75.00 | 75.00 | 25.00 | 46.75 |
| 非留守家庭老人 | 均值 | 65.80 | 66.48 | 66.91 | 35.10 | 42.59 |
|  | 标准差 | 37.20 | 29.03 | 30.91 | 21.68 | 11.07 |
|  | 中位数 | 75.00 | 75.00 | 75.00 | 25.00 | 44.89 |
| 总计 | 均值 | 67.16 | 67.59 | 68.07 | 35.74 | 43.11 |
|  | 标准差 | 36.33 | 27.51 | 29.48 | 22.31 | 10.72 |
|  | 中位数 | 75.00 | 75.00 | 75.00 | 25.00 | 45.26 |

## 二、留守老人与非留守老人躯体活动功能比较

男性留守老人在走路、做家务等身体活动能力自评分平均为 76.14 分,女性为 64.26 分,而非留守老人中男女性这一平均得分分别为 72.27 分、60.19 分,有统计学显著性差异。即不管是留守老人还是非留守老人,男性躯体活动能力得分都明显高于女性,表明男性调查对象更认为自己身体活动能力较好;留守老人中,不管是男性还是女性的身体活动功能自评得分都高于非留守老人。

随着年龄的增长,老人身体活动能力日益减弱是人体生理发展的规律,调查对象自评分在留守与非留守老人的年龄间均有统计学显著性差异,即年龄组越高,自评分越低。分组间比较发现,留守老人中只在 60 岁组比非留守老人自评分略低,70 岁组、80 岁组的自评分分别为 69.18 分、55.95 分,均比非留守老人得分(55.49 分、33.00 分)高,并且随着年龄的增长,同年龄组留守老人评分高出非留守老人的差距有明显增大趋势。由于我国人口整体健康素质不断提高,如今 60 多岁的老人通常身体活动能力弱化程度不会太严重,留守老人与非留守老人间差异不明显。但是 70 岁以上,留守家庭老人身体活动能力明显好于非留守家庭老人。从集体访谈可以得知,子女是否外出将老人留守家中,其中一个因素可能是与老人身体健康状况分不开的。如果老人身体活动能力好,子女更方便外出务工,而外出时也会少些牵挂。

**表 4 - 11　性别、年龄对老人躯体活动功能自评影响比较分析**

| | | | 躯体活动功能 | 检验统计量 | P 值 |
|---|---|---|---|---|---|
| 留守老人 | 男性 | 均值 | 76.14 | -4.21 | 0.000 |
| | | 标准差 | 31.68 | | |
| | 女性 | 均值 | 64.26 | | |
| | | 标准差 | 35.36 | | |
| 非留守老人 | 男性 | 均值 | 72.27 | -6.10 | 0.000 |
| | | 标准差 | 35.34 | | |
| | 女性 | 均值 | 60.19 | | |
| | | 标准差 | 37.88 | | |
| 留守老人 | 60—69 岁 | 均值 | 74.50 | 15.97 | 0.000 |
| | | 标准差 | 32.41 | | |
| | 70—79 岁 | 均值 | 65.18 | | |
| | | 标准差 | 34.18 | | |
| | 80 岁及以上 | 均值 | 55.95 | | |
| | | 标准差 | 40.13 | | |
| 非留守老人 | 60—69 岁 | 均值 | 76.59 | 194.56 | 0.000 |
| | | 标准差 | 31.78 | | |
| | 70—79 岁 | 均值 | 59.49 | | |
| | | 标准差 | 36.65 | | |
| | 80 岁及以上 | 均值 | 33.01 | | |
| | | 标准差 | 37.71 | | |

## 三、留守老人与非留守老人躯体功能对角色功能影响的比较

留守老人中男性角色功能影响自评分平均为 74.21 分,女性为 66.02 分,而非留守老人中男性女性这一平均得分分别为 70.83 分、62.71 分,性别间均有显著差异。即不管是留守老人还是非留守老人,男性躯体功能对角色功能影响的得分都明显高于女性,表明男性调查对象更倾向于认为自己没有因为身体健康

问题而影响做事,角色功能未受健康影响;留守老人中,不管是男性还是女性的躯体功能对角色功能影响自评得分都高于非留守老人。

表 4-12　性别、年龄对老人躯体功能对角色功能影响自评比较分析

| | | | 躯体活动功能 | 检验统计量 | P 值 |
|---|---|---|---|---|---|
| 留守老人 | 男性 | 均值 | 74.21 | −4.02 | 0.000 |
| | | 标准差 | 21.34 | | |
| | 女性 | 均值 | 66.02 | | |
| | | 标准差 | 24.66 | | |
| 非留守老人 | 男性 | 均值 | 70.83 | −5.24 | 0.000 |
| | | 标准差 | 27.66 | | |
| | 女性 | 均值 | 62.71 | | |
| | | 标准差 | 29.68 | | |
| 留守老人 | 60—69 岁 | 均值 | 72.46 | 9.37 | 0.009 |
| | | 标准差 | 22.65 | | |
| | 70—79 岁 | 均值 | 67.71 | | |
| | | 标准差 | 22.56 | | |
| | 80 岁及以上 | 均值 | 61.31 | | |
| | | 标准差 | 29.06 | | |
| 非留守老人 | 60—69 岁 | 均值 | 72.94 | 106.23 | 0.000 |
| | | 标准差 | 24.47 | | |
| | 70—79 岁 | 均值 | 63.69 | | |
| | | 标准差 | 29.51 | | |
| | 80 岁及以上 | 均值 | 44.80 | | |
| | | 标准差 | 34.20 | | |

　　年龄渐长,老人因为自身健康问题而影响甚至不能完成一些以往能做的事是客观现象,调查对象健康功能对角色功能影响自评分在留守与非留守老人的年龄间均有显著差异,即年龄组越高,自评分越低。分组间比较发现,留守老人中只 60 岁组比非留守老人自评分略低,70 岁组、80 岁组的自评分分别

为 67.71 分、61.31 分,均比非留守老人得分(63.69 分、44.80 分)高,并且随着年龄的增长,同年龄组留守老人评分高出非留守老人的差距有明显增大趋势。

日常生活中老人做事能力直接受身体健康的影响,60 多岁的农村老人角色完成功能受身体健康影响程度并不严重,留守老人与非留守老人间差异不明显。但是 70 岁以上,留守家庭老人做事能力明显好于非留守家庭老人,即因健康问题影响其角色功能完成程度弱。分析子女是否外出将老人留守家中,其中一个因素可能是与老人身体健康状况分不开。如果老人身体健康不会影响到日常做事,留守家中也能自行料理生活,子女更易外出务工。

### 四、留守老人与非留守老人躯体疼痛比较

留守老人中男性身体疼痛自评分平均为 75.35 分,女性为 66.02 分,而非留守老人中男性女性这一平均得分分别为 71.57 分、62.88 分,性别间均有统计学显著性差异。即不管是留守老人还是非留守老人,男性身体疼痛得分都明显高于女性,表明男性调查对象身体疼痛相对少些,他们受身体疼痛影响健康生存质量的程度弱;留守老人中,不管是男性还是女性身体疼痛维度自评得分都高于非留守老人。

疼痛评分的年龄组间比较中,仅非留守老人年龄组间有统计学显著性差异。3 个年龄组由低到高,非留守老人疼痛评分依次为 73.61 分、63.28 分、45.93 分,即年龄组越高,自评分越低。评分越低表明身体疼痛问题越严重,因疼痛问题影响劳动、做家务的程度越严重,说明非留守老人随着年龄增长,身体疼痛对健康生存质量影响越严重。

在留守老人与非留守老人年龄组间比较发现,留守老人 70 岁组身体疼痛平均得分 68.71 分,80 岁组 63.1 分,非留守老人平均得分分别为 63.28 分、45.93 分。高龄组留守老人身体疼痛评分均高于同年龄组非留守老人,并且年龄组越高,留守老人高于非留守老人分值差距越大,说明高年龄留守老人较非留守老人身体疼痛问题小,对劳动、做家务产生的影响弱,身体疼痛维度健康状况相对较好。

表 4 - 13　性别、年龄对老人身体疼痛自评比较分析

|  |  |  | 躯体活动功能 | 检验统计量 | P 值 |
|---|---|---|---|---|---|
| 留守老人 | 男性 | 均值 | 75.35 | -3.97 | 0.000 |
|  |  | 标准差 | 22.92 |  |  |
|  | 女性 | 均值 | 66.02 |  |  |
|  |  | 标准差 | 27.44 |  |  |
| 非留守老人 | 男性 | 均值 | 71.57 | -5.43 | 0.000 |
|  |  | 标准差 | 29.89 |  |  |
|  | 女性 | 均值 | 62.88 |  |  |
|  |  | 标准差 | 31.22 |  |  |
| 留守老人 | 60—69 岁 | 均值 | 72.71 | 3.86 | 0.145 |
|  |  | 标准差 | 24.09 |  |  |
|  | 70—79 岁 | 均值 | 68.71 |  |  |
|  |  | 标准差 | 25.21 |  |  |
|  | 80 岁及以上 | 均值 | 63.10 |  |  |
|  |  | 标准差 | 36.31 |  |  |
| 非留守老人 | 60—69 岁 | 均值 | 73.61 | 103.59 | 0.000 |
|  |  | 标准差 | 26.78 |  |  |
|  | 70—79 岁 | 均值 | 63.28 |  |  |
|  |  | 标准差 | 32.08 |  |  |
|  | 80 岁及以上 | 均值 | 45.93 |  |  |
|  |  | 标准差 | 34.15 |  |  |

## 五、留守老人与非留守老人健康总体评价比较

留守老人中男性健康评价得分平均为 40.85 分,女性为 33.43 分,而非留守老人中男性女性这一平均得分分别为 38.06 分、32.55 分,性别间均有统计学显著性差异。即不管是留守老人还是非留守老人,男性健康评价得分都明显高于女性,表明男性调查对象身体健康状况比女性稍好些;留守老人中,不管是男性

还是女性健康总体维度自评得分都高于非留守老人。生理健康维度计分方式为百分制,但调查对象评分均未超过50分,表明老人对自身的健康评价相较于一般人群是偏低的,这也与年老体弱的事实相符。

　　健康总体评价的年龄组间比较分析发现,留守老人与非留守老人这一评分在年龄组间均有显著差异,但表现形式有所不同。3个年龄组由低到高,非留守老人健康总体评价得分依次是39.37分、31.03分、25.42分,即年龄组越高,自评分越低,自认为身体健康状况越差。留守老人中,3个年龄组健康总体评价得分依次是39.26分、33.44分、35.12分,80岁高龄组健康自评未持续下降,反而超过70岁给评分,表明80岁组留守老人身体健康自评好于70岁组。

　　在留守老人与非留守老人同年龄组间比较发现,60岁组健康评价无甚差异,而70岁组、80岁组留守老人健康自评平均得分均高于非留守老人。并且年龄组越高,留守老人高于非留守老人分值差距越大,说明高年龄留守老人较非留守老人身体健康状况好。

**表4-14　性别、年龄对老人健康总体自评比较分析**

| | | | 躯体活动功能 | 检验统计量 | P值 |
|---|---|---|---|---|---|
| 留守老人 | 男性 | 均值 | 40.85 | -3.74 | 0.000 |
| | | 标准差 | 25.05 | | |
| | 女性 | 均值 | 33.43 | | |
| | | 标准差 | 22.73 | | |
| 非留守老人 | 男性 | 均值 | 38.06 | -4.47 | 0.000 |
| | | 标准差 | 22.49 | | |
| | 女性 | 均值 | 32.55 | | |
| | | 标准差 | 20.63 | | |
| 留守老人 | 60—69岁 | 均值 | 39.26 | 8.55 | 0.014 |
| | | 标准差 | 23.96 | | |
| | 70—79岁 | 均值 | 33.44 | | |
| | | 标准差 | 22.43 | | |
| | 80岁及以上 | 均值 | 35.12 | | |
| | | 标准差 | 24.73 | | |

（续表）

| | | | 躯体活动功能 | 检验统计量 | P 值 |
|---|---|---|---|---|---|
| 非留守老人 | 60—69 岁 | 均值 | 39.37 | 87.64 | 0.000 |
| | | 标准差 | 21.07 | | |
| | 70—79 岁 | 均值 | 31.03 | | |
| | | 标准差 | 20.75 | | |
| | 80 岁及以上 | 均值 | 25.42 | | |
| | | 标准差 | 21.68 | | |

## 六、留守老人与非留守老人生理总评分比较

留守老人中男性生理健康总评分平均为 46.14 分,女性为 42.16 分,而非留守老人中男性女性这一平均得分分别为 44.54 分、40.90 分,性别间均有显著差异。即不管是留守老人还是非留守老人,男性生理健康总得分都高于女性,表明男性调查对象生理健康状况好于女性;留守老人中,不管是男性还是女性的生理健康总得分都高于非留守老人,表明留守老人身体普遍比非留守老人好。

不管是留守老人还是非留守老人,生理健康总评分在年龄间差异均无统计学显著性。但同年龄组间比较发现,60 岁组留守老人与非留守老人平均生理总评分相差无几,70 岁组、80 岁组的留守老人总评分分别为 42.76 分、41.00 分,均比非留守老人得分(40.61 分、32.67 分)高,并且随着年龄的增长,同年龄组留守老人总评分高出非留守老人的差距有明显增大趋势。

综合调查对象生理健康状况,60 多岁的农村老人生理健康在留守老人与非留守老人间差异不明显。但是 70 岁以上,留守家庭老人生理健康整体好于非留守家庭。与上文生理健康各维度分析类似,老人身体健康状况是影响子女是否外出的重要因素。本次调查结果也印证了这一观点,即留守家庭老人生理健康程度普遍好于非留守家庭老人,但这与上文文献回顾中认为留守老人生理健康自评较非留守老人差的结论不一致,可能与测量指标和测量人群不同有关。

表 4-15 性别、年龄对老人生理健康自评总得分比较分析

| | | | 躯体活动功能 | 检验统计量 | P 值 |
|---|---|---|---|---|---|
| 留守老人 | 男性 | 均值 | 46.14 | −4.42 | 0.000 |
| | | 标准差 | 8.86 | | |
| | 女性 | 均值 | 42.46 | | |
| | | 标准差 | 10.29 | | |
| 非留守老人 | 男性 | 均值 | 44.54 | −5.43 | 0.000 |
| | | 标准差 | 10.73 | | |
| | 女性 | 均值 | 40.90 | | |
| | | 标准差 | 11.08 | | |
| 留守老人 | 60—69 岁 | 均值 | 45.50 | 4.62 | 0.099 |
| | | 标准差 | 9.48 | | |
| | 70—79 岁 | 均值 | 42.76 | | |
| | | 标准差 | 9.32 | | |
| | 80 岁及以上 | 均值 | 41.00 | | |
| | | 标准差 | 11.94 | | |
| 非留守老人 | 60—69 岁 | 均值 | 45.88 | 0.41 | 0.813 |
| | | 标准差 | 9.21 | | |
| | 70—79 岁 | 均值 | 40.61 | | |
| | | 标准差 | 11.12 | | |
| | 80 岁及以上 | 均值 | 32.67 | | |
| | | 标准差 | 11.37 | | |

## 七、留守老人生理健康影响因素分析

留守老人均值在 40 分上下,研究将其分组为两类,一组大于 40 分,赋值为 "1",一组小于 40 分,赋值为"0",采用二分类罗切斯特回归分析方法(Binary logistic regression)分析其影响因素。模型分三次置入影响因素,模型 1 仅有个体社会经济因素,模型 2 还包括个人健康行为因素,模型 3 则还加入了家庭的各

种因素。模型 1 到模型 3 都有显著性意义,多因素分析的具体结果见表 4 - 16。

**表 4 - 16　留守老人生理健康影响因素分析**

| 变量(参照组) | 比较组 | 模型 1 | | 模型 2 | | 模型 3 | |
|---|---|---|---|---|---|---|---|
| | | Sig. | OR 值 | Sig. | OR 值 | Sig. | OR 值 |
| 性别(女) | 男 | — | — | — | — | — | — |
| 年龄 | | — | — | — | — | — | — |
| 文化程度<br>(文盲) | 初中及以上 | 0.210 | 1.425 | — | — | — | — |
| | 小学 | 0.002 | 2.030 | — | — | — | — |
| 是否有配偶<br>(丧偶) | 有配偶 | — | — | — | — | — | — |
| | 离婚 | — | — | — | — | — | — |
| | 未婚 | — | — | — | — | — | — |
| 自己/配偶是<br>生活支出主<br>要来源(否) | 是 | 0.000 | 2.014 | 0.000 | 2.161 | 0.004 | 1.793 |
| 水果食用频<br>率(很少/从<br>不) | 每天 | | | 0.999 | 1.00E+<br>09 | 0.999 | 1.92E+<br>09 |
| | 经常 | | | 0.016 | 1.923 | 0.007 | 2.087 |
| | 偶尔 | | | 0.010 | 1.767 | 0.006 | 1.845 |
| 抽烟(从不) | 吸烟 | | | 0.026 | 0.465 | — | — |
| | 已戒烟 | | | 0.040 | 0.457 | — | — |
| 饮酒(经常) | 从不 | | | 0.012 | 0.149 | — | — |
| | 已戒酒 | | | 0.006 | 0.115 | 0.003 | 0.114 |
| | 偶尔 | | | 0.117 | 0.292 | 0.090 | 0.256 |
| 子辈是生活<br>支出主要来<br>源(否) | 是 | | | | | — | — |
| 子女健康关<br>心(从不) | 每天 | | | | | — | — |
| | 经常 | | | | | — | — |
| | 偶尔 | | | | | — | — |

（续表）

| 变量(参照组) | 比较组 | 模型1 | | 模型2 | | 模型3 | |
|---|---|---|---|---|---|---|---|
| | | Sig. | OR值 | Sig. | OR值 | Sig. | OR值 |
| 子辈是否是主要生病照料人(否) | 是 | | | | | 0.001 | 0.414 |
| 模型效果($R^2$) | | 0.069 | | 0.150 | | 0.164 | |

注:一表示该变量在逐步回归中最终没有能够进入回归模型,Sig. 表示该因素与生理健康相关性的显著性水平;OR 值则表示比较组与对照组的生理健康总得分大于 40 分的发生概率之比;$R^2$ 表示对生理健康总方差的解释度。

从模型 1 到模型 3 的二分类罗切斯特回归分析结果看,模型 3 的 $R^2$ 比模型 2 大了 0.014,而于模型 2 与模型 1 $R^2$ 的差值 0.081,说明在所研究的影响农村留守老人生理健康的因素中,个人健康行为因素的贡献较大。

在个人因素中,与留守老人生理健康有生活支出主要来源的因素,如果自己/配偶可以是支出的主要来源,更有可能获得 40 分以上的老人的生理健康评价。

在行为因素中,有新鲜蔬菜食用和饮酒行为,食用新鲜蔬菜、有饮酒行为的留守老人比从不食用新鲜蔬菜、没有饮酒行为的留守老人生理健康水平高,更可能有 40 分以上的生理健康评价得分。吸烟行为在加入了家庭因素后变得不再显著。

在家庭因素中,子辈是否是留守老人的主要生病照料人都与留守老人的生理健康水平相关,如果子辈承担老人的生病照料时,老人们的生理健康自评得分更有可能低于 40 分,这与农村的现实接近,老人一般不麻烦子女,如果需要子女照顾,往往是身体状况已经比较糟糕的时候了。

## 第三节　留守老人与非留守老人心理健康比较

与生理健康比较一样,留守和非留守老人的心理健康比较也分年龄和性别组进行。

### 一、留守老人与非留守老人心理健康自评得分比较

调查量表的心理健康维度上,农村老人不管来自留守家庭还是非留守家庭,他们的活力、社会功能、情绪对社会功能的影响、心理功能及心理总得分经检验均不服从正态分布,呈现出明显偏态分布趋势。检验发现,留守与非留守老人在各项心理自评得分上均无显著性差异($P$ 值均大于 0.05),见表 4-17。

调查对象四个心理维度平均得分由高到低分别是社会功能、情绪对角色功能的影响、心理功能、活力。因分维度计分方式为百分制,社会功能平均得分约 74.91 分、情绪对角色功能影响得分约 69.99 分,但心理功能得分仅为 58.82 分,活力得分更低为 43.77 分,未达到 50 分,由此可见农村老人在心理功能与活力方面认知程度较低。而心理总得分 44.53 分,低于常模得分。

表 4-17　调查对象心理健康自评得分

| 是否留守 | | 活力 | 社会功能 | 情绪对角色功能的影响 | 心理功能 | 心理总得分 |
|---|---|---|---|---|---|---|
| 留守家庭老人 | 均值 | 44.90 | 75.50 | 71.07 | 58.82 | 44.42 |
| | 标准差 | 22.80 | 25.04 | 22.52 | 18.95 | 8.55 |
| | 中值 | 50.00 | 75.00 | 75.00 | 62.50 | 44.08 |
| 非留守家庭老人 | 均值 | 43.29 | 74.65 | 69.53 | 58.82 | 44.57 |
| | 标准差 | 24.21 | 28.65 | 25.69 | 19.58 | 9.01 |
| | 中值 | 50.00 | 75.00 | 75.00 | 62.50 | 45.06 |
| 总计 | 均值 | 43.77 | 74.91 | 69.99 | 58.82 | 44.53 |
| | 标准差 | 23.80 | 27.62 | 24.79 | 19.39 | 8.87 |
| | 中值 | 50.00 | 75.00 | 75.00 | 62.50 | 44.80 |

### 二、留守老人与非留守老人活力比较

年龄越长,精力越差是自然现象。用来衡量老年人精力状况的活力维度自评可能在不同特征间存在差异,因此对留守与非留守老人这一自评得分进行性别间、年龄间的比较分析。分析结果见表 4-18。

留守老人中男性活力自评分平均为 47.10 分,女性为 42.59 分,而非留守老人中男性女性这一平均得分分别为 46.65 分、40.38 分,性别间均有统计学显著

性差异。即不管是留守老人还是非留守老人,男性活力自评得分都明显高于女性,表明男性调查对象对自己精力状况的认知要比女性好;留守老人中,不管是男性还是女性的躯体功能对活力自评得分都高于非留守老人。

**表 4-18　不同性别、年龄组老人活力自评比较分析**

| | | | 活力 | 检验统计量 | P 值 |
|---|---|---|---|---|---|
| 留守老人 | 男性 | 均值 | 47.10 | −2.06 | 0.039 |
| | | 标准差 | 23.65 | | |
| | 女性 | 均值 | 42.59 | | |
| | | 标准差 | 21.68 | | |
| 非留守老人 | 男性 | 均值 | 46.65 | −4.63 | 0.000 |
| | | 标准差 | 24.20 | | |
| | 女性 | 均值 | 40.38 | | |
| | | 标准差 | 23.85 | | |
| 留守老人 | 60—69 岁 | 均值 | 47.28 | 13.27 | 0.001 |
| | | 标准差 | 23.13 | | |
| | 70—79 岁 | 均值 | 41.56 | | |
| | | 标准差 | 21.91 | | |
| | 80 岁及以上 | 均值 | 38.10 | | |
| | | 标准差 | 20.83 | | |
| 非留守老人 | 60—69 岁 | 均值 | 46.37 | 32.59 | 0.000 |
| | | 标准差 | 23.95 | | |
| | 70—79 岁 | 均值 | 40.11 | | |
| | | 标准差 | 24.18 | | |
| | 80 岁及以上 | 均值 | 36.80 | | |
| | | 标准差 | 23.35 | | |

调查对象活力自评分在留守与非留守老人的年龄间均有显著差异,即年龄组越高,自评分越低。同年龄组间比较发现,留守老人中三个年龄组活力自评分均略高于非留守老人。并且随着年龄的增长,同年龄组留守老人评分高出非留

守老人的差距有增大趋势。老年人因为年龄的增长,精力会逐渐减弱是正常现象,但留守老人活力略好于非留守老人。

### 三、留守老人与非留守老人社会功能比较

年龄越长,老年人走亲访友等社会功能会弱化。用来衡量老年人因健康或情绪影响其走亲访友的社会功能维度自评可能在不同特征间存在差异,分析结果见表4-19。

表4-19 性别、年龄对老人社会功能影响自评比较分析

| | | | 社会功能 | 检验统计量 | P 值 |
|---|---|---|---|---|---|
| 留守老人 | 男性 | 均值 | 78.17 | −2.84 | 0.004 |
| | | 标准差 | 23.94 | | |
| | 女性 | 均值 | 72.69 | | |
| | | 标准差 | 25.90 | | |
| 非留守老人 | 男性 | 均值 | 77.69 | −3.33 | 0.001 |
| | 女性 | 标准差 | 26.64 | | |
| | | 均值 | 72.03 | | |
| | | 标准差 | 30.06 | | |
| 留守老人 | 60—69 岁 | 均值 | 77.36 | 6.08 | 0.048 |
| | | 标准差 | 23.89 | | |
| | 70—79 岁 | 均值 | 73.31 | | |
| | | 标准差 | 26.08 | | |
| | 80 岁及以上 | 均值 | 68.45 | | |
| | | 标准差 | 28.72 | | |
| 非留守老人 | 60—69 岁 | 均值 | 78.93 | 42.65 | 0.000 |
| | | 标准差 | 24.67 | | |
| | 70—79 岁 | 均值 | 72.70 | | |
| | | 标准差 | 30.31 | | |
| | 80 岁及以上 | 均值 | 60.53 | | |
| | | 标准差 | 35.33 | | |

留守老人中男性社会功能影响自评分平均为 78.17 分,女性为 72.69 分,而非留守老人中男性女性这一平均得分分别为 77.69 分、72.03 分,性别间均有显著差异。即不管是留守老人还是非留守老人,男性社会功能影响自评得分都明显高于女性,表明男性调查对象因健康或情绪影响走亲访友等社会活动的程度较女性弱;留守老人中,不管是男性还是女性的健康或情绪对社会功能影响自评得分略高于非留守老人。

调查对象社会功能影响自评分在留守与非留守老人的年龄间均有显著差异,即年龄组越高,自评分越低。同年龄组间比较发现,留守老人中只是 60 岁组比非留守老人自评分略低,70 岁组、80 岁组的自评分分别为 73.31 分、68.45 分,均比非留守老人得分(72.70 分、60.53 分)高,并且随着年龄的增长,同年龄组留守老人评分高出非留守老人的差距有明显增大趋势。老年人因为年龄的增长,健康或情绪问题影响他们实现正常的走亲访友等社会功能,但留守老人社会功能实现的受影响程度相对弱于非留守老人。

## 四、留守老人与非留守老人情绪对角色功能的影响比较

日常生活中,情绪变化可能会在一定程度上影响个体完成原本能做的事情,老年人也不例外,研究分析结果见表 4-20。

留守老人中男性角色功能影响自评分平均为 74.78 分,女性为 67.18 分,而非留守老人中男性女性这一平均得分分别为 73.06 分、66.47 分,性别间均有显著差异。即不管是留守老人还是非留守老人,男性因情绪影响角色功能完成的程度弱于女性,表明男性调查对象受心情不好、情绪不佳等心理原因导致完成日常做事能力下降的情况少些,女性更易受情绪波动影响做事能力;留守老人中,不管是男性还是女性的情绪对角色功能影响自评得分都略高于非留守老人。

调查对象情绪对角色功能影响自评分在留守与非留守老人的年龄间均有显著差异,即年龄组越高,自评分越低。同年龄组间比较发现,留守老人中只 60 岁组比非留守老人自评分低 1.70 分,70 岁组、80 岁组的自评分分别为 70.78 分、60.12 分,均比非留守老人得分(67.3 分、54.00 分)高,并且随着年龄的增长,同年龄组留守老人评分高出非留守老人的差距有明显增大趋势。老年人因为年龄的增长,情绪不好会使其感到力不从心,不想做事或少做事,从而使角色功能实现弱化,但留守老人角色功能实现的受心理影响程度相对弱于非留守老人。

表 4 - 20　性别、年龄对老人情绪对角色功能影响自评比较分析

| | | | 情绪对角色功能影响 | 检验统计量 | P 值 |
|---|---|---|---|---|---|
| 留守老人 | 男性 | 均值 | 74.78 | −4.17 | 0.000 |
| | | 标准差 | 20.95 | | |
| | 女性 | 均值 | 67.18 | | |
| | | 标准差 | 23.48 | | |
| 非留守老人 | 男性 | 均值 | 73.06 | −4.68 | 0.000 |
| | | 标准差 | 24.22 | | |
| | 女性 | 均值 | 66.47 | | |
| | | 标准差 | 26.54 | | |
| 留守老人 | 60—69 岁 | 均值 | 72.53 | 7.97 | 0.019 |
| | | 标准差 | 21.71 | | |
| | 70—79 岁 | 均值 | 70.78 | | |
| | | 标准差 | 21.62 | | |
| | 80 岁及以上 | 均值 | 60.12 | | |
| | | 标准差 | 29.25 | | |
| 非留守老人 | 60—69 岁 | 均值 | 74.24 | 65.51 | 0.000 |
| | | 标准差 | 21.93 | | |
| | 70—79 岁 | 均值 | 67.34 | | |
| | | 标准差 | 26.50 | | |
| | 80 岁及以上 | 均值 | 54.00 | | |
| | | 标准差 | 31.57 | | |

## 五、留守老人与非留守老人心理功能比较

留守老人中男性心理功能自评分平均为 61.09 分,女性为 56.43 分,而非留守老人中男性女性这一平均得分分别为 60.72 分、57.71 分,性别间均有显著差异。即不管是留守老人还是非留守老人,男性心理功能均好于女性,表明平时生活中男性调查对象心情愉快程度,女性更易心情波动;留守老人中,不管是男性

还是女性的心理功能自评得分都与非留守老人差异不大,表明在留守与非留守老人中性别对心理功能的作用基本相同。

**表 4-21　性别、年龄对老人心理功能自评比较分析**

| | | | 心理功能 | 检验统计量 | $P$ 值 |
|---|---|---|---|---|---|
| 留守老人 | 男性 | 均值 | 61.09 | −2.95 | 0.003 |
| | | 标准差 | 19.18 | | |
| | 女性 | 均值 | 56.44 | | |
| | | 标准差 | 18.44 | | |
| 非留守老人 | 男性 | 均值 | 60.72 | −2.96 | 0.003 |
| | | 标准差 | 18.62 | | |
| | 女性 | 均值 | 57.17 | | |
| | | 标准差 | 20.25 | | |
| 留守老人 | 60—69 岁 | 均值 | 59.85 | 4.62 | 0.099 |
| | | 标准差 | 18.50 | | |
| | 70—79 岁 | 均值 | 57.21 | | |
| | | 标准差 | 19.64 | | |
| | 80 岁及以上 | 均值 | 56.55 | | |
| | | 标准差 | 19.76 | | |
| 非留守老人 | 60—69 岁 | 均值 | 59.35 | 0.41 | 0.813 |
| | | 标准差 | 19.07 | | |
| | 70—79 岁 | 均值 | 58.30 | | |
| | | 标准差 | 19.62 | | |
| | 80 岁及以上 | 均值 | 57.65 | | |
| | | 标准差 | 21.59 | | |

调查对象心理功能自评分在留守与非留守老人的年龄间均无显著差异,即年龄组增高,自评分没有明显变化。同年龄组间比较发现,留守老人三个年龄组心理功能平均得分分别为 59.85 分、57.21 分、56.55 分,均略高于非留守老人(59.35分、58.30 分、57.65 分),尽管也存在随着年龄的增长,同年龄组留守老人评分高出

非留守老人的差距有增大趋势,但差距较微弱。老年人中,年龄的增长并不会对其心情愉悦程度有影响;不管是留守还是非留守老人,他们的情绪波动不大。

## 六、留守老人与非留守老人心理总评分比较

留守老人中男性心理健康总评分平均为 45.33 分,女性为 43.46 分,而非留守老人中男性女性这一平均得分分别为 45.44 分、43.81 分,性别间均有显著差异。即不管是留守老人还是非留守老人,男性心理健康总得分都高于女性,表明男性调查对象心理理健康状况好于女性;留守老人中,不管是男性还是女性的心理健康总得分与非留守老人差异不大,表明性别对留守与非留守老人在心理总评分上影响作用是相同的。

年龄对心理健康总评分影响的比较分析发现,留守老人中年龄的影响是显著的,80 岁留守老人心理健康总评分为 42.21 分,低于 60 岁组与 70 岁组评分。相对于非留守老人心理总评分不受年龄影响,分析留守老人产生这种现象的原因可能与高龄老人独自留守家中,子女长期不在身边,形式上向农村的孤寡老人老无所依有关,他们在心理上难免会存在一定的失落感,导致自评分下降。

表 4-22　性别、年龄对老人心理总评分比较分析

| | | | 心理功能 | 检验统计量 | P 值 |
|---|---|---|---|---|---|
| 留守老人 | 男性 | 均值 | 45.33 | −2.90 | 0.004 |
| | | 标准差 | 8.70 | | |
| | 女性 | 均值 | 43.46 | | |
| | | 标准差 | 8.30 | | |
| 非留守老人 | 男性 | 均值 | 45.44 | −2.86 | 0.004 |
| | | 标准差 | 8.55 | | |
| | 女性 | 均值 | 43.82 | | |
| | | 标准差 | 9.32 | | |
| 留守老人 | 60—69 岁 | 均值 | 44.85 | 9.82 | 0.008 |
| | | 标准差 | 8.50 | | |
| | 70—79 岁 | 均值 | 44.06 | | |
| | | 标准差 | 8.94 | | |

（续表）

|  |  |  | 心理功能 | 检验统计量 | P 值 |
|---|---|---|---|---|---|
| 留守老人 | 80 岁及以上 | 均值 | 42.21 | | |
| | | 标准差 | 7.11 | | |
| 非留守老人 | 60—69 岁 | 均值 | 44.93 | | |
| | | 标准差 | 8.53 | | |
| | 70—79 岁 | 均值 | 44.31 | 1.64 | 0.440 |
| | | 标准差 | 8.99 | | |
| | 80 岁及以上 | 均值 | 43.61 | | |
| | | 标准差 | 10.79 | | |

在心理健康的四个分维度和心理健康总得分方面,留守老人和非留守老人分年龄组和性别组的比较看,都没有显著性差异,说明是否留守与老人的心理健康水平相关性不明显。

### 七、留守老人心理健康影响因素分析

将留守老人的心理健康分组为两类,一组大于 40 分,赋值为“1”,一组小于 40 分,赋值为“0”,采用二分类罗切斯特回归分析方法（Binary logistic regression）分析其影响因素。模型分三次置入影响因素,模型 1 仅有个人社会经济因素,模型 2 还包括个人健康行为因素,模型 3 则还加入了家庭的各种因素。模型 1 到模型 3 都有显著性意义,多因素分析的具体结果见表 4-23。

**表 4-23　留守老人心理健康影响因素分析**

| 变量(参照组) | 比较组 | 模型 1 Sig. | 模型 1 OR 值 | 模型 2 Sig. | 模型 2 OR 值 | 模型 3 Sig. | 模型 3 OR 值 |
|---|---|---|---|---|---|---|---|
| 性别(女) | 男 | — | — | — | — | — | — |
| 年龄 | | 0.015 | 0.966 | 0.020 | 0.975 | 0.032 | 0.968 |
| 文化程度(文盲) | 初中及以上 | 0.020 | 2.105 | — | — | — | — |
| | 小学 | 0.024 | 1.688 | — | — | — | — |

（续表）

| 变量(参照组) | 比较组 | 模型 1 | | 模型 2 | | 模型 3 | |
|---|---|---|---|---|---|---|---|
| | | Sig. | OR 值 | Sig. | OR 值 | Sig. | OR 值 |
| 是否有配偶 (丧偶) | 有配偶 | — | — | — | — | — | — |
| | 离婚 | — | — | — | — | — | — |
| | 未婚 | — | — | — | — | — | — |
| 自己/配偶是生活支出主要来源(否) | 是 | | | — | — | — | — |
| 水果食用频率（很少/从不） | 每天 | | | 0.999 | 1.001 | 0.999 | 1E+09 |
| | 经常 | | | 0.000 | 3.579 | 0.000 | 3.188 |
| | 偶尔 | | | 0.000 | 3.555 | 0.000 | 3.130 |
| 抽烟(从不) | 吸烟 | | | — | — | | |
| | 已戒烟 | | | — | — | | |
| 饮酒(经常) | 从不 | | | 0.044 | 0.385 | 0.042 | 0.379 |
| | 已戒酒 | | | 0.976 | 0.984 | 0.899 | 0.932 |
| | 偶尔 | | | 0.864 | 1.097 | 0.992 | 1.006 |
| 子辈是生活支出主要来源(否) | 是 | | | | | 0.028 | 1.794 |
| 子女健康关心(从不) | 每天 | | | | | — | — |
| | 经常 | | | | | — | — |
| | 偶尔 | | | | | — | — |
| 子辈是否是主要生病照料人(否) | 是 | | | | | — | — |
| 模型效果($R^2$) | | 0.045 | | 0.142 | | 0.163 | |

　　注：—表示该变量在逐步回归中最终没有能够进入回归模型，Sig. 表示该因素与心理健康相关性的显著性水平；OR 值则表示比较组与对照组的心理健康总得分大于 40 分的发生概率之比；$R^2$ 表示对心理健康总方差的解释度。

比较三个模型的 $R^2$ 决定系数,在所研究的可能影响农村留守老人的心理健康因素中,与留守老人的生理健康影响因素一样,也是个人健康行为因素的影响更大,解释了总变差的近 10%。经常饮酒的老人更有可能获得 40 分以上的心理健康评分,而"经常"或"偶尔"使用新鲜水果的老人也比从不使用新鲜水果的农村老人更有可能有 40 分以上的心理健康评分。

除了行为因素外,年龄因素和子辈是否是留守老人的生活支出主要来源也是影响农村留守老人心理健康的因素,年龄越大,留守老人心理健康水平高于40 分的可能性越低,子辈如果是留守老人的生活支出的主要来源,老人的心理健康水平高于 40 分可能性较低。

# 第四节　留守老人与非留守老人慢性病患病比较

## 一、留守老人与非留守老人慢性病患病情况比较

554 名留守老人调查对象中,共有 460 人,即 83.0% 回答患有慢性病,1 304名非留守老人,共 1 095 人即 84.0% 回答患有慢性病。留守老人中所患病种以高血压、关节炎排在前两位,占调查对象比例分别为 47.8%、33.3%;心脏病、气管类疾病、骨质疏松、胃肠溃疡及耳聋患者所占比例也均在 10% 以上。非留守老人患高血压人数比例低于留守老人,为 41.6%,但关节炎比例却较留守老人高出 5 个百分点;患者比例均在 10% 以上的病种与留守老人相同,但非留守老人骨质疏松、耳聋的比例比留守老人高,胃肠溃疡比例低于留守老人。

表 4 - 24　被调查对象慢性病患病分布

| | | | 是否留守 | | 总计 |
|---|---|---|---|---|---|
| | | | 留守老人 | 非留守老人 | |
| 是否患有慢性病[a] | 高血压 | 人数 | 220 | 456 | 676 |
| | | 百分比% | 47.8 | 41.6 | 36.4 |
| | 关节炎 | 人数 | 153 | 419 | 572 |
| | | 百分比% | 33.3 | 38.3 | 30.8 |

（续表）

| | | | 是否留守 | | 总计 |
|---|---|---|---|---|---|
| | | | 留守老人 | 非留守老人 | |
| 是否患有慢性病[a] | 心脏病 | 人数 | 82 | 206 | 288 |
| | | 百分比% | 17.8 | 18.8 | 15.5 |
| | 气管炎类 | 人数 | 75 | 179 | 254 |
| | | 百分比% | 16.3 | 16.3 | 13.7 |
| | 骨质疏松 | 人数 | 60 | 166 | 226 |
| | | 百分比% | 13.0 | 15.2 | 12.2 |
| | 胃肠溃疡 | 人数 | 57 | 111 | 168 |
| | | 百分比% | 12.4 | 10.1 | 9.0 |
| | 耳聋 | 人数 | 50 | 151 | 201 |
| | | 百分比% | 10.9 | 13.8 | 10.8 |
| | 糖尿病 | 人数 | 31 | 76 | 107 |
| | | 百分比% | 6.7 | 6.9 | 5.8 |
| | 白内障 | 人数 | 25 | 85 | 110 |
| | | 百分比% | 5.4 | 7.8 | 5.9 |
| | 脑血管疾病 | 人数 | 22 | 67 | 89 |
| | | 百分比% | 4.8 | 6.1 | 4.8 |
| | 胆结石/胆囊炎 | 人数 | 20 | 96 | 116 |
| | | 百分比% | 4.3 | 8.8 | 6.2 |
| | 青光眼 | 人数 | 17 | 33 | 50 |
| | | 百分比% | 3.7 | 3.0 | 2.7 |
| | 前列腺疾病 | 人数 | 16 | 36 | 52 |
| | | 百分比% | 3.5 | 3.3 | 2.8 |
| 总计 | | 人数 | 460 | 1 095 | 1 555 |

　　460 名留守老人，共计患有 844 人次慢性病，即人均患有 1.83 种慢性病；1 095名非留守老人，共计患有 2 150 人次慢性病，即人均患有 1.92 种慢性病，可

见留守老人人均患有慢性病种数略低于非留守老人。农村老人患有慢性病固然与年老体弱,体征机能下降不无关系,但是调研中发现农村老人的饮食习惯可能对高血压高发有很大影响。很多农村老人饮食口味偏重,烧菜多盐多酱油,问及原因,他们回答少放盐菜吃起来没有味道。

## 二、不同性别留守老人与非留守老人慢性病患病比较

460名患有慢性病的留守老人中,男性226人,共计416人次患病,即人均患有1.84种慢性病;女性234人,共计428人次患病,即人均患有1.83种慢性病,表明患病留守老人人均病种在不同性别间基本相同。1095名患有慢性病的非留守老人中,男性490人,共计938人次患病,即人均患有1.91种慢性病;女性605人,共计1 212人次患病,即人均患有两种慢性病,表明不同性别非留守老人人均病种均高于留守老人。

表 4 - 25　性别间慢性病患病比较分析

| | | 留守老人 | | 非留守老人 | |
|---|---|---|---|---|---|
| | | 男性 | 女性 | 男性 | 女性 |
| 高血压 | 人数 | 110 | 110 | 198 | 258 |
| | 百分比 % | 48.7 | 47.0 | 40.4 | 42.6 |
| 关节炎 | 人数 | 67 | 86 | 168 | 251 |
| | 百分比 % | 29.6 | 36.8 | 34.3 | 41.5 |
| 心脏病 | 人数 | 33 | 49 | 88 | 118 |
| | 百分比 % | 14.6 | 20.9 | 18.0 | 19.5 |
| 气管炎类 | 人数 | 40 | 35 | 80 | 99 |
| | 百分比 % | 17.7 | 15.0 | 16.3 | 16.4 |
| 骨质疏松 | 人数 | 25 | 35 | 73 | 93 |
| | 百分比 % | 11.1 | 15.0 | 14.9 | 15.4 |
| 胃肠溃疡 | 人数 | 30 | 27 | 58 | 53 |
| | 百分比 % | 13.3 | 11.5 | 11.8 | 8.8 |
| 耳聋 | 人数 | 29 | 21 | 78 | 73 |
| | 百分比 % | 12.8 | 9.0 | 15.9 | 12.1 |

（续表）

| | | 留守老人 | | 非留守老人 | |
|---|---|---|---|---|---|
| | | 男性 | 女性 | 男性 | 女性 |
| 糖尿病 | 人数 | 14 | 17 | 26 | 50 |
| | 百分比 % | 6.2 | 7.3 | 5.3 | 8.3 |
| 白内障 | 人数 | 14 | 11 | 30 | 55 |
| | 百分比 % | 6.2 | 4.7 | 6.1 | 9.1 |
| 脑血管疾病 | 人数 | 13 | 9 | 32 | 35 |
| | 百分比 % | 5.8 | 3.8 | 6.5 | 5.8 |
| 胆结石/胆囊炎 | 人数 | 9 | 11 | 28 | 68 |
| | 百分比 % | 4.0 | 4.7 | 5.7 | 11.2 |
| 青光眼 | 人数 | 10 | 7 | 11 | 22 |
| | 百分比 % | 4.4 | 3.0 | 2.2 | 3.6 |
| 前列腺疾病 | 人数 | 16 | 0 | 36 | 0 |
| | 百分比 % | 7.1 | 0.0 | 7.3 | 0.0 |
| 人数 | | 226 | 234 | 490 | 605 |

不管留守老人还是非留守老人关节炎女性患者比例明显高于男性,留守老人中心脏病、骨质疏松的女性患者比较高于男性。耳聋、胃肠溃疡两种慢性病,虽然患者比例相较于高血压、关节炎低很多,但他们在留守老人与非留守老人的性别间都表现出相同的差异特征,即男性患者比例高于女性。调查中女性非留守老人胆结石/胆囊炎患者比例达到 11.2%,明显高于其他特征人群;而男性前列腺患者比例均在 7.0% 以上,这些均应引起农村公共卫生预防保健工作的重视。

### 三、留守老人与非留守老人分年龄组慢性病患病比较

460 名患有慢性病的留守老人中,60 岁组 287 人,共计 521 人次患病,即人均患有 1.82 种慢性病;70 岁组 138 人,共计 262 人次患病,即人均患有 1.90 种慢性病,80 岁组 35 人,共计 61 人次患病,即人均患有 1.74 种慢性病。1 095 名患有慢性病的非留守老人中,60 岁组 617 人,共计 1 158 人次患病,即人均患有

1.88 种慢性病;70 岁组 318 人,共计 661 人次患病,即人均患有 2.08 种慢性病;80 岁组 160 人,共计 331 人次患病,即人均患有 2.07 种慢性病,非留守老人人均病种基本呈现出年龄增长,慢性病增多的趋势。

表 4－26　年龄间慢性病比较分析

| | | 留守老人 | | | 非留守老人 | | |
|---|---|---|---|---|---|---|---|
| | | 60—69 岁 | 70—79 岁 | 80 岁及以上 | 60—69 岁 | 70—79 岁 | 80 岁及以上 |
| 高血压 | 人数 | 138 | 67 | 15 | 246 | 136 | 74 |
| | 百分比 % | 48.1 | 48.6 | 42.9 | 39.9 | 42.8 | 46.3 |
| 关节炎 | 人数 | 108 | 37 | 8 | 234 | 128 | 57 |
| | 百分比 % | 37.6 | 26.8 | 22.9 | 37.9 | 40.3 | 35.6 |
| 心脏病 | 人数 | 47 | 28 | 7 | 124 | 59 | 23 |
| | 百分比 % | 16.4 | 20.3 | 20.0 | 20.1 | 18.6 | 14.4 |
| 支气管炎 | 人数 | 35 | 33 | 7 | 83 | 75 | 21 |
| | 百分比 % | 12.2 | 23.9 | 20.0 | 13.5 | 23.6 | 13.1 |
| 骨质疏松 | 人数 | 38 | 16 | 6 | 87 | 52 | 27 |
| | 百分比 % | 13.2 | 11.6 | 17.1 | 14.1 | 16.4 | 16.9 |
| 胃肠溃疡 | 人数 | 43 | 12 | 2 | 81 | 17 | 13 |
| | 列百分比 % | 15.0 | 8.7 | 5.7 | 13.1 | 5.3 | 8.1 |
| 耳聋 | 人数 | 22 | 19 | 9 | 59 | 53 | 39 |
| | 百分比 % | 7.7 | 13.8 | 25.7 | 9.6 | 16.7 | 24.4 |
| 糖尿病 | 人数 | 19 | 12 | 0 | 44 | 25 | 7 |
| | 百分比 % | 6.6 | 8.7 | 0.0 | 7.1 | 7.9 | 4.4 |
| 白内障 | 人数 | 15 | 8 | 2 | 29 | 37 | 19 |
| | 百分比 % | 5.2 | 5.8 | 5.7 | 4.7 | 11.6 | 11.9 |
| 脑血管疾病 | 人数 | 14 | 8 | 0 | 30 | 22 | 15 |
| | 百分比 % | 4.9 | 5.8 | 0.0 | 4.9 | 6.9 | 9.4 |

（续表）

| | | 留守老人 | | | 非留守老人 | | |
|---|---|---|---|---|---|---|---|
| | | 60—69 岁 | 70—79 岁 | 80 岁及以上 | 60—69 岁 | 70—79 岁 | 80 岁及以上 |
| 胆结石/胆囊炎 | 人数 | 11 | 7 | 2 | 65 | 24 | 7 |
| | 百分比 % | 3.8 | 5.1 | 5.7 | 10.5 | 7.5 | 4.4 |
| 青光眼 | 人数 | 12 | 4 | 1 | 16 | 9 | 8 |
| | 百分比 % | 4.2 | 2.9 | 2.9 | 2.6 | 2.8 | 5.0 |
| 前列腺疾病 | 人数 | 11 | 3 | 2 | 23 | 8 | 5 |
| | 百分比 % | 3.8 | 2.2 | 5.7 | 3.7 | 2.5 | 3.1 |
| 人数 | | 287 | 138 | 35 | 617 | 318 | 160 |

留守老人高血压患者比例在 80 岁组出现下降，未如非留守老人中年龄组越长，高血压患者比例越高。这可能与留守老人 80 岁组慢性病患者样本量较小有关系，数据分析结果不稳定。不管是留守还是非留守老人，70 岁组气管炎等呼吸系统疾病患者比例大幅高于 60 岁组；而 60 岁组胃肠溃疡患者比例明显高于70 岁组；耳聋患者比例均表现出随着年龄增长而增长的现象。不同时期，慢性病不同患病特征也提示了预防保健的工作方向。

# 第五节　留守老人与非留守老人自我健康评价与就医行为比较

## 一、留守老人与非留守老人自我健康评价比较

调查中问及调查对象总体来讲个人的健康状况如何，留守老人与非留守老人对这一问题的回答没有显著差异。46.5%人老人认为自己健康状况一般，29.5%认为自己身体好，10.1%认为自己身体很好，只有 1.8%认为自己身体非常好，同时 12.1%的人认为自己身体差。

分析不同性别、年龄调查对象对自己健康评价时，仅性别影响显著，见表4-27。留守老人中，男性自评身体好的比例占 34.5%，高出女性约 10 个百分

点,女性自认为身体一般或差的比例为 48.1%、15.6%,明显高出男性;非留守
老人中也有类似情况,即男性老人自评身体健康程度普遍好于女性;同时男性留守
老人的健康自我评价好于非留守老人。这一个人总体评价结果与上文量表健
康自评分析结果基本类似,即农村男性老人身体好于女性,留守老人身体相对好
于非留守老人。

**表 4-27　性别对自我健康评价的比较分析**

| | | | 总体健康自评 | | | | | $\chi^2$ | P 值 |
| --- | --- | --- | --- | --- | --- | --- | --- | --- | --- |
| | | | 非常好 | 很好 | 好 | 一般 | 差 | | |
| 留守老人 | 男性 | 人数 | 12 | 36 | 98 | 112 | 26 | 15.87 | 0.003 |
| | | 百分比 % | 4.2 | 12.7 | 34.5 | 39.4 | 9.2 | | |
| | 女性 | 人数 | 4 | 27 | 67 | 130 | 42 | | |
| | | 百分比 % | 1.5 | 10.0 | 24.8 | 48.1 | 15.6 | | |
| 非留守 | 男性 | 人数 | 10 | 78 | 191 | 265 | 61 | 22.97 | 0.000 |
| | | 百分比 % | 1.7 | 12.9 | 31.6 | 43.8 | 10.1 | | |
| | 女性 | 人数 | 7 | 47 | 192 | 357 | 96 | | |
| | | 百分比 % | 1.0 | 6.7 | 27.5 | 51.1 | 13.7 | | |

## 二、留守老人与非留守老人就医行为比较

年老生病就医是难免的事,调查中问及农村老人过去一年的就医花费,见表
4-28。留守老人就医花费平均为 2 457 元,明显低于非留守老人的 3 142 元。
其中留守老人就医花费中子女出资占 49.8%,新农合报销 54.1%,非留守老人
就医花费子女出资占 58.1%,新农合报销 34.2%,可见留守老人子女就医花费
出资低于非留守老人,新农合报销比例高于非留守老人。本次调查与相关文献
研究认为留守老人由于外出子女经济供养好于非留守老人,比非留守老人有更
好的就医条件与支出的理论推断并不一致,可能与本研究中留守老人本身身体
健康状况较好、挣钱能力也略强有关。

表 4-28　留守老人与非留守老人就医花费(元)

| 是否留守 | | 看病花费 | 子女出资 | 新农合报销 |
|---|---|---|---|---|
| 留守老人 | 均值 | 2 456.93 | 1 222.60 | 1 028.09 |
| | 标准差 | 5 578.79 | 4 459.69 | 9 816.67 |
| 非留守老人 | 均值 | 3 142.28 | 1 827.01 | 1 074.76 |
| | 标准差 | 10 412.69 | 7 271.29 | 4 311.60 |
| 总计 | 均值 | 2 937.71 | 1 646.60 | 1 150.79 |
| | 标准差 | 9 242.30 | 6 564.08 | 6 473.41 |

　　生病后首选就医机构分布在留守老人与非留守老人之间有显著差异($\chi^2=$54.28,$p=0.000$),见表 4-29。尽管首选就医机构都是村卫生室,但是留守老人首选比例 63.9%,高出非留守老人 15.6 个百分点。留守老人其次的首选就医点分别是乡镇卫生院和药店买药,两者比例差异不大;而非留守老人药店自行买药的比例为 25.2%,高出乡镇卫生院就医比例约 12.0 个百分点。由此看出留守老人首选就医机构的专业性更强,非留守老人生病时自我诊疗的情况多,但药店自行购药的行为存在一定安全风险,应引起重视。

表 4-29　留守老人与非留守老人首选就医机构

| | | 药店 | 村卫生室 | 乡镇卫生院 | 县医院 | 私人诊所 | 一般不去看病 | 其他 |
|---|---|---|---|---|---|---|---|---|
| 留守老人 | 人数 | 76 | 354 | 77 | 28 | 17 | 2 | 0 |
| | 百分比% | 13.7 | 63.9 | 13.9 | 5.1 | 3.1 | 0.4 | 0.0 |
| 非留守老人 | 人数 | 328 | 630 | 176 | 66 | 82 | 18 | 4 |
| | 百分比% | 25.2 | 48.3 | 13.5 | 5.1 | 6.3 | 1.4 | 0.3 |
| 合计 | 人数 | 404 | 984 | 253 | 94 | 99 | 20 | 4 |
| | 百分比% | 21.7 | 53.0 | 13.6 | 5.1 | 5.3 | 1.1 | 0.2 |

　　调查中,228 名留守老人、335 名非留守老人去年生病未就医,原因见图 4-4,最主要的原因是经济困难,因钱不够宽裕而不去看病;其次是自认为病情轻看不看没什么关系,其中非留守老人比例高于留守老人;再次为交通不便,部分农村交通出行还不十分便利;另外留守老人生病缺少人陪同去看病的情况也存在。去年还有 5.8%(107 人)的调查对象被医生诊断需要住院,但没有住。问

及原因,85.3%的人是因为经济困难,14.7%认为没有必要住院。不难发现,尽管我国已经全面实行新农村合作医疗,但农村依然存在部分因经济困难有病不医的现象。

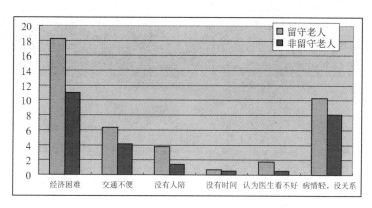

**图4-3　留守老人与非留守老人生病未就医原因分布**

# 第六节　留守老人与非留守老人健康服务需求比较

## 一、留守老人与非留守老人健康知识需求比较

健康知识中,排在调查对象需求前三位的是常见病预防、常见病家庭照顾与护理、合理用药,见图4-4,其中常见病预防在留守老人和非留守老人中分别以78.4%、71.2%高居需求榜首。跌倒、心绞痛等意外事件的预防、意外事件急救、健康生活习惯三种健康知识位列老年人健康需求第二梯队,其中留守老人可能因子女长期外出的原因,单独在家的老年人想了解健康生活习惯的意愿(32.0%)也比较强烈。

如果政府或社会提供以上健康知识的宣传教育,调查对象希望的宣传方式首选上门宣传,见图4-5,其中69.9%的留守老人希望能够上门宣传健康知识,高出非留守老人约10个百分点。其次是门诊宣传、电视广播宣传,再次为指定一个专门医生随时询问、集中讲课。不难发现前五位的宣传方式中,只要是不需要走出去的上门服务,留守老人的需求比例都高于非留守老人。

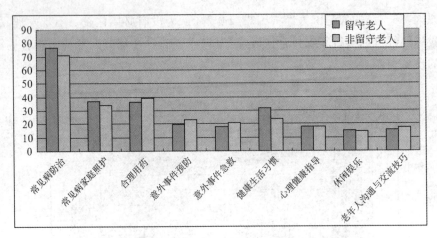

图 4-4　留守老人和非留守老人健康知识需求分布

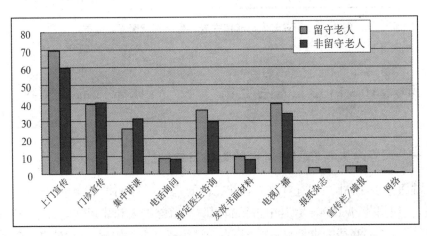

图 4-5　留守老人和非留守老人希望的健康知识来源途径选择

## 二、留守老人与非留守老人健康照料服务需求比较

在老年人希望政府和社会能提供的健康照料服务中,调查对象需求最强烈的是对生活不能自理的老人提供照料服务,见图 4-6,留守老人与非留守老人对这项服务的需求比例无差异。紧随其后的需求为提供健身设施与场所、组织老人文化娱乐活动,可以看出农村老人对健身与精神文化的需求是积极的,但农村服务网络还不健全。

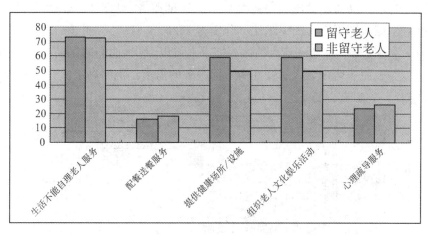

**图 4 - 6　留守老人和非留守老人认为应该提供的健康照料服务**

　　对于生活不能自理的老年提供健康照料服务,调查对象希望在家里的上门服务或在村服务机构提供照料,见表 4 - 30,留守老人与非留守老人在健康照料地点分布上有显著差异。65.5％的留守老人首选家中上门的健康照料服务,高出非留守老人 10.7 个百分点;32.9％的留守老人希望在村服务机构提供健康照料服务,较非留守老人低 8.4 个百分点。与上文健康知识获得方式需求类似,农村老人更倾向于在家里被提供上门服务,以留守老人为甚。

**表 4 - 30　健康照料服务地点比较分析**

| | | 家中上门服务 | 在村服务机构 | 在乡服务机构 | 在县服务机构 |
|---|---|---|---|---|---|
| 留守老人 | 人数 | 363 | 182 | 7 | 2 |
| | 百分比％ | 65.5 | 32.9 | 1.3 | 0.4 |
| 非留守老人 | 人数 | 714 | 538 | 26 | 26 |
| | 百分比％ | 54.8 | 41.3 | 2.0 | 2.0 |
| 合计 | 人数 | 1 077 | 720 | 33 | 28 |
| | 百分比％ | 58.0 | 38.8 | 1.8 | 1.5 |

### 三、留守老人与非留守老人专业健康服务需求比较

　　在个人专业健康服务需求问题上,调查对象排在前三位的分别是健康体检、

健康知识宣传、高血压糖尿病等慢性病人的定期服务,见图 4-7。留守老人对健康体检、健康知识宣传的需求比例分别为 76.0%、61.9%,明显高出非留守老人 70.2%、52.8%,从留守老人的健康需求上可以看出,他们的保健意识要强于非留守老人;而非留守老人对慢性病定期服务的需求比例略高于留守老人。

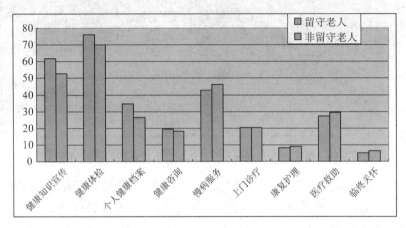

**图 4-7　留守老人和非留守老人个人专业健康服务需求**

对有需要的老人,上门康复治疗服务需求中基础护理以近约 80% 的需求比例高居第一位,见图 4-8,基础护理包括输液、打针、送药等医疗服务;提供半身不遂的锻炼恢复方法等专业康复指导需求位列第二;提供是否就医、去什么样的医院等项目服务的就医指导,按摩、针灸、推拿等项目服务的康复护理的需求比例差异不大;而聊天、心理疏导等心理康复服务位列最后,需求比例不如其他服务高。

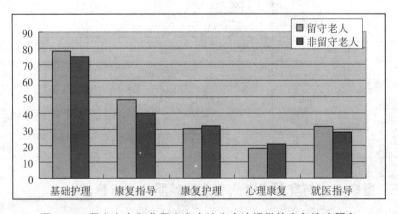

**图 4-8　留守老人和非留守老人认为应该提供的康复治疗服务**

## 四、留守老人与非留守老人志愿服务意向比较

调查中,89.6%的农村空巢老人表示如果周围老人有需要,自己愿意免费提供力所能及的照料服务,这一比例在留守老人与非留守老人间没有显著差异,表明大多数老人是有为他人志愿提供服务的意识。问及那些不愿意提供志愿服务的老人是什么原因时,他们的回答差异不大。其一是自己没有时间去照料其他人,其二是照料老人应是专业机构的事情,其三是事不关己,担心因此惹祸上身,也有因子女不支持,特别是非留守老人子女不支持自己父母去照料其他老人(选择比例分别为留守老人5.8%和非留守老人11.3%,卡方检验$P$值为0.048)。

# 本章小结

1. 留守老人更依赖配偶,且没有因子女外出而得到更好的经济条件

留守老人常住家庭人口规模小于非留守,但留守老人在收入水平及支出来源上,并没有因子女在外务工而比非留守老人有更好的经济条件,这一点与既往研究结论不太一致,可能与比较的对象不一致有关,本研究中是留守老人与非留守老人比较,而既往的研究是老人留守的对比。农村现在家庭依然是"养儿防老",并且由儿子媳妇来养老的观念强于女儿女婿。而留守老人因子女不在身边,没有办法只能夫妻二人互相照料、互相安慰。

2. 留守老人不吸烟、锻炼、新鲜水果食用等健康行为高于非留守老人,但都有待提高

做家务、看电视、干农活在日常活动中排在前三位,吸烟、喝酒在农村老人中并不普遍,留守老人中不吸烟的比例高于非留守老人,且锻炼的比例更高,但和非留守老人一样,健康体检参与率不高,体检项目参与情况各有不同。同时,留守老人蔬菜食用少于非留守老人,但新鲜水果食用比率略高。慢性病以高血压、关节炎多,并且留守老人患高血压比例高,女性关节炎患者比例高。留守老人首选就医机构的专业性更强,但子女就医花费出资低于非留守老人,并且农村老人依然存在部分因经济困难有病不医的现象。

3. 留守家庭老人生理健康程度总体好于非留守家庭老人

留守家庭老人生理健康程度显著好于非留守家庭老人,主要体现在70岁以

上组男性躯体活动功能、躯体功能对角色功能的影响、躯体疼痛和自我评价四个分维度和生理健康总维度得分上,都是留守老人略高,其他组别差异不明显。在心理健康程度上并无显著差异。健康量表中,不同维度健康状况多呈现男性好于女性,低龄好于高龄的现象。男性老人自评身体健康程度普遍好于女性;同时男性留守老人的健康自我评价好于非留守老人。个人总体评价结果与量表健康自评分析结果基本类似,即农村男性老人身体好于女性,留守老人身体相对好于非留守老人。

4. 留守老人对上门的健康服务需求比例高于非留守老人

农村老人健康知识需求主要为常见病预防、常见病家庭照顾与护理、合理用药;强烈需求对生活不能自理的老人提供上门照料服务;专业健康服务需求主要为健康体检、健康知识宣传、高血压糖尿病等慢性病人的定期服务;康复治疗服务需求以基础护理为主。从留守老人的健康需求上可以看出,他们的保健意识要强于非留守老人;并且只要是不需要走出去的,留守老人对上门服务的需求比例高于非留守老人。

# 第五章　丧偶老人健康及服务需求

　　根据 2010 年第六次全国人口普查数据,全国丧偶老年人口 4 774 万人,占老年人口的 26.89%。王广州等人[①]预测 2010—2050 年我国丧偶老年人口的总量将继续快速增长,到 2050 年达到 11 840 万人,是 2010 年的 2.5 倍。而随着生育水平迅速下降和老年人口比例的急剧上升,老年家庭的空巢化也成为必然趋势。因此,配偶将在老年人的生活照料中将发挥极大的作用。配偶主要通过日常生活照顾、精神慰藉、意外事故防范对老年人的健康起着重要的保护作用[②]。失去配偶,老年人不仅丧失了一定程度的经济或社会支持,给其日常生活带来不便,还会造成精神上的失落孤独。

　　尽管丧偶老人面对的健康风险很大,可能的健康问题也较多。但近 10 年来国内研究中对于这一人群的健康及疾病却少有专题研究,主要是个别学者关注了丧偶与老年人死亡风险和心理疾病的关系。

　　焦开山通过对"中国老人健康长寿影响因素研究"(1998—2008)数据的分析发现:老人丧偶与其死亡风险显著相关,在控制健康变量后,这种关系仍然显著存在,不过有很大程度的减弱。此外,长期丧偶对死亡风险的影响不存在显著的年龄组差异,而新丧偶对低龄老人死亡风险的影响要远大于对高龄老人的影响[③]。在解释丧偶是如何影响老人的死亡风险时,配偶的照顾是一个非常重要的因素,在控制配偶照顾的条件下,丧偶者与有偶者的死亡风险差异会大幅下

---

　　① 王广州、戈艳霞:《中国老年人口丧偶状况及未来发展趋势研究》,《老龄科学研究》,2013,1(1)。

　　② Hughes E, Waite L. Health in Household Context: Living Arrangements and Health in Late Middle Life. Journal of Health and Social Behavior,2002(43):1-21.

　　③ 焦开山:《丧偶对中国老人死亡风险的影响——年龄组差异及其健康因素的作用》,《人口学刊》,2010,184(6)。

降,这说明来自配偶的生活照顾对于老人的寿命延长发挥着重要影响①。国外相关研究较多,认为:丧失配偶有可能与死亡风险有密切关系,已婚的人比丧偶的人有更低的死亡率②。丧偶对死亡风险的影响主要集中在早期,随着丧偶时间的延长,丧失配偶带来的影响会慢慢减弱③。丧偶与死亡风险的关系具有显著的性别差异和年龄差异:丧偶对男性死亡风险的影响大于对女性的影响,对年轻老人的影响大于对高龄老人的影响④。

　　丧偶老人的心理研究方面:王光海⑤研究认为入住老年中心的丧偶老人总的幸福度和抑郁情绪总均分与社区丧偶老人无显著差异。对丧偶老人心理状态影响较大的因素是健康状况、生活自理能力、儿女亲属的关怀支持和经济收入。赵忻怡⑥等基于"中国健康与养老追踪调查"2011年基线调查的数据,发现丧偶老人较有配偶老人抑郁程度更高,不同性别丧偶老人的社会活动参与程度没有明显差异。对丧偶男性而言,参加社会活动和抑郁状况无显著关系;而经常参加跳舞健身的女性抑郁程度较低,研究结果意味着老人对丧偶事件的应对可能存在性别差异。国外有大量研究⑦从性别差异的角度,探讨丧偶

①　焦开山:《中国老人丧偶与其死亡风险的关系分析——配偶照顾的作用》,《人口研究》,2010,34(3)。

②　Govt W. R Set Marital Status and Mortality. *American Journal of Sociology*,1973,79(1):45 - 67;Hu Y. R. , N. Golchnan Mortality Differentials by Marital-Status-an International Comparison. *Demography*, 1990, 27 (2):233 - 250.

③　Schaefet C. , C. P Quesenberry, S. W.. Mortality Following Conjugal Bereavement and the Effects of a Shared Environment. *American Journal of Epidaniology*,1995 141(12):1142 - 1152. Manzol L,et al. Marital Status and Mortality in the Elderly:A Systematic Review and Meta-Analysis . *Social Science &Medicine*,2007,6(4). 77 - 94.

④　Marhlcainery P, T Vallconen. Mortality after Death of Spouse:Relation to Duration of Bereavement Finland. *Journal of Epidemiology and Community health*, 1996,50(3):264 - 268.

⑤　王光海、邹小敏、李云峰:《不同养老方式的丧偶老人心理状态研究》,《临床精神医学杂志》,2004,14(1)。

⑥　赵忻怡、潘锦棠:《城市女性丧偶老人社会活动参与和抑郁状况的关系》,《妇女研究论丛》,2014,122(2)。

⑦　Zisook,S,Shuchter, S. R.. Early Psychological Reaction to the Stress of Widowhood . *Psychiatry: Interpersonal and Biological Processes*, 1991,54(4): 320 - 333;Lund, D. A. , Caserta, M. S. ,Dimond M. F.. Gender Differences through Two Years of Bereavement among the Elderly. *The Gerontologist*, 1986, 26(3): 314 - 320; Gallagher, D. E. , et al.. Effects of Bereavement on Indicators of Mental Health in Elderly Widows and Widowers. *Journal of Gerontology*, 1983,38(5): 565 - 571;[39]Thompson, L. W. , et al.. Effects of Bereavement on Symptoms of Psychopathology in Older Men and Women. Older Bereaved Spouses: Research with Practical Applications. New York: Hemisphere, 1989:17 - 24.

对老年人心理健康的影响,但是研究结论并不一致,部分研究发现丧偶和心理健康之间的关系不存在显著的性别差异,也有学者认为丧偶会给女性心理造成更多的负面影响。

总体上,国内外的研究已经充分提示丧偶会对老年人口的健康形成较大的影响,但还需要更多角度的研究,如生理影响、慢性病影响等,对于这类家庭的其他因素的作用也还缺乏分析,还缺乏对于他们的健康服务需求的统计学显著性差异了解。本章的研究虽然还不能代表全国的老年人口,但局部的探索性研究可以为将来更大范围的调查与研究抛砖引玉,提供进一步研究的线索,也为开展农村丧偶老年家庭的健康促进服务提供更为细致的需方一手信息。

# 第一节　被调查丧偶老人个人和家庭基本情况

通过随机抽样获得的 3 053 名被调查农村老人中,一共有 1 060 人目前的婚姻状态为丧偶,占 34.7%。江苏海安、河南南乐和青海大通的被调查丧偶人数分别有 335、314 和 411 人,丧偶比例分别为 34.3%、31.7% 和 40.5%,大通的老人丧偶率显著高于其他两个样本县。本节将分析这些被调查丧偶老人的个人和家庭基本情况,并将之与有配偶的老人进行对比。

## 一、被调查丧偶老人个人基本特征

丧偶老人以女性为主,这与全国的丧偶老人性别分布一致,与女性更为长寿相关。他们的平均年龄为 73.51 岁,没有上过学的老人占绝大多数,大部分对象的生活支出需要依靠子女或孙子女。与有配偶的老人相比,丧偶老人的基本个人特征有显著差异,丧偶老人女性更多,年龄更大、文盲比例更高,经济不能独立的比例也更大。从个人基本特征看,丧偶老人相对于有配偶老人明显弱势,自主能力更弱。

表 5 - 1　丧偶老人和有配偶老人个人基本情况对比

| 个人<br>特征 | 丧偶老人<br>人数＝1 060 人 | 有配偶老人<br>人数＝1 925 人 | 显著性水平 |
|---|---|---|---|
| 性别 | 男性 29.7%;女性 70.3% | 男性 57.2%;女性 42.8% | 0.000 |

（续表）

| 个人特征 | 丧偶老人<br>人数=1 060人 | 有配偶老人<br>人数=1 925人 | 显著性水平 |
|---|---|---|---|
| 年龄 | 平均年龄 73.51 岁<br>60—69 岁组 37.4%；70—79 岁组 39.3%；80 岁及以上 23.3% | 平均年龄 67.51 岁<br>60—69 岁组 69.5%；70—79 岁组 26.5%；80 岁及以上 3.9% | 0.000 |
| 文化程度 | 未上学 71.0%；小学 22.2%；初中 4.8%；高中及以上 2.0% | 未上学 50.8%；小学 34.8%；初中 12.1%；高中及以上 2.4% | 0.000 |
| 主要支出来源 | 自己是支出主要来源之一 22.7% | 自己和老伴是支出主要来源之一 74.2% | 0.000 |

有接近 5% 的老人不能准确回忆起丧偶的年份，研究中作为缺失值处理。丧偶老人的平均丧偶年龄为 58.45 岁，丧偶年龄最小的才近 20 岁，一直未娶/嫁。他们的平均丧偶时间距调查时点有 14.11 年，最长丧偶时间已经近 60 年，而最短的丧偶时间为调查当年。不同性别的丧偶老人在丧偶年龄和丧偶时间长短分布上没有统计学显著性差异。

## 二、被调查丧偶老人家庭基本特征

### 1. 家庭构成与居住模式

被调查丧偶老人的家庭规模（2.75 人）小于全国农村的平均家庭规模水平 3.30 人①（2010 年全国人口普查数据），他们平均拥有子女 3.48 人，目前居住的模式以与子女共同居住在一起为主（52.8%），但空巢也占有较大的比例，达到了 31.8%。

与有配偶的老人相比，丧偶老人的家庭规模略小一些，这与少了一个老人相关，但家庭平均规模数量并没有平均少 1 人，这说明丧偶以后，一些家庭是有所应对的，一些家庭可能会改变居住模式，选择与丧偶老人共同生活在一起，两类老人的居住模式差异验证了这一点，即丧偶老人中空巢和留守的比例都要少一些，而与子女共同生活在一起的比例要高一些。卡方分析还显示：丧偶老人的子女数量也略高于有配偶老人，这可能与丧偶老人整体年龄更大，在他们生育旺盛期的时候我国还没有开始或刚刚开始计划生育，同时生育文化也在逐渐转变之

---

① 国家卫生和计划生育委员会：《中国家庭发展报告》，北京：中国人口出版社，2014。

中,因此年龄越轻的老人生育的数量较少。

**表5-2 被调查丧偶老人与有配偶老人家庭基本情况对比**

| 家庭特征 | 丧偶老人<br>人数=1 060 人 | 有配偶老人<br>人数=1 925 人 | 显著性水平 |
|---|---|---|---|
| 家庭规模* | 平均 2.75 人;标准差 1.74 | 平均 3.24 人;标准差 1.57 | 0.000 |
| 子女数量 | 平均 3.48 人;标准差 1.63 | 平均 2.96 人;标准差 1.27 | 0.000 |
| 居住模式 | 空巢 31.8%;留守 15.4%;<br>与子女居住在一起 52.8% | 空巢 42.2%;留守 20.2%;<br>与子女居住在一起 37.7% | 0.000 |

＊家庭规模指长期一起在家里吃住的人口数,而不是户籍人口数。

2. 子女居住地点

子女家庭居住地点的远近,可能会影响着子女对老人的交流频率与照料情况,因此研究中也关注了子女家庭居住地点的情况,考虑到老人的回答能力,研究没有直接询问居住距离,而是以村、镇和县来粗略估计距离远近。无论是丧偶,还是有配偶的老人,绝大多数的农村老人都能有子女在家里或本村居住,但有配偶的老人没有在本村居住的子女比例显著比丧偶老人高,比例分别为16.6%和10.7%,卡方检验 P 值小于 0.01,表5-3 显示了具体结果。

**表5-3 被调查丧偶老人与有配偶老人子女居住地对比(%)**

| | 生活在家里或本村 | 没有生活在本村的,但有同乡镇不同村 | 没有生活在本乡镇的,但有同县不同乡镇 | 没有生活在本县的 |
|---|---|---|---|---|
| 有配偶老人 | 83.4 | 5.8 | 4.5 | 6.3 |
| 丧偶老人 | 89.3 | 5.1 | 3.1 | 2.5 |

3. 子女对老人的健康关心

如图5-1所示:丧偶老人的子女能够经常询问老人的健康情况,经常或每天都会问的比例近 7 成,两成多的子女会偶尔询问一下,但也有 5.0%左右的对象子女几乎不关心老人健康状况。与有配偶的老人相比,来自子女的健康关心频率没有统计学显著性差异。

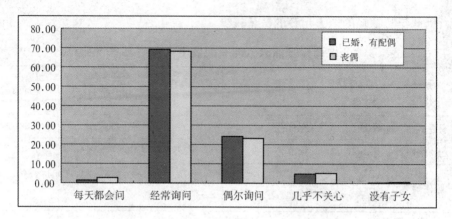

图 5-1    子女是否经常询问老人健康情况对比

4. 家庭主要健康关心人

被调查丧偶老人的健康关心人主要为子女/媳婿和自己,比例分别为76.1%和55.8%。丧偶老人的子女或孙子女操心老人健康问题的比例显著高于有配偶老人,高出了 24 个百分点。

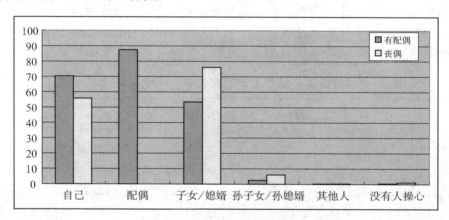

图 5-2    家里主要有谁来操心您的健康?(多选)

5. 健康问题照料人

表 5-4 给出了被调查老人在出现身体不舒服或生病时照料人、心里不舒服时或生病时的心理安慰人。可以看出,当老人丧偶后,无论是身体照料还是心理安慰都会发生人员安排上的变化:(1)当有配偶时,配偶是第一位的照料/安慰人,接近或超过了 9 成;(2)当丧偶时,儿子、儿媳和女儿照料/安慰的比例会显著增加,儿子儿媳的增加比例近 2 成,女儿则近 1 成,孙子女/媳婿照料/安慰的

比例也有所增加。女婿、其他各类人员参与照料/安慰的比例没有显著差异；(3)
但是，当配偶去世后，有更多比例的老人面临着没有人生病照料，没有心理安慰
的境地，比例均超过了 5%。(4) 总体说来，丧偶后，子辈成为照料/安慰人的比
例会显著上升，会有 9 成多的家庭中至少有一个子辈会承担起相应的义务，而未
丧偶的时候这一比例只在 7 成左右，图 5-3 给出了具体情况。

**表 5-4　被调查丧偶老人与有配偶老人健康问题照料人对比**

| 照料人 | 生病照料 | | | 心理安慰 | | |
|---|---|---|---|---|---|---|
| | 丧偶 | 有配偶 | P 值 | 丧偶 | 有配偶 | P 值 |
| 配偶 | 0.0 | 89.7 | 0.000 | 0.0 | 90.4 | 0.000 |
| 儿子 | 74.1 | 55.7 | 0.000 | 71.9 | 52.8 | 0.000 |
| 儿媳 | 59.9 | 41.9 | 0.000 | 54.1 | 36.8 | 0.000 |
| 女儿 | 51.0 | 40.8 | 0.000 | 56.7 | 42.7 | 0.000 |
| 女婿 | 11.9 | 10.8 | 0.189 | 11.6 | 10.3 | 0.147 |
| 孙子女 | 6.0 | 1.8 | 0.000 | 6.3 | 2.9 | 0.000 |
| 孙媳婿 | 1.1 | 0.2 | 0.001 | 1.4 | 0.4 | 0.002 |
| 其他亲属 | 0.8 | 0.5 | 0.198 | 1.2 | 0.7 | 0.121 |
| 朋友/邻居 | 1.7 | 1.6 | 0.440 | 2.6 | 2.5 | 0.737 |
| 保姆 | 0.0 | 0.1 | 0.645 | 0.0 | 0.1 | 0.416 |
| 其他人 | 0.2 | 0.0 | 0.126 | 0.1 | 0.1 | 0.711 |
| 没有人照料 | 5.3 | 0.6 | 0.000 | 5.8 | 0.8 | 0.000 |

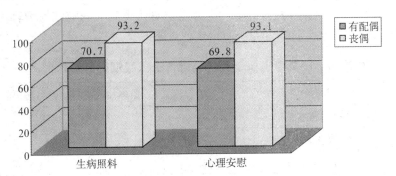

**图 5-3　子辈成为主要的生病照料者或心理安慰者的比例**

### 三、被调查丧偶老人健康行为

研究中对农村老人健康相关行为的了解包括饮食、吸烟、饮酒、体育锻炼、健康体检和就医行为等。

1. 饮食行为

从表 5-5 可以看出，农村老人大部分没有经常吃新鲜水果的习惯，但新鲜蔬菜能够做到每天吃或者经常吃。访谈中得知，这一方面与农村的新鲜蔬菜比较容易获得，价格便宜或者是自己种的不需要花钱，而水果一方面大部分价格较贵，老人舍不得吃，另一方面老人的牙也不能适应一些水果。丧偶老人和有配偶老人在饮食蔬菜习惯上没有区别，超过 80.0％的老人能够经常或每天吃蔬菜，但吃新鲜水果的频率要低于有配偶老人，有近 4 成的人"很少"或"从不"吃新鲜水果，可能与其年龄、经济水平等方面有关。

表 5-5　被调查丧偶老人与有配偶老人饮食行为对比（％）

| 饮食行为 | 对象类型 | 每天/几乎每天吃 | 经常吃 | 有时吃 | 很少或从不吃 |
|---|---|---|---|---|---|
| 新鲜水果** | 有配偶老人 | 1.0 | 23.6 | 45.2 | 30.1 |
| | 丧偶老人 | 0.8 | 18.6 | 43.2 | 37.5 |
| 新鲜蔬菜 | 有配偶老人 | 22.6 | 60.4 | 14.7 | 2.4 |
| | 丧偶老人 | 21.5 | 60.0 | 15.8 | 2.7 |

注：** 表示有配偶老人和丧偶老人的分布有统计学显著性差异，且 $P$ 值＜0.01。

2. 吸烟、饮酒行为

因为吸烟和饮酒行为有着明显的性别差异，而丧偶老人和有配偶老人的性别分布又存在显著差异，表 5-6、5-7 分性别对两类老人的吸烟饮酒行为进行了对比分析。

表 5-6　被调查丧偶老人与有配偶老人吸烟行为对比（％）

| 性别 | 对象类型 | 从不 | 原来抽，现在不 | 目前仍然抽烟 |
|---|---|---|---|---|
| 女 | 有配偶老人 | 94.9 | 2.8 | 2.3 |
| | 丧偶老人 | 95.7 | 1.5 | 2.8 |
| 男 | 有配偶老人 | 36.3 | 26.9 | 36.8 |
| | 丧偶老人 | 37.1 | 31.4 | 31.4 |

　　在吸烟行为上,两类老人没有区别,女性基本不吸烟,男性"从不吸烟""原来吸烟,现已戒掉""目前仍然抽烟"的比例基本各近三成。

　　在饮酒方面,两类老人同样没有区别,女性大多不饮酒,而男性老人目前仍然有相当大的比例喝酒,而且有近三成的人经常喝酒,在经常喝酒的老人中,绝大多数表示自己不会喝醉,过去的一年里有醉酒经历的不到2.0%,两类老人的醉酒经历没有统计学显著性差异。

表5-7　被调查丧偶老人与有配偶老人饮酒行为对比(%)

| 性别 | 对象类型 | 从不 | 原来喝,现在不 | 偶尔喝 | 经常喝 |
|---|---|---|---|---|---|
| 女 | 有配偶老人 | 90.2 | 3.6 | 4.3 | 1.9 |
| | 丧偶老人 | 89.0 | 4.2 | 5.0 | 1.9 |
| 男 | 有配偶老人 | 14.1 | 19.7 | 37.9 | 28.3 |
| | 丧偶老人 | 9.8 | 23.5 | 36.8 | 29.8 |

　　3. 体育锻炼

　　除了田间的劳作外,农村老人也渐渐有了专门锻炼的习惯。丧偶老人中,分别有9.0%、20.8%和34.6%的对象表示自己天天、经常或偶尔锻炼,但是,他们中不锻炼的比例还是超过了有配偶的老人,分别为35.6%和27.4%,可能与其年龄分布差异有关,因为分年龄和分性别比较分析显示,农村老人的体育锻炼与性别不相关,而与年龄显著相关,年龄大的老人锻炼显著减少,从不锻炼的比例也显著增加。

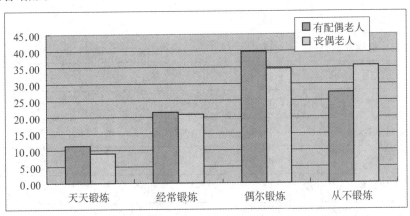

图5-4　有配偶老人和丧偶老人体育锻炼频率对比

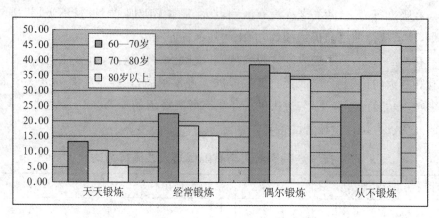

**图5-5　不同年龄组农村老人体育锻炼频率变化**

#### 4. 体检参与

丧偶老人的健康体检参与度不高,有14.2%的对象没有参与过任何体检项目,参与度最高的是血压检测,其次是血常规、心电图、血糖,比例均超过了40.0%。总体看来,丧偶老人和有配偶老人体检率参与都不高,差异亦不大,只是在血压、肝功和腹部B超的检测上有配偶老人略高。表5-8给出了被调查老人的体检项目参与详情。

**表5-8　有配偶老人与丧偶老人体检参与对比**

| 体检项目 | 有配偶老人 | 丧偶老人 | $P$ 值 |
|---|---|---|---|
| 身高体重 | 33.9 | 32.4 | 0.213 |
| 血压 | 75.5 | 69.6 | 0.000 |
| 一般体格检查 | 17.1 | 18.7 | 0.149 |
| 心电图 | 45.8 | 42.7 | 0.060 |
| 血糖 | 40.3 | 36.7 | 0.029 |
| 血常规 | 47.8 | 46.6 | 0.271 |
| 尿常规 | 32.2 | 30.3 | 0.149 |
| 大便常规 | 13.3 | 11.2 | 0.057 |

（续表）

| 体检项目 | 有配偶老人 | 丧偶老人 | P 值 |
|---|---|---|---|
| 肝功能 | 24.3 | 18.8 | 0.000 |
| 肾功能 | 14.2 | 10.9 | 0.007 |
| 骨密度 | 1.9 | 2.6 | 0.105 |
| 直肠检查 | 2.8 | 2.1 | 0.156 |
| 腹部 B 超 | 24.9 | 22.0 | 0.041 |
| 胸透 | 16.5 | 15.0 | 0.160 |
| 以上都没有做过 | 12.2 | 14.2 | 0.069 |
| 记不清楚了 | 4.4 | 5.8 | 0.051 |

5. 就医行为

农村丧偶老人在生病时,大多数会首选去村卫生室,但也有 21.1% 的对象会首选去药店买药,去乡镇卫生院的也占有一定的比例(13.2%),首选去县医院、私人诊所或不看病的比例都不到 5%。丧偶老人在就医机构的首选上与有配偶老人没有区别。

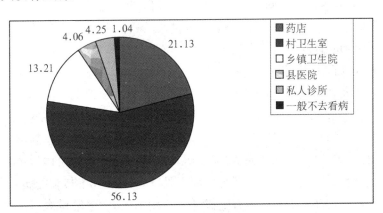

图 5 - 6　丧偶老人就医机构首选

在 2013 年,有 26.1% 的丧偶老人该去看病但没有去看病,第一位原因为经济困难(15.1%),其次是认为病情轻,看不看没有关系,占总人数的 10.0%。与有配偶老人不看病原因相比,丧偶老人中有更多的人因为"经济困难""没有人陪同"或"病情轻,看不看没有关系"而不去看病。

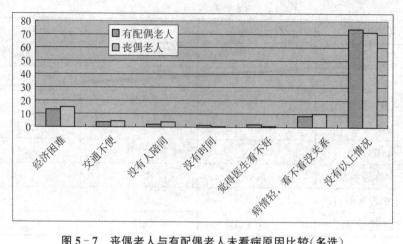

**图 5-7　丧偶老人与有配偶老人未看病原因比较(多选)**

　　总结丧偶老人个人和家庭特征,有以下结论:(1)丧偶老人个人弱势明显。丧偶老人女性更多,年龄更大、文盲比例更高,经济不能独立的比例也更大。这些社会特征都使得可以用于他们健康保障的自我资源少,能力弱。(2)丧偶老人家庭积极应对老人的丧偶可能带来的风险。丧偶老人所在的家庭规模相对较大,与子女共同生活在一起的比例要高于有配偶老人,没有子女居住在本县的比例也明显低于有配偶老人,子女操心老人健康的比例也显著较高,在老人出现身体健康问题和心理问题时子辈们照料的比例更高等等,这些都是丧偶家庭的积极应对表现。(3)丧偶老人基本健康行为发生率较高,但仍需改善。超过80.0%的老人能够经常或每天吃蔬菜,目前仍然男性丧偶老人吸烟的比例远低于一般男性人群 52.8%的比例①,近 3 成的老人养成了体育锻炼的习惯等等都说明丧偶老人的基本健康行为习惯总体不错。但是,丧偶老人吃新鲜水果的频率较低,有近 4 成的人"很少或从不"吃新鲜水果。大多数健康体检项目参与率低,除血压检测外,其他项目的参与率都不足 50.0%。(4)与有配偶老人相比,丧偶老人在个人健康行为上与有配偶老人差别不大,大多数健康行为的发生率相近,但新鲜水果食用、体育锻炼、部分体检项目参与、及时就医等方面还是显著低于有配偶老人。

---

　　① 国家卫生和计划生育委员会. 国务院法制办公室关于公布《公共场所控制吸烟条例(送审稿)》公开征求意见的通知. http://www.nhfpc.gov.cn/zhuzhan/zqyj/201411/16b813422bae4cfd93823102ee45b7f3.shtml. 2014-11-24.

# 第二节　丧偶老人与有配偶老人生理健康比较

考虑到丧偶老人和有配偶老人在年龄和性别这两个公认的基本生理健康影响因素分布上的差异,研究在分析两类老人生理健康的差异时,既分析了总体差异性,也分析了剔除年龄和性别因素之后的差异情况。生理健康总体水平和分维度的差异分析使用单因素方差分析,影响因素的分析使用二分类罗切斯特分析方法。对于每一个健康指标的分析采用卡方检验方法,理论频数小于5的格子不超过20%时报告的P值为pearson检验显著性水平,当出现了20%以上的格子理论频数小于5,此时改用精确估计法,报告的是双尾检验显著性水平。

## 一、丧偶老人和有配偶老人健康总体评价比较

丧偶老人大多用"一般"来形容自己的总体健康状况,他们选择用"非常好"、"很好"和"好"来表述自己总体健康状况的比例都低于有配偶的老人。但是,从表5-9的分年龄和分性别的比较结果看,对于健康总体评价的差异是源自于两类老人的年龄和性别的差异,因为分年龄和性别比较后,在所有组别,两类老人的健康自评均没有统计学显著性差异。当然,两类老人的健康总体自评没有差异,并不一定意味着老人的生理和心理健康状况就完全相同,因为这一更为主观的评价,与老人自身对于健康的期望值是密切相关的,自我健康期望值较低,对健康状况更可能得到好的评价。

**表5-9　不同性别不同年龄组丧偶老人和有配偶老人健康总体评价比较(%)**

| 性别 | 年龄 | 类型 | 差 | 一般 | 好 | 很好 | 非常好 | P 值 |
|------|------|------|------|------|------|------|------|------|
| 男 | 60—69 | 有配偶老人 | 8.0 | 39.3 | 34.6 | 15.0 | 3.1 | 0.354 |
| | | 丧偶老人 | 9.5 | 44.9 | 33.9 | 11.0 | 0.8 | |
| | 70—79 | 有配偶老人 | 10.4 | 54.4 | 22.5 | 10.4 | 2.4 | 0.170 |
| | | 丧偶老人 | 16.8 | 55.5 | 18.5 | 9.2 | 0.0 | |
| | 80 及以上 | 有配偶老人 | 17.5 | 47.4 | 19.3 | 12.3 | 3.5 | 0.234 |
| | | 丧偶老人 | 15.9 | 62.3 | 10.1 | 11.6 | 0.0 | |

（续表）

| 性别 | 年龄 | 类型 | 差 | 一般 | 好 | 很好 | 非常好 | P 值 |
|---|---|---|---|---|---|---|---|---|
| 女 | 60—69 | 有配偶老人 | 10.6 | 46.1 | 29.4 | 11.8 | 2.0 | 0.098 |
| | | 丧偶老人 | 10.4 | 51.3 | 30.9 | 6.7 | 0.7 | |
| | 70—79 | 有配偶老人 | 15.0 | 57.8 | 20.2 | 6.1 | 0.9 | 0.827 |
| | | 丧偶老人 | 13.8 | 58.1 | 18.8 | 8.7 | 0.7 | |
| | 80 及以上 | 有配偶老人 | 36.8 | 36.8 | 21.1 | 0.0 | 5.3 | 0.117 |
| | | 丧偶老人 | 23.0 | 54.5 | 15.7 | 6.2 | 0.6 | |

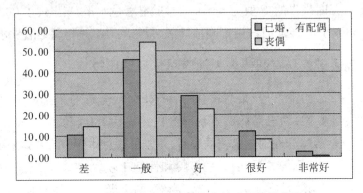

图 5‐8　丧偶老人与有配偶老人健康总体评价比较

## 二、丧偶老人和有配偶老人躯体活动功能比较

随着年龄的增加，丧偶老人在躯体活动上的困难越来越多，回答"有点困难"和"困难很大"的比例也在显著增加。女性丧偶老人的躯体活动功能也显著弱于男性老人。与有配偶的老人相比，丧偶老人的躯体活动功能明显差，表示"没有困难"的比例显著低于有配偶老人近两成。分组方差分析显示总体上丧偶老人的躯体活动功能维度得分显著低于有配偶老人，P 值小于 0.01。

表 5‐10 和表 5‐11 是对于分年龄和性别对丧偶和有配偶老人在两个躯体活动功能条目上的回答结果比较。60—69 岁年龄组的老人躯体活动功能评价有显著差异，女性 70—79 岁组的评价也显示出了统计学显著性差异。但 80 岁及以上组，无论男性还是女性都没有统计学显著性差异。

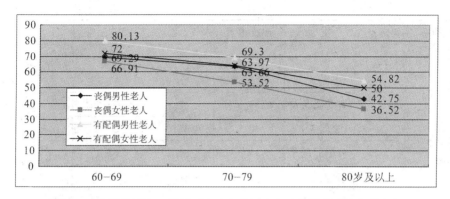

图 5 - 9　不同类型和不同性别老人躯体对角色功能的影响的年龄变化

表 5 - 10　您目前做搬桌子、打扫房间一类的劳动有困难吗(%)

| 性别 | 年龄 | 类型 | 困难很大 | 有点困难 | 没有困难 | P 值 |
|---|---|---|---|---|---|---|
| 男 | 60—69 | 有配偶老人 | 7.5 | 25.3 | 67.2 | 0.001 |
| | | 丧偶老人 | 12.6 | 37.0 | 50.4 | |
| | 70—79 | 有配偶老人 | 11.1 | 39.6 | 49.3 | 0.317 |
| | | 丧偶老人 | 13.5 | 45.4 | 41.2 | |
| | 80 及以上 | 有配偶老人 | 26.3 | 36.8 | 36.8 | 0.134 |
| | | 丧偶老人 | 43.5 | 29.0 | 27.5 | |
| 女 | 60—69 | 有配偶老人 | 10.6 | 34.0 | 55.4 | 0.014 |
| | | 丧偶老人 | 10.8 | 43.9 | 45.4 | |
| | 70—79 | 有配偶老人 | 16.0 | 39.9 | 44.1 | 0.011 |
| | | 丧偶老人 | 23.2 | 45.0 | 31.9 | |
| | 80 及以上 | 有配偶老人 | 26.3 | 42.1 | 31.6 | 0.626 |
| | | 丧偶老人 | 45.5 | 36.0 | 18.5 | |

表 5 - 11　您目前走一里左右的路程会有困难吗(%)

| 性别 | 年龄 | 类型 | 困难很大 | 有点困难 | 没有困难 | P 值 |
|---|---|---|---|---|---|---|
| 男 | 60—69 | 有配偶老人 | 7.6 | 23.9 | 68.5 | 0.002 |
| | | 丧偶老人 | 14.2 | 32.3 | 53.5 | |

（续表）

| 性别 | 年龄 | 类型 | 困难很大 | 有点困难 | 没有困难 | P 值 |
|---|---|---|---|---|---|---|
| 男 | 70—79 | 有配偶老人 | 13.4 | 34.2 | 52.4 | 0.154 |
| | | 丧偶老人 | 15.1 | 42.9 | 42.0 | |
| | 80 及以上 | 有配偶老人 | 29.8 | 31.6 | 38.6 | 0.335 |
| | | 丧偶老人 | 40.6 | 31.9 | 27.5 | |
| 女 | 60—69 | 有配偶老人 | 11.8 | 33.1 | 55.1 | 0.101 |
| | | 丧偶老人 | 14.1 | 38.7 | 47.2 | |
| | 70—79 | 有配偶老人 | 18.8 | 34.7 | 46.5 | 0.001 |
| | | 丧偶老人 | 25.5 | 43.6 | 30.9 | |
| | 80 及以上 | 有配偶老人 | 36.8 | 31.6 | 31.6 | 0.482 |
| | | 丧偶老人 | 48.3 | 30.3 | 21.4 | |

### 三、丧偶老人和有配偶老人躯体对角色功能的影响比较

在躯体对角色功能的影响维度上，丧偶老人平均得分 61.97 分，随着年龄的变化和性别的不同，差异并不大。排除年龄和性别的混杂因素后，丧偶老人和有配偶老人相比，差异有显著性，主要是年轻老人组，丧偶老人也差一些。

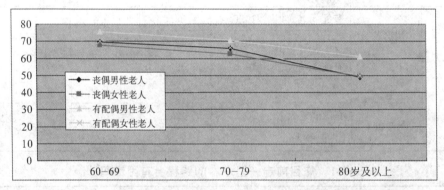

**图 5 - 10　不同婚姻状况和不同性别老人躯体对角色功能的影响的年龄变化**

对于躯体对角色功能的两个条目的具体回答情况见表 5 - 12 和表 5 - 13。表 5 - 12 为"最近一个月，有多少时间会由于身体健康原因而感觉到力不从心，

做的事比想做的事少?"条目,表 5-13 为"最近一个月,有多少时间会由于身体健康原因而感觉到原来还能做的事,现在却不想做或不能做?"条目。所有组别的回答中,大多数的老人会选择"有时"。丧偶老人和有配偶老人的差异主要体现在 60—69 岁年龄组,丧偶老人因为躯体原因,角色功能受限的时间更多。

**表 5-12　丧偶老人和有配偶老人躯体对角色功能的影响比较 1(%)**

| 性别 | 年龄 | 类型 | 所有时间 | 绝大多数时间 | 较多时间 | 有时 | 没有 | P 值 |
|---|---|---|---|---|---|---|---|---|
| 男 | 60—69 | 有配偶老人 | 2.3 | 5.2 | 16.2 | 2.3 | 5.2 | 0.024 |
| | | 丧偶老人 | 1.6 | 11.0 | 21.3 | 1.6 | 11.0 | |
| | 70—79 | 有配偶老人 | 2.7 | 6.4 | 14.1 | 2.7 | 6.4 | 0.163 |
| | | 丧偶老人 | 1.7 | 11.8 | 20.2 | 1.7 | 11.8 | |
| | 80 及以上 | 有配偶老人 | 14.0 | 12.3 | 12.3 | 14.0 | 12.3 | 0.225 |
| | | 丧偶老人 | 20.3 | 21.7 | 17.4 | 20.3 | 21.7 | |
| 女 | 60—69 | 有配偶老人 | 2.9 | 7.4 | 20.3 | 2.9 | 7.4 | 0.626 |
| | | 丧偶老人 | 3.4 | 8.2 | 24.2 | 3.4 | 8.2 | |
| | 70—79 | 有配偶老人 | 7.0 | 11.3 | 17.8 | 7.0 | 11.3 | 0.373 |
| | | 丧偶老人 | 7.4 | 14.1 | 20.5 | 7.4 | 14.1 | |
| | 80 及以上 | 有配偶老人 | 10.5 | 26.3 | 26.3 | 10.5 | 26.3 | 0.483 |
| | | 丧偶老人 | 20.2 | 20.2 | 14.0 | 20.2 | 20.2 | |

**表 5-13　丧偶老人和有配偶老人躯体对角色功能的影响比较 2　(%)**

| 性别 | 年龄 | 类型 | 所有时间 | 绝大多数时间 | 较多时间 | 有时 | 没有 | P 值 |
|---|---|---|---|---|---|---|---|---|
| 男 | 60—69 | 有配偶老人 | 1.7 | 5.5 | 11.4 | 46.8 | 34.6 | 0.038 |
| | | 丧偶老人 | 1.6 | 11.0 | 16.5 | 44.9 | 26.0 | |
| | 70—79 | 有配偶老人 | 4.0 | 7.7 | 11.7 | 50.3 | 26.2 | 0.045 |
| | | 丧偶老人 | 3.4 | 11.8 | 21.9 | 41.2 | 21.9 | |
| | 80 及以上 | 有配偶老人 | 10.5 | 10.5 | 15.8 | 45.6 | 17.5 | 0.079 |
| | | 丧偶老人 | 18.8 | 20.3 | 20.3 | 23.2 | 17.4 | |

（续表）

| 性别 | 年龄 | 类型 | 所有时间 | 绝大多数时间 | 较多时间 | 有时 | 没有 | P 值 |
|---|---|---|---|---|---|---|---|---|
| 女 | 60—69 | 有配偶老人 | 2.7 | 7.6 | 17.2 | 49.3 | 23.1 | 0.482 |
| | | 丧偶老人 | 3.4 | 8.2 | 21.9 | 45.7 | 20.8 | |
| | 70—79 | 有配偶老人 | 6.1 | 9.9 | 15.5 | 43.2 | 25.4 | 0.579 |
| | | 丧偶老人 | 7.4 | 11.7 | 18.5 | 42.3 | 20.1 | |
| | 80 及以上 | 有配偶老人 | 10.5 | 26.3 | 21.1 | 31.6 | 10.5 | 0.882 |
| | | 丧偶老人 | 19.1 | 21.9 | 15.7 | 30.3 | 12.9 | |

### 四、丧偶老人和有配偶老人躯体疼痛比较

研究一共列举了 8 个常见的疼痛部位,丧偶老人中有疼痛的比例前三位为:四肢痛 51.0%、腰痛 34.5%和头痛 26.1%。被调查丧偶老人中,没有身体疼痛的仅占 17.2%,显著少于有配偶老人(20.8%,$P=0.010$)。有 1 项身体疼痛的有 36.5%,有 2 项身体疼痛的占 27.2%,3 项疼痛的占 12.6%,还有近 7.0%的人有三项以上的疼痛。

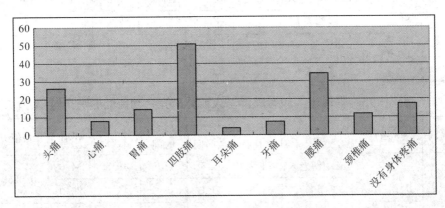

**图 5-11　被调查丧偶老人身体各部位经常性疼痛发生比例**

躯体疼痛对于丧偶老人劳动和家务的妨碍情况随着年龄的增长有所增加,但主要影响的是女性,男性并不显著,这可能与农村中主要是女性老人承担家务劳作,男性老人很少承担,因而客观影响和主观感受到的影响也较小。与有配偶老人相比,也只在 60—69 岁男性老人组别上,该年龄组丧偶男性老人没有躯体

疼痛的比例远少于有配偶的老人。

**表 5－14　不同性别不同年龄组丧偶老人和有配偶老人躯体疼痛比较（％）**

| 性别 | 年龄 | 类型 | 所有时间 | 绝大多数时间 | 较多时间 | 有时 | 没有 | P 值 |
|---|---|---|---|---|---|---|---|---|
| 男 | 60—69 | 有配偶老人 | 2.6 | 6.8 | 12.2 | 37.1 | 41.3 | 0.001 |
| | | 丧偶老人 | 0.8 | 16.5 | 16.5 | 37.0 | 29.1 | |
| | 70—79 | 有配偶老人 | 6.0 | 8.7 | 12.8 | 43.3 | 29.2 | 0.173 |
| | | 丧偶老人 | 5.9 | 10.1 | 21.0 | 32.8 | 30.3 | |
| | 80 及以上 | 有配偶老人 | 3.5 | 14.0 | 22.8 | 31.6 | 28.1 | 0.436 |
| | | 丧偶老人 | 13.0 | 21.7 | 20.3 | 17.4 | 27.5 | |
| 女 | 60—69 | 有配偶老人 | 2.9 | 11.0 | 16.7 | 41.4 | 28.0 | 0.379 |
| | | 丧偶老人 | 3.0 | 11.9 | 19.3 | 44.2 | 21.6 | |
| | 70—79 | 有配偶老人 | 6.6 | 16.9 | 13.6 | 39.9 | 23.0 | 0.409 |
| | | 丧偶老人 | 7.4 | 14.4 | 19.5 | 34.9 | 23.8 | |
| | 80 及以上 | 有配偶老人 | 21.1 | 21.1 | 21.1 | 26.3 | 10.5 | 0.966 |
| | | 丧偶老人 | 19.7 | 25.3 | 16.9 | 23.0 | 15.2 | |

### 五、丧偶老人和有配偶老人生理健康总得分比较

丧偶老人的生理健康总得分均分小于 50，即其生理健康水平低于一般人群的常模。随着年龄的增大，丧偶老人的生理健康总得分显著下降，女性老人的得分低于男性老人。方差分析显示，丧偶老人的生理健康得分与有配偶老人有显著差异，$P < 0.01$。

**表 5－15　丧偶老人与有配偶老人生理健康总得分比较**

| | 60—69 岁 | 70—79 岁 | 80 岁及以上 |
|---|---|---|---|
| 有配偶女性老人 | 44.51 | 41.78 | 35.89 |
| 丧偶女性老人 | 43.01 | 39.67 | 34.20 |
| 有配偶男性老人 | 46.88 | 43.54 | 40.58 |
| 丧偶男性老人 | 44.29 | 42.14 | 35.97 |

## 六、丧偶老人生理健康影响因素分析

对于丧偶老人生理健康的影响因素分析,采用与空巢老人和留守老人的生理健康因素分析相同的预处理和分析方法。模型1到模型3都有显著性意义,多因素分析的具体结果见表5-16。

### 表5-16　丧偶老人生理健康影响因素分析

| 变量(参照组) | 比较组 | 模型1 | | 模型2 | | 模型3 | |
| --- | --- | --- | --- | --- | --- | --- | --- |
| | | Sig. | OR值 | Sig. | OR值 | Sig. | OR值 |
| 性别(女) | 男 | — | — | — | — | — | — |
| 年龄 | | | | 0.000 | 0.926 | 0.000 | 0.928 |
| 文化程度(文盲) | 初中及以上 | 0.060 | 1.696 | 0.194 | 1.481 | 0.171 | 1.521 |
| | 小学 | 0.001 | 1.777 | 0.004 | 1.671 | 0.003 | 1.690 |
| 自己/配偶是生活支出主要来源(否) | 是 | 0.000 | 2.267 | 0.000 | 2.165 | 0.000 | 2.206 |
| 水果食用频率(很少/从不) | 每天 | | | 0.110 | 6.028 | 0.116 | 5.886 |
| | 经常 | | | 0.009 | 1.670 | 0.003 | 1.805 |
| | 偶尔 | | | 0.369 | 1.145 | 0.316 | 1.165 |
| 抽烟(从不) | 吸烟 | | | 0.033 | 0.569 | 0.033 | 0.567 |
| | 已戒烟 | | | 0.005 | 0.397 | 0.004 | 0.392 |
| 饮酒(经常) | 从不 | | | 0.183 | 0.579 | 0.216 | 0.600 |
| | 已戒酒 | | | 0.058 | 0.427 | 0.074 | 0.446 |
| | 偶尔 | | | 0.537 | 1.319 | 0.048 | 0.398 |
| 子辈是生活支出主要来源(否) | 是 | | | | | — | — |
| 子女健康关心(从不) | 每天 | | | | | 0.245 | 0.555 |
| | 经常 | | | | | 0.487 | 1.227 |
| | 偶尔 | | | | | 0.114 | 1.628 |

（续表）

| 变量(参照组) | 比较组 | 模型 1 | | 模型 2 | | 模型 3 | |
|---|---|---|---|---|---|---|---|
| | | Sig. | OR 值 | Sig. | OR 值 | Sig. | OR 值 |
| 子辈是否是主要生病照料人(否) | 是 | | | | | — | — |
| 模型效果($R^2$) | | 0.158 | | 0.204 | | 0.213 | |

注：—表示该变量在逐步回归中最终没有能够进入回归模型，Sig. 表示该因素与生理健康相关性的显著性水平；OR 值则表示比较组与对照组的生理健康总得分大于 40 分的发生概率之比；$R^2$ 表示对生理健康总方差的解释度。

从多因素分析可以看出，在排除其他因素影响的干扰后，与丧偶老人健康的相关的因素有：个人因素为性别和年龄，男性丧偶老人生理健康自评较差、年龄越大的老人生理健康自评也越差。健康行为因素有新鲜蔬菜水果、吸烟、饮酒和体育锻炼。家庭因素中则有子辈是否是健康的操心人、子女数量与之相关。子女数量越多，生理健康反而不好，可能是与其年轻时负担重有关。但是如果子辈是其健康的主要操心人的话，老人的生理健康状态反而不好，其可能的原因是生理健康状态出现问题成了"因"，而"子女操心健康"成了"果"，即老人健康出现问题了以后，子女开始成为主要操心老人健康的人，而不是老人自己。

总结本节的分析，可以得出丧偶老人的生理健康有以下几个特点：（1）丧偶老人生理健康水平低于一般人群。（2）生理健康的四个分维度中，得分最低的健康总体评价，其余三个维度得分相近。但这与文化有关，中国老人不太会愿意选择用"非常好"这样的极端评价描述自己的健康，而更可能用"一般"或"好"来形容。其余维度的测量条目尽管也是自我的评价，但测量手段/问题相对客观。（3）丧偶老人总体生理健康水平低于有配偶老人，在排除年龄和性别的混杂因素后，低年龄组老人，尤其低年龄组男性丧偶老人还是差于有配偶老人，显示了健康上的不公平，意味着需要给予低年龄组丧偶老人更多的关注。（4）影响丧偶老人身体健康的最大因素为其年龄和性别因素，而健康行为因素也有一定的影响，家庭的影响则不太明显。尽管家庭因素的影响并不大，并不意味着不需要从家庭的角度关注丧偶老人，而是要促进丧偶家庭成员更为早期、更为有效地去关爱老人。另外，还可能存在农村家庭对老人的关爱与老人健康之间可能是互为因果的关系，中和了两者之间的相关性。

## 第三节　丧偶老人与有配偶老人心理健康比较

SF－12 量表中,心理健康一共有 4 个分维度,分别为活力(VT)、社会功能(SF)、情绪对角色功能的影响(RE)和心理功能(MH)。本节将对丧偶老人的心理健康状况进行描述,同样采用卡方检验和方差检验的方法对丧偶老人和有配偶老人的心理健康进行了比较。

### 一、丧偶老人和有配偶老人活力比较

在最近的一个月里,大部分丧偶老人会在"绝大多数时间"、"较多时间"或"有时"感到精力很好,男女性和不同年龄组的情况差异不大。同性别和同年龄组丧偶老人和有配偶老人相比,60—69 岁年龄组的丧偶老人活力不如有配偶老人,70—79 岁组的有丧偶老人也要差一些。

**表 5－17　不同性别不同年龄组丧偶老人和有配偶老人活力比较(%)**

| 性别 | 年龄 | 类型 | 没有 | 有时 | 较多时间 | 绝大多数时间 | 所有时间 | P 值 |
|---|---|---|---|---|---|---|---|---|
| 男 | 60—69 | 有配偶老人 | 4.8 | 27.6 | 36.1 | 26.5 | 5.0 | 0.049 |
| | | 丧偶老人 | 3.9 | 35.4 | 40.2 | 19.7 | 0.8 | |
| | 70—79 | 有配偶老人 | 3.0 | 40.3 | 33.9 | 18.5 | 4.4 | 0.004 |
| | | 丧偶老人 | 7.6 | 44.5 | 30.3 | 17.7 | 0.0 | |
| | 80 及以上 | 有配偶老人 | 10.5 | 43.9 | 26.3 | 14.0 | 5.3 | 0.133 |
| | | 丧偶老人 | 10.1 | 36.2 | 43.5 | 10.1 | 0.0 | |
| 女 | 60—69 | 有配偶老人 | 5.7 | 34.0 | 35.6 | 22.1 | 2.5 | 0.001 |
| | | 丧偶老人 | 6.0 | 42.8 | 37.9 | 10.4 | 3.0 | |
| | 70—79 | 有配偶老人 | 12.7 | 38.0 | 30.1 | 16.4 | 2.8 | 0.176 |
| | | 丧偶老人 | 9.1 | 39.9 | 37.3 | 12.4 | 1.3 | |
| | 80 及以上 | 有配偶老人 | 15.8 | 42.1 | 26.3 | 15.8 | 0.0 | 0.792 |
| | | 丧偶老人 | 9.0 | 51.1 | 25.3 | 12.4 | 2.3 | |

## 二、丧偶老人和有配偶老人社会功能比较

丧偶老人对自己社会功能的评价要好于对活力的评价。绝大多数老人会选择自己的身体健康状况或情绪"没有"或"有时"影响了进行探亲访友之类的社会活动。但随着年龄的增长,老人的社会活动能力会显著降低。两类老人相比,差别不大,仅在60—69岁男性老人组显示出了统计学显著性差异,丧偶老人选择"没有"的比例显著低于有配偶老人。

**表5－18　不同性别不同年龄组丧偶老人和有配偶老人社会功能比较(%)**

| 性别 | 年龄 | 类型 | 所有时间 | 绝大多数时间 | 较多时间 | 有时 | 没有 | P值 |
|------|------|------|---------|-------------|---------|------|------|-----|
| 男 | 60—69 | 有配偶老人 | 1.9 | 4.8 | 5.8 | 40.2 | 47.3 | 0.000 |
| | | 丧偶老人 | 3.9 | 4.7 | 13.4 | 48.8 | 29.1 | |
| | 70—79 | 有配偶老人 | 5.0 | 7.1 | 4.4 | 45.6 | 37.9 | 0.052 |
| | | 丧偶老人 | 4.2 | 5.9 | 11.8 | 48.7 | 29.4 | |
| | 80及以上 | 有配偶老人 | 7.0 | 21.1 | 3.5 | 36.8 | 31.6 | 0.075 |
| | | 丧偶老人 | 8.7 | 15.9 | 20.3 | 27.5 | 27.5 | |
| 女 | 60—69 | 有配偶老人 | 2.2 | 6.9 | 11.0 | 45.1 | 34.8 | 0.967 |
| | | 丧偶老人 | 2.6 | 7.1 | 12.3 | 45.0 | 33.1 | |
| | 70—79 | 有配偶老人 | 6.1 | 5.6 | 10.8 | 39.4 | 38.0 | 0.320 |
| | | 丧偶老人 | 6.0 | 7.4 | 12.1 | 45.3 | 29.2 | |
| | 80及以上 | 有配偶老人 | 10.5 | 10.5 | 31.6 | 31.6 | 15.8 | 0.388 |
| | | 丧偶老人 | 12.4 | 12.4 | 14.0 | 36.5 | 24.7 | |

## 三、丧偶老人和有配偶老人情绪对角色功能的影响比较

与躯体对角色功能的影响测量一样,SF－12量表也用了两个条目测量情绪对角色功能的影响。绝大多数丧偶老人"没有"或只是"有时"因为情绪的原因而做的事情少或者不想做事,亦即情绪因素不是他们角色功能的主要障碍性因素。从图5－12可以看出,不同性别和丧偶与否和老人的情绪对角色功能的影响相关性不大,但是70—79岁期间比60—69岁期间,老人的情绪对角色功能的负面

影响幅度显著增大。

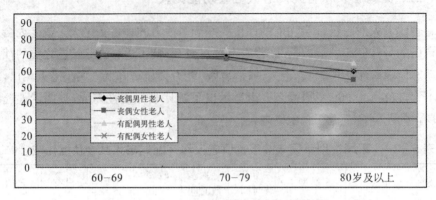

图 5 - 12　不同类型老人情绪对角色功能年龄变化比较

　　表 5 - 19 和 5 - 20 分别显示了丧偶老人和有配偶老人情绪对角色功能影响两个条目具体回答情况。和活力一样,两个条目也都仅在男性 60—69 岁的年龄组有所不同,也是丧偶老人的情绪负面影响要大一些。

表 5 - 19　最近一个月,由于心情不好,而力不从心,做的事比想做的要少　（%）

| 性别 | 年龄 | 类型 | 所有时间 | 绝大多数时间 | 较多时间 | 有时 | 没有 | P 值 |
|---|---|---|---|---|---|---|---|---|
| 男 | 60—69 | 有配偶老人 | 1.2 | 5.4 | 13.4 | 48.5 | 31.5 | 0.003 |
| | | 丧偶老人 | 1.6 | 13.4 | 15.8 | 48.8 | 20.5 | |
| | 70—79 | 有配偶老人 | 2.7 | 6.4 | 14.1 | 51.0 | 25.8 | 0.146 |
| | | 丧偶老人 | 1.7 | 11.8 | 20.2 | 45.4 | 21.0 | |
| | 80 及以上 | 有配偶老人 | 1.8 | 21.1 | 12.3 | 45.6 | 19.3 | 0.067 |
| | | 丧偶老人 | 11.6 | 11.6 | 23.2 | 36.2 | 17.4 | |
| 女 | 60—69 | 有配偶老人 | 2.9 | 5.9 | 18.4 | 52.5 | 20.3 | 0.847 |
| | | 丧偶老人 | 2.6 | 5.2 | 20.1 | 54.7 | 17.5 | |
| | 70—79 | 有配偶老人 | 5.6 | 8.5 | 20.7 | 44.6 | 20.7 | 0.907 |
| | | 丧偶老人 | 4.4 | 9.4 | 19.1 | 47.7 | 19.5 | |
| | 80 及以上 | 有配偶老人 | 10.5 | 5.3 | 31.6 | 36.8 | 15.8 | 0.427 |
| | | 丧偶老人 | 15.2 | 18.0 | 17.4 | 36.5 | 12.9 | |

表 5 - 20 最近一个月，由于心情不好，以前还能做的
事现在不想做/不能做(%)

| 性别 | 年龄 | 类型 | 所有时间 | 绝大多数时间 | 较多时间 | 有时 | 没有 | P 值 |
|---|---|---|---|---|---|---|---|---|
| 男 | 60—69 | 有配偶老人 | 1.1 | 4.8 | 12.1 | 46.8 | 35.3 | 0.004 |
| | | 丧偶老人 | 1.6 | 11.8 | 15.0 | 48.8 | 22.8 | |
| | 70—79 | 有配偶老人 | 2.7 | 6.4 | 13.4 | 49.7 | 27.9 | 0.121 |
| | | 丧偶老人 | 1.7 | 10.9 | 21.0 | 41.2 | 25.2 | |
| | 80 及以上 | 有配偶老人 | 3.5 | 17.5 | 12.3 | 50.9 | 15.8 | 0.337 |
| | | 丧偶老人 | 13.0 | 11.6 | 14.5 | 43.5 | 17.4 | |
| 女 | 60—69 | 有配偶老人 | 3.0 | 4.7 | 17.2 | 52.5 | 22.5 | 0.919 |
| | | 丧偶老人 | 3.0 | 4.5 | 17.8 | 55.0 | 19.7 | |
| | 70—79 | 有配偶老人 | 5.6 | 8.0 | 16.0 | 47.0 | 23.5 | 0.947 |
| | | 丧偶老人 | 5.7 | 8.1 | 18.8 | 44.6 | 22.8 | |
| | 80 及以上 | 有配偶老人 | 10.5 | 5.3 | 31.6 | 42.1 | 10.5 | 0.398 |
| | | 丧偶老人 | 14.6 | 17.4 | 17.4 | 35.4 | 15.2 | |

## 四、丧偶老人和有配偶老人心理功能比较

对于心理功能的评价，丧偶老人能一直保持愉快心情的比例很少，平均得分只有 56.75 分，远低于社会功能 70.50 分和情绪对角色功能的影响得分 65.78分。不同性别和不同年龄的丧偶老人心理功能分维度的得分比较接近，差异性并不显著。

表 5 - 21 和表 5 - 22 显示了不同年龄和不同性别的丧偶老人和有配偶老人对于两个心理功能条目的具体回答情况。两类老人相比，主要是 60—69 岁男性丧偶老人的心理功能显著较差。另外，在 70—79 岁男性老人和 60—69 岁女性老人组别上也有一个条目有所差异，亦是丧偶老人较差。

表 5－21  最近一个月,您有多少时间感到心情愉快?（%）

| 性别 | 年龄 | 类型 | 没有 | 有时 | 较多时间 | 绝大多数时间 | 所有时间 | P 值 |
|---|---|---|---|---|---|---|---|---|
| 男 | 60—69 | 有配偶老人 | 4.6 | 26.7 | 35.9 | 27.6 | 5.2 | 0.049 |
| | | 丧偶老人 | 3.9 | 32.3 | 42.5 | 20.5 | 0.8 | |
| | 70—79 | 有配偶老人 | 5.4 | 31.5 | 34.6 | 23.2 | 5.4 | 0.137 |
| | | 丧偶老人 | 5.9 | 42.0 | 26.9 | 23.5 | 1.7 | |
| | 80 及以上 | 有配偶老人 | 8.8 | 35.1 | 29.8 | 17.5 | 8.8 | 0.436 |
| | | 丧偶老人 | 11.6 | 26.1 | 43.5 | 14.5 | 4.4 | |
| 女 | 60—69 | 有配偶老人 | 4.9 | 35.5 | 32.4 | 24.7 | 2.5 | 0.003 |
| | | 丧偶老人 | 3.7 | 40.2 | 36.8 | 14.1 | 5.2 | |
| | 70—79 | 有配偶老人 | 8.9 | 34.3 | 31.0 | 22.1 | 3.8 | 0.510 |
| | | 丧偶老人 | 8.4 | 28.9 | 38.3 | 21.5 | 3.0 | |
| | 80 及以上 | 有配偶老人 | 5.3 | 42.1 | 26.3 | 21.1 | 5.3 | 0.996 |
| | | 丧偶老人 | 5.6 | 38.8 | 30.9 | 19.7 | 5.1 | |

表 5－22  最近一个月,您有多少时间感到精力很好?（%）

| 性别 | 年龄 | 类型 | 所有时间 | 绝大多数时间 | 较多时间 | 有时 | 没有 | P 值 |
|---|---|---|---|---|---|---|---|---|
| 男 | 60—69 | 有配偶老人 | 1.2 | 5.2 | 11.7 | 55.8 | 26.1 | 0.002 |
| | | 丧偶老人 | 2.4 | 6.3 | 14.2 | 67.7 | 9.5 | |
| | 70—79 | 有配偶老人 | 1.3 | 4.0 | 13.4 | 58.7 | 22.5 | 0.006 |
| | | 丧偶老人 | 0.8 | 9.2 | 25.2 | 47.1 | 17.7 | |
| | 80 及以上 | 有配偶老人 | 0.0 | 15.8 | 5.3 | 54.4 | 24.6 | 0.099 |
| | | 丧偶老人 | 2.9 | 5.8 | 14.5 | 58.0 | 18.8 | |
| 女 | 60—69 | 有配偶老人 | 2.0 | 6.4 | 15.7 | 56.3 | 19.6 | 0.163 |
| | | 丧偶老人 | 2.2 | 6.7 | 21.9 | 54.3 | 14.9 | |
| | 70—79 | 有配偶老人 | 4.2 | 7.0 | 18.8 | 49.8 | 20.2 | 0.819 |
| | | 丧偶老人 | 3.7 | 6.7 | 15.4 | 54.7 | 19.5 | |

（续表）

| 性别 | 年龄 | 类型 | 所有时间 | 绝大多数时间 | 较多时间 | 有时 | 没有 | P 值 |
|---|---|---|---|---|---|---|---|---|
| 女 | 80 及以上 | 有配偶老人 | 5.3 | 10.5 | 31.6 | 47.4 | 5.3 | 0.465 |
| | | 丧偶老人 | 5.1 | 7.3 | 18.5 | 50.0 | 19.1 | |

### 五、丧偶老人和有配偶老人心理健康总得分比较

丧偶老人心理健康总得分为 43.82 分,低于常模均分 50 分,意味着老人们的心理健康也差于一般人群,尤其是在 70 岁以后下降更为明显。丧偶老人的性别差异不大,但有配偶老人男性和女性的差异比较大,女性心理健康水平更差。

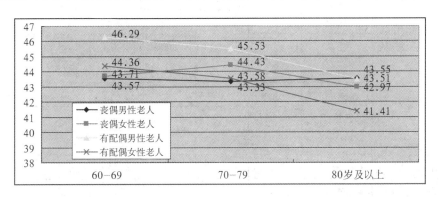

图 5 - 13　不同类型老人心理健康总得分的年龄变化比较

### 六、丧偶老人心理健康影响因素分析

和生理健康总得分一样,丧偶老人的心理健康总得分分布同样不是正态分布,为负偏态尖峰分布。研究同样将其分组为两类:一组大于 40 分,赋值为"1",一组小于 40 分,赋值为"0",采用二分类罗切斯特回归分析方法(Binary logistic regression)分析其影响因素。分三次依次在模型中置入个体社会经济因素、健康行为因素和家庭相关因素。模型 1 到模型 3 都有显著性意义,多因素分析的具体结果见表 5 - 23。

对三个模型的 $R^2$ 决定系数进行比较,可以看出:在所研究的因素中,个人行为因素对农村丧偶老人的心理健康影响更大一些,解释总变差的贡献率略高于个人社会经济因素和家庭因素。

表 5 - 23　丧偶老人心理健康影响因素分析

| 变量(参照组) | 比较组 | 模型 1 | | 模型 2 | | 模型 3 | |
|---|---|---|---|---|---|---|---|
| | | Sig. | OR 值 | Sig. | OR 值 | Sig. | OR 值 |
| 性别(女) | 男 | — | — | — | — | — | — |
| 年龄 | | 0.038 | 0.983 | — | — | 0.030 | 0.981 |
| 文化程度(文盲) | 初中及以上 | 0.004 | 2.632 | — | — | — | — |
| | 小学 | 0.051 | 1.395 | — | — | — | — |
| 自己/配偶是生活支出主要来源(否) | 是 | 0.037 | 0.716 | | | | |
| 水果食用频率(很少/从不) | 每天 | | | 0.999 | 1E+09 | 0.999 | 1E+09 |
| | 经常 | | | 0.000 | 2.831 | 0.000 | 2.352 |
| | 偶尔 | | | 0.000 | 2.044 | 0.000 | 1.826 |
| 抽烟(从不) | 吸烟 | | | | | — | — |
| | 已戒烟 | | | | | — | — |
| 饮酒(经常) | 从不 | | | | | — | — |
| | 已戒酒 | | | 0.041 | 2.250 | 0.890 | 1.047 |
| | 偶尔 | | | 0.051 | 2.161 | 0.055 | 2.158 |
| 子辈是生活支出主要来源(否) | 是 | | | | | 0.018 | 1.435 |
| 子女健康关心(从不) | 每天 | | | | | 0.673 | 0.817 |
| | 经常 | | | | | 0.028 | 1.892 |
| | 偶尔 | | | | | 0.256 | 1.412 |
| 子辈是否是主要生病照料人(否) | 是 | | | | | — | — |
| 模型效果($R^2$) | | 0.027 | | 0.075 | | 0.101 | |

注:—表示该变量在逐步回归中最终没有能够进入回归模型,Sig. 表示该因素与心理健康相关性的显著性水平;OR 值则表示比较组与对照组的心理健康总得分大于 40 分的发生概率之比;$R^2$ 表示对心理健康总方差的解释度。

从表 5-23 的多因素分析结果看,在排除了其他因素的作用之后,与丧偶老人心理健康相关的因素有:(1) 个体社会经济特征方面。对心理健康的影响不大,仅年龄因素和文化程度与之相关。随着年龄的增加,老人的心理健康水平略差。而文化程度为"小学"的丧偶老人相对"初中"文化程度的老人有更好的心理健康水平,但是这种影响在加入健康行为因素和家庭因素后变得不再显著。(2) 健康相关行为方面。主要是水果的食用频率,食用水果和偶尔饮酒是保护性因素。(3) 家庭方面,有两个相关因素。一是子辈是否是丧偶老人的主要支出来源。子辈如果能够承担起老人的生活费用,那么老人的心理健康水平也要好一些。二是子女对老人的健康关心情况,如果能经常关心丧偶老人,他们也更有可能得到 40 分以上的心理健康评分。

通过本节的分析,可以发现丧偶老人的心理健康水平主要有以下特征:(1) 丧偶老人的心理健康水平低于人群的常模,但略好于生理健康水平。(2) 心理健康的四个分维度中,活力和心理功能的维度明显低于社会功能和情绪对角色的影响。(3) 与有配偶老人相比,丧偶老人主要在 60—69 岁男性老人组的心理健康水平有所差别,该年龄组在几乎所有心理健康分维度上都弱于有配偶老人。(4) 影响丧偶老人心理健康的主要因素是行为因素,特别是新鲜蔬菜水果的食用。在排除其他因素干扰后,年龄增长对于心理健康是保护性因素,子女数量和子辈是否是老人生活支出来源也是相关因素。

# 第四节　丧偶老人与有配偶老人慢性病患病比较

## 一、丧偶老人与有配偶老人慢性病患病比较

在列出的慢性病中,丧偶老人主要患有高血压、关节炎、心脏病、支气管炎和骨质疏松,这些疾病的患病率都超过了 10%,特别是高血压接近 4 成,关节炎的患病率也超过了 3 成。近半数的老人患有两种及以上的慢性病,而没有所列举的任一种慢性的丧偶老人仅占 14.2%。

从样本的患病率直接比较看,丧偶老人的大多数慢性病患病率都超过了有配偶老人。但是,这种差异有可能是抽样的随机误差造成,也有可能是年龄和性别构成的差异,因此研究首先进行了标化处理,按照总样本的性别和年龄构成比

率作为权重系数,即男性为 60—69 岁 30.0%,70—79 岁 14.1%,80 岁及以上 4.2%;女性为 60—69 岁 28.4%,70—79 岁 16.9%,80 岁及以上 6.5%来计算标化患病率,同时对两组老人的 19 种慢性病患病情况分别进行适合度检验,表 5-24 显示了具体比较结果。

表 5-24　丧偶老人与有配偶老人慢性病患病比较(%)

| 慢性病 | 实际患病率 | | 标化患病率* | | P 值 |
|---|---|---|---|---|---|
| | 有配偶老人 | 丧偶老人 | 有配偶老人 | 丧偶老人 | |
| 高血压 | 38.34 | 40.28 | 40.21 | 40.05 | 0.915 |
| 糖尿病 | 7.48 | 5.66 | 7.64 | 4.86 | 0.001 |
| 心脏病 | 16.62 | 17.26 | 18.33 | 18.14 | 0.873 |
| 脑血管病 | 6.55 | 5.60 | 6.82 | 5.01 | 0.019 |
| 肺结核 | 0.73 | 1.13 | 0.72 | 1.31 | 0.023 |
| 支气管炎 | 12.36 | 13.96 | 12.24 | 12.68 | 0.662 |
| 白内障 | 4.73 | 6.51 | 5.35 | 5.95 | 0.385 |
| 青光眼 | 1.82 | 3.21 | 1.72 | 2.62 | 0.024 |
| 耳聋 | 7.74 | 13.02 | 8.75 | 11.35 | 0.003 |
| 前列腺疾病 | 3.27 | 2.08 | 2.95 | 3.49 | 0.300 |
| 胃肠溃疡 | 8.94 | 7.17 | 8.38 | 7.98 | 0.639 |
| 骨质疏松 | 11.43 | 13.40 | 11.93 | 12.86 | 0.350 |
| 关节炎 | 28.31 | 33.49 | 29.10 | 33.25 | 0.003 |
| 癌症 | 1.19 | 1.57 | 1.15 | 0.47 | 0.039 |
| 帕金森氏病 | 0.26 | 0.09 | 0.33 | 0.06 | 0.125 |
| 老年痴呆 | 0.31 | 0.94 | 0.62 | 0.63 | 0.967 |
| 抑郁症 | 0.26 | 0.57 | 0.22 | 0.42 | 0.165 |
| 肝脏疾病 | 1.56 | 1.13 | 1.42 | 1.32 | 0.783 |
| 胆结石/胆囊炎 | 5.51 | 4.91 | 5.19 | 3.99 | 0.078 |

注:* 标化死亡率是采取被调查总样本性别和年龄构成来对实际患病率的调整,目的是排除两组老人因为性别和年龄的组成不同而造成患病率的差异。

从表 5-24 可以看出,在排除年龄和性别结构的影响后,丧偶老人脑血管病、肺结核、青光眼、耳聋、关节炎等的患病率都要显著高于有配偶老人,但是糖尿病和癌症的发生率却显著低于有配偶老人,原因尚不清楚,也有待进一步的研究加以证实和原因探析。

### 二、丧偶老人与有配偶老人因病住院情况比较

在 2014 年,有 247 位丧偶老人有住院经历,住院的时间从 2 天到 130 天不等,住院的丧偶老人平均住院天数为 18.43 天。尽管被调查对象反映去年有医生诊断需要住院而没有住院的比例并不高,但是丧偶老人有这类情况的还是显著高于有配偶老人,比例分别为 6.6% 和 4.7%($P=0.019$)。图 5 - 22 给出了 66 位丧偶老人反映自己有医生认为应该住院而没有住院的原因分布,经济困难仍然是第一原因,其次是自己认为没有必要住院。在主要不入院原因排序上,两类老人没有区别,但经济困难的影响对于丧偶老人更大,在 66 位该医生认为应该住院而没有住院的丧偶老人中,有 61 人反映是经济原因,占 92.4%,而有配偶老人因为经济原因而不住院的比例为 75.0%,这一比例也还远高于 2008 年全国卫生服务大调查的比例 70.3%[①]。没有老人选择"认为医院医治不好""医院服务差"和"医院没有床位"等院方原因。

总体看来,8 成以上的丧偶老人都在受着慢性病的困扰,他们所罹患的慢性病的疾病顺位与有配偶老人相近,高血压、关节炎、心脏病、支气管炎和骨质疏松等都是困扰丧偶老人的常见病种,在他们当中患病率都超过了 10.0%。与有配偶老人相比,并排除年龄和性别构成影响后,丧偶老人在关节炎、脑血管等慢性病的患病率上相对较高。9 成以上的丧偶老人该住院的时候都会入院,但也有少数老人没有入院,主要的原因依然是经济原因。

## 第五节　丧偶老人与有配偶老人健康服务需求比较

对于丧偶老人和有配偶老人健康服务的需求比较,主要从四个方面进行,分别为健康教育、健康照料、康复治疗和个人专业健康服务需求。

---

① 中华人民共和国国家卫生和计划生育委员会. 卫生部公布第四次国家卫生服务调查主要结果 www. moh. gov. cn　2009 - 02 - 27.

## 一、丧偶老人与有配偶老人健康教育服务需求比较

研究结合预调查对老人的访谈结果,设计了9个方面的健康教育内容,了解其需求情况(多选),以助于从受众的角度进行健康教育方案的设计,表5-25给出了老人们的具体选择结果。

表5-25　丧偶老人与有配偶老人健康教育内容选择比较(%)

| 健康教育内容 | 有配偶老人 | 丧偶老人 | P值 |
| --- | --- | --- | --- |
| 常见病防治 | 76.3 | 70.4 | 0.000 |
| 常见病家庭照护 | 37.5 | 35.9 | 0.203 |
| 合理用药 | 40.8 | 36.1 | 0.007 |
| 跌倒、心绞痛等意外事件预防 | 20.6 | 24.4 | 0.009 |
| 意外事件急救 | 18.9 | 21.6 | 0.040 |
| 健康生活习惯 | 28.2 | 20.4 | 0.000 |
| 心理健康指导 | 18.1 | 13.6 | 0.001 |
| 休闲娱乐 | 13.9 | 9.9 | 0.001 |
| 老年人沟通与交流技巧 | 13.6 | 14.5 | 0.248 |
| 以上都不需要 | 1.3 | 1.7 | 0.200 |

在所列出的9项内容中,丧偶老年人对常见病的防治表示出了最大的兴趣,有7成老人都选择了此项,其次是常见病的家庭照护与合理用药,选择比例都超过了35.0%,意外事件预防、意外事件急救和健康生活习惯的需求也在2成以上。对所有健康教育内容都不感兴趣的老人在少数,比例为1.7%。

与有配偶老人的健康教育内容需求相比,丧偶老人在大部分选择项上都有所差异,对于常见病防治、合理用药、健康生活习惯、健康心理指导和休闲娱乐方面的需求都少于有配偶老人,但他们在意外事情预防与意外事情急救的知识需求却高于有配偶老人,这可能与他们的丧偶状态有关。

研究还了解了老人健康知识传播途径的意愿,一共列出了9个传播途径供选择,表5-26给出了回答结果。丧偶老人最喜欢的健康教育方式是上门宣传,65.3%的对象都选择了这一答案。门诊宣传、指定医生的随时询问、电视广播和集中讲课也是老人们比较喜欢的方式。

与有配偶老人相比,丧偶老人对于列出的9大健康知识传播途径的排序相同,但是在6种方式上,即上门宣传、门诊宣传、发放书面材料、电视广播、网络的选择比例都显著较低,意味着丧偶老人不仅所想要接受的健康内容较少,他们所愿意接受的健康信息传播方式也比有配偶老人少。

表5-26 丧偶老人与有配偶老人健康知识传播途径选择比较(%)

| 健康知识传播途径 | 有配偶老人 | 丧偶老人 | $P$值 |
|---|---|---|---|
| 上门宣传 | 68.4 | 65.3 | 0.044 |
| 门诊宣传 | 46.5 | 39.0 | 0.000 |
| 集中讲课 | 27.3 | 27.2 | 0.482 |
| 电话向医生询问 | 9.1 | 4.5 | 0.070 |
| 指定一个专门的医生随时询问 | 29.6 | 31.8 | 0.115 |
| 发放书面材料 | 10.3 | 6.2 | 0.000 |
| 电视广播 | 37.1 | 30.0 | 0.000 |
| 报纸杂志 | 3.4 | 2.1 | 0.026 |
| 宣传栏/墙报 | 4.1 | 3.6 | 0.276 |
| 网络 | 0.7 | 0.2 | 0.041 |
| 以上都不喜欢 | 68.4 | 65.3 | 0.059 |

和有配偶老人一样,被调查农村丧偶老人对于发放书面材料、报纸杂志、宣传栏/墙报和网络等选择的比例都很低的原因在于大部分对象不识字,或者即使识字,年纪大了不容易看清楚,也使得他们不太能够接受这些传播方式。

## 二、丧偶老人与有配偶老人健康照料服务需求比较

健康照料服务是老龄化社会面临的最大问题,国家卫计委和民政部近些年也非常关注,先后出台了老年健康照料公共服务相关的文件,如《中华人民共和国老年人权益保障法》、《养老机构护理站基本标准(试行)》、《关于加快推进健康与养老服务工程建设的通知》和《国务院关于加快发展养老服务业的若干意见》等。因此,研究中将老人们的健康照料服务需求的了解也作为重点,分别了解了老年人所期望的政府健康照料服务、对于生活不能自理老人服务地点的意愿和参与健康照料志愿服务的意愿。

1. 希望政府为老年人提供的照料服务

在所列出一些地区已经试点为老年人提供的5项健康照料服务中,农村丧偶老人认为最需要提供的是生活不能自理老人的健康照料服务,比例高达74.06%,而且他们对提供健康设施/场所、组织老人文化娱乐活动服务需求率也比较高,半数左右的对象都选择了这些项目,而聊天谈心等心理疏导服务和配餐送餐服务的需求率较低,但也在2成以上。

与健康教育服务需求不一样的是,丧偶老人在健康照料服务的需求上不但比例都比较高,而且与有配偶老人相比,大部分需求率都比较接近,只是在健康设施/场所服务上低一些,可能与这些老人年龄相对更大,较少锻炼有关。

表 5－27　丧偶老人与有配偶老人健康照料服务期望比较(%)

| 希望政府和社会提供的健康照料服务 | 有配偶老人 | 丧偶老人 | $P$ 值 |
| --- | --- | --- | --- |
| 生活不能自理老人的健康照料服务 | 71.8 | 74.1 | 0.099 |
| 配餐送餐服务 | 19.1 | 17.8 | 0.218 |
| 提供健康设施/场所 | 57.4 | 45.2 | 0.000 |
| 组织老人文化娱乐活动 | 53.9 | 51.7 | 0.136 |
| 聊天谈心等心理疏导服务 | 25.9 | 27.7 | 0.151 |
| 以上都不需要 | 2.0 | 2.5 | 0.230 |

2. 生活不能自理老人健康照料服务地点选择

61.0%的丧偶老人认为对于生活不能自理的老人健康照料服务还是在家里的上门服务比较好,还有36.1%的老人认为在村里的服务机构比较好,选择乡镇和县服务机构的比例都非常低,不足5%。在生活不能自理老人服务地点的选择上,丧偶老人和有配偶老人没有什么区别。

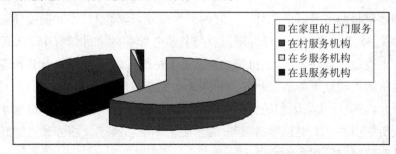

图 5－14　丧偶老人对生活不能自理老人健康照料服务地点的选择

3. 健康照料志愿服务意愿

如果身体条件许可的话,绝大多数农村丧偶老人都愿意免费为周围有需要的老年人提供力所能及的照料服务,比例达 89.7%,但还是显著低于有配偶老人 92.2%的比例。109 位不愿意提供志愿服务的丧偶老人所选择的原因由高到低依次为:没时间 32.1%、应该由专业结构提供 18.4%、怕惹麻烦 17.4%、与我无关 17.4%、子女不支持 6.4%和其他原因 12.5%。

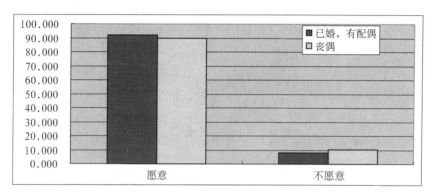

**图 5 - 15　丧偶老人与有配偶老人健康照料志愿服务意愿对比**

### 三、丧偶老人与有配偶老人家庭康复治疗服务需求比较

研究询问了老人需要哪些政府提供的上门康复治疗服务,丧偶老人需求最高的是基础护理服务,为老人提供上门的输液、打针、送药等服务,近 80.0%的需求率,在样本点服务人员访谈中发现目前村卫生室大多能提供此类的服务。上门康复指导的服务需求也比较高,康复护理、就医指导和心理康复也存在一定的需求。

与有配偶老人相比,丧偶老人在康复指导和心理康复方面的服务需求量相对较低,有统计学显著性差异。详情见表 5 - 28。

**表 5 - 28　丧偶老人与有配偶老人健康照料服务期望比较(%)**

| 希望提供的家庭康复治疗服务 | 有配偶老人 | 丧偶老人 | P 值 |
|---|---|---|---|
| 基础护理 | 76.0 | 76.3 | 0.232 |
| 康复指导 | 47.5 | 42.1 | 0.002 |
| 康复护理 | 31.2 | 30.6 | 0.372 |

（续表）

| 希望提供的家庭康复治疗服务 | 有配偶老人 | 丧偶老人 | P 值 |
|---|---|---|---|
| 心理康复 | 20.9 | 17.8 | 0.023 |
| 就医指导 | 30.4 | 28.8 | 0.189 |

### 四、丧偶老人与有配偶老人个人专业健康服务需求比较

关于健康教育、健康照料和康复治疗服务需求的询问是针对老年人群体服务需求的，研究最后还询问了老人自己目前所需要的专业健康服务情况。丧偶老人目前个人最需要的是健康体检服务，这可能是近年来基本公共卫生服务的开展深入人心，让老人意识到了健康体检的重要性。健康知识宣传和慢性定期服务位于需求的第二、第三位。临终关怀服务需求率最低，这与老人们不了解此项服务有关，调查人员也反映这个问题不好询问甚至不敢询问，怕引起反感，因此，可能实际需求要高于调查数据。

与有配偶老人相比，所列出的大多数健康服务需求没有统计学显著性差异，但是在健康知识宣传和建立个人健康档案的需求率上丧偶老人显著较低，这与之前的健康教育服务需求较低的结果一致。

表 5 - 29　丧偶老人与有配偶老人个人专业健康服务需求比较（%）

| 专业健康服务 | 有配偶老人 | 丧偶老人 | P 值 |
|---|---|---|---|
| 健康知识宣传 | 63.1 | 51.3 | 0.000 |
| 健康体检 | 74.3 | 72.4 | 0.136 |
| 建立个人健康档案 | 32.3 | 29.3 | 0.048 |
| 健康咨询 | 19.9 | 17.8 | 0.092 |
| 慢性病定期服务 | 43.3 | 44.8 | 0.220 |
| 上门诊疗 | 21.9 | 21.7 | 0.476 |
| 康复护理 | 10.2 | 8.3 | 0.053 |
| 医疗救助 | 25.8 | 28.4 | 0.070 |
| 临终关怀 | 6.1 | 6.6 | 0.311 |
| 以上都不需要 | 1.2 | 1.4 | 0.361 |

　　通过本节的对比分析,可以看出丧偶老人在健康服务需求方面有以下特征:(1)健康教育需求总体较高。但是,他们的健康教育需求总体还是"疾病"导向的,即最希望了解疾病预防、治疗、用药和照护相关的健康教育信息;(2)生活不能自理老人上门健康服务需求率非常高。生活不能自理时,农村老人更希望有上门的指导、治疗和康复等服务;(3)绝大多数丧偶老人愿意为周围有需求老人的提供力所能及的志愿服务,老年志愿服务队伍是农村潜在的社会资本与服务资源;(4)健康体检服务已经深入人心,也触发了老人的健康意识,需求率同样很高。但是,与有配偶老人相比,丧偶老人在健康教育、健康照料和个人目前的专业健康服务等方面的基本公共卫生服务需求相对较弱。

# 本章小结

　　通过对丧偶老人的生理和心理健康自评、患病情况和健康服务需求的全方位评估,与有配偶老人的比较和健康影响因素的多因素分析,可以看出:

　　1. 丧偶老人生理和心理健康水平都低于一般人常模

　　8成以上的丧偶老人在受着各种慢性病的折磨。低年龄组丧偶老人的生理和心理健康状况要低于有配偶老人,尤其是60—69岁组的男性老人其大多数的生理和心理健康维度都比有配偶男性老人差。女性和其他组别的男性丧偶老人和在婚老人的生理健康和心理健康差异都不大,仅个别维度有所不同。

　　2. 与有配偶老人相比,丧偶老人总体慢性病患病要略高

　　男性,尤其是年轻丧偶男性老人的生理和心理健康水平显著较差,女性则仅在年轻老人的生理健康水平上出现了丧偶与否的分布差异。

　　3. 多方面因素影响丧偶老人身心健康

　　影响丧偶老人生理和心理健康的因素中,老人行为因素更为突出,家庭因素影响较弱。

　　4. 丧偶老人对健康教育需求较高

　　大多希望能在家中接受政府的健康照料服务,也愿意做力所能及的事情帮助邻居老人。但大多健康服务需求低于有配偶老人。

　　与既往研究结论的比较,研究从健康的角度验证了既往研究中得出的一些结论,如丧偶对死亡风险的影响主要集中在早期,随着丧偶时间的延长,丧失配

偶带来的影响会慢慢减弱①。丧偶与死亡风险的关系具有显著的性别差异和年龄差异：丧偶对男性死亡风险的影响大于对女性的影响，对年轻老人的影响大于对高龄老人的影响②。但是也有一些结论并不一致，如丧偶时间长短的影响③，性别的差异④等。本次研究多因素分析中发现：丧偶时间长短对老人生理和心理健康影响并不显著，分析可能与调查的测量工具有关，研究中的测量比较粗线条，仅仅问了丧偶的年份，没有具体日期，使得一些影响，尤其是近期影响被掩盖。而性别的健康差异不同，则可能与研究对象的差异有关，赵忻怡的研究包括了城市老人，而本研究的对象仅为农村老人。丧偶对农村女性老人的心理健康影响并不显著，这可能与农村老年女性原本就相对较低的社会地位和家庭地位有关，女性老人承担了更多的配偶照料和家务事务，老人的重心也主要在子辈身上，因此失去配偶后，特别是如果失去了一位需要其长期照料的配偶后，影响可能并不大，短暂的丧偶之痛之后反而可能是一种释放，这一点可以从有配偶老人中男性和女性非常显著的心理健康水平差异得到佐证。当然，这一研究发现也还需要更进一步的研究来最终证实。

　　研究发现中值得政府和社会关注的是：丧偶老人原本就处于健康不公平中的较弱方，即丧偶的婚姻状态与其较差的健康状态关联。而且他们的个人健康资源也非常薄弱，年龄和经济能力都处于弱势。同时，尽管健康状态较差，但其健康服务需求并不相应增高，与其健康意识较为薄弱有关，所幸的是其家庭已经做出了一些积极调试，但效果依然有待加强。意味着我国政府一方面急需加强农村丧偶老人的健康公共服务，另一方面，还需要采取各种措施增强丧偶老人和其家庭的健康促进意识与能力。

---

①　Schaefet C. , C. P Quesenberry, S. W.. Mortality Following Conjugal Bereavement and the Effects of a Shared Environment. *American Journal of Epidaniology*, 1995 141（12）：1142 - 1152. Manzol L, et al. Marital Status and Mortality in the Elderly：A Systematic Review and Meta-Analysis. *Social Science &Medicine*, 2007, 6(4). 77 - 94.

②　Marhlcainery P, T Vallconen. Mortality after Death of Spouse：Relation to Duration of Bereavement Finland. *Journal of Epidemiology and Community health*, 1996, 50(3)：264 - 268.

③　Marhlcainery P, T Vallconen. Mortality after Death of Spouse：Relation to Duration of Bereavement Finland. *Journal of Epidemiology and Community health*, 1996, 50(3)：264 - 268.

④　赵忻怡、潘锦棠：《城市女性丧偶老人社会活动参与和抑郁状况的关系》，《妇女研究论丛》，2014，122(2)。

# 第六章　独生子女家庭老人健康及服务需求

　　中国两千多年的封建社会孕育了"多子多福、养儿防老、不孝有三,无后为大、重男轻女"的传统生育文化,路遇①将传统生育文化归纳为基本特征为早婚早育、高出生、重生男、轻生女的"早、多、男"的生育价值体系。一些学者总结其形成原因,认为有着厚重的政治、经济、文化背景②,马芒还认为大陆性地理环境也是其成因③。但不管是什么原因,在传统大家庭中,可以说人生生活的一切都有保障,生老病死都由它承包,可谓为"亲属/家庭保险",这种状况在我国农村还相当普遍。随着我国社会经济的发展、计划生育政策的长期执行与生育文化的宣传,大部分学者认为我国生育文化已经进入转型期,但是是否已经实现转变,学者们还没有达成共识④。当然,传统生育文化的"多子多福、养儿防老"的观点主要是从老年人的角度谈及其儿女对家庭的作用。那么,仅就健康而言,现今社会的老年人是否会因为子女数量与性别结构的不同,而有着不同的健康水平呢? 他们的健康是否因为子女数量和性别的不同而发生着显著变化呢? 这一问题的回答有助于社会更加理性认识子女的作用,对客观评价我国70年代末以来严格执行的计划生育政策对个人和家庭的影响亦有着很好的补充作用。

　　随着独生子女一代逐渐长大成人,我国学者对独生子女的研究逐渐由独生子女本人向外扩展,近年来的研究更多关注到独生子女家庭和独生子女的

---

① 路遇:《论中国传统生育文化》,《东岳论丛》,2002,2(2)。
② 林瑞发:《传统生育文化对我国人口的影响与对策》,《求实》,1990(3)。
③ 马芒:《中国传统生育文化的生成背景探析》,《人口与计划生育》,2004(1)。
④ 路遇:《论中国传统生育文化》,《东岳论丛》,2002,2(2);王冬梅:《中国传统生育文化与现代"生育文明"》,《西北大学学报》(哲学社会科学版),2003,33(3)。

父母。其中，对于独生子女父母的研究，焦点在与养老相关的问题，学者们的结论或观念有较大的分歧，如有的学者①认为独生子女家庭老年父母在非经济养老方面面临诸多风险和挑战，指出了"老年空巢综合征"的客观实在性和空巢心理危机的七种感受和病症。但也有学者并不认同，如徐俊②实证研究后认为在子女能否赡养、经济上能否支持、生病时能否被照顾，独生子女父母的担心程度均低于非独生子女父母。子女身份对父母的养老依靠对象、养老经济打算并无显著影响。也有学者提出虽然中国依然以家庭子女支持为主要养老方式，但是从人口学的视野来看，独生子女家庭老年支持的情况并不太糟，在大多数情况下独生子女是可以胜任照顾老年人责任的。以往关于独生子女家庭研究的大多数文献过度地渲染和夸大了独生子女家庭老年人供养的严重性。独生子女家庭养老的真正挑战，不是家庭子女多少，而是有无子女和晚年有无存活子女的问题③。

　　国内学者很少有从子女数量与结构的角度研究其与老年健康的关系，个别研究主要是关注了独生子女家庭老人这一特殊群体可能面临的健康风险及带来的养老问题。一些学者认为，独生子女父母未来生活所面临的主要难题不在于物质生活方面，而更在于精神生活方面。为此，王树新提出"养老担心度"④，张戈则提出了"养老焦虑"⑤。但是，国内还没有实证性研究表明独生子女与非独生子女的生理健康、心理健康到底有无差异。

　　本章将利用调查所得数据，将老人分型为独生子女家庭老人（389人）、双女户家庭老人（199人）和儿女双全家庭老人（2 159人）。剔除掉的样本为没有子女的老人64名、有3个及以上的纯女儿户老人90人、有2个及以上儿子的纯子户老人323名，对老人的健康和健康服务需求进行比较分析，了解其差异情况。

————————

　　①　穆光宗：《失独父母的自我拯救和社会拯救》，《中国农业大学学报》（社会科学版），2015（03）；穆光宗：《失独父母的自我拯救和社会拯救，《中国农业大学学报》（社会科学版），2015（03）；穆光宗：《独生子女家庭非经济养老风险及其保障》，《浙江学刊》，2007（03）。

　　②　徐俊：《农村第一代已婚独生子女父母养老意愿实证研究》，《人口与发展》，2016（02）；徐俊：《农村第一代已婚独生子女父母养老心态及其影响因素分析》，《人口与经济》，2016（03）。

　　③　马庆笙：《独生子女老年父母养老风险分析——以浙江省为例》，《老龄科学研究》，2013，1（6）。

　　④　王树新、张戈：《我国城市第一代独生子女父母养老担心度研究》，《人口研究》，2008（4）。

　　⑤　张戈：《我国城市第一代独生子女父母的养老焦虑研究》，首都经贸大学硕士学位论文，2008。

# 第一节　被调查独生子女家庭老人个人和家庭基本情况

389 名被调查独生子女家庭的老人主要来自江苏海安,199 名双女户家庭的老人则以江苏海安和河南南乐居多,河南南乐和青海大通的儿女双全老人比例则相对较高,这一分布和三地的计划生育执行情况相近。表 6-1 给出了本章分析样本的地区分布情况。

**表 6-1　各样本点被调查独生子女和非独生子女老人的分布**

| | | 独生子女家庭老人 | 双女户家庭老人 | 儿女双全家庭老人 | 合计 |
|---|---|---|---|---|---|
| 海安 | 人数 | 252 | 68 | 514 | 834 |
| | 百分比% | 30.2 | 8.2 | 61.6 | 100.0 |
| 南乐 | 人数 | 70 | 82 | 820 | 972 |
| | 百分比% | 7.2 | 8.4 | 84.4 | 100.0 |
| 大通 | 人数 | 67 | 49 | 825 | 941 |
| | 百分比% | 7.1 | 5.2 | 87.7 | 100.0 |

## 一、被调查独生子女家庭老人个人基本特征

独生子女家庭的老人与双女户家庭老人和儿女双全家庭的老人在个人特征分布上均有所不同。独生子女家庭的老人和双女户家庭的老人个人各方面特征均相似,但儿女双全老人却与两种计划生育老人情况有显著差异,儿女双全老人女性更多一些,年龄略大,丧偶比例较高,文化水平显著较低,经济上独立自主的也较少。这些分布特征与我国计划生育政策执行历史符合,由于我国执行计划生育是在 20 世纪 80 年代,第一批严格执行计划生育的老人正是目前年龄在 70 岁上下的老人,因此,独生子女家庭的老人和双女户家庭的老人呈现出年龄较轻、文化程度较高,经济更为独立等方面的特征。

**表 6‐2　不同子女类型的老人个人基本情况对比**

| 个人特征 | 独生子女家庭老人<br>人数＝389 人 | 双女户家庭老人<br>人数＝199 人 | 儿女双全老人<br>人数＝2 159 人 | 显著性水平 |
|---|---|---|---|---|
| 性别 | 男性 59.1%；<br>女性 40.9% | 男性 60.3%；<br>女性 39.7% | 男性 45.3%；<br>女性 54.7% | 0.000 |
| 年龄 | 平均年龄 67.26 岁<br>60—69 岁组 72.0%；<br>70—79 岁组 19.0%；<br>80 岁及以上 9.0% | 平均年龄 66.39 岁<br>60—69 岁组 76.9%；<br>70—79 岁组 19.6%；<br>80 岁及以上 3.5% | 平均年龄 70.26 岁<br>60—69 岁组 54.6%；<br>70—79 岁组 33.4%；<br>80 岁及以上 11.9% | 0.000 |
| 婚姻状况 | 已婚 69.7%<br>离婚 2.3%<br>丧偶 27.8%<br>从未结过婚 0.3% | 已婚 72.9%<br>离婚 0.5%<br>丧偶 26.6%<br>从未结过婚 0.0% | 已婚 62.4%<br>离婚 0.4%<br>丧偶 37.1%<br>从未结过婚 0.1% | 0.000 |
| 文化程度 | 未上学 43.7%；<br>小学 41.6%；<br>初中 11.3%<br>高中及以上 3.3% | 未上学 46.2%；<br>小学 40.7%；<br>初中 12.1%<br>高中及以上 1.0% | 未上学 61.8%；<br>小学 27.4%；<br>初中 8.8%；<br>高中及以上 2.0% | 0.000 |
| 自己（和）老伴是主要支出来源 | 是 67.9%<br>不是 32.1% | 是 69.8%<br>不是 30.2% | 是 52.8%<br>不是 47.2% | 0.000 |

## 二、被调查独生子女家庭老人的家庭基本特征

### 1. 家庭构成与居住模式

被调查独生子女家庭老人的家庭规模为 3.17 人，与儿女双全家庭老人的家庭规模相近（3.12 人），都小于全国农村的平均家庭规模水平 3.33 人[①]（2010 年全国人口普查数据），但双女户家庭的老人家庭规模显著较大，为 3.54 人，这可能与双女户家庭大多有一个入赘女婿，且倾向于生两个孩子，一个随父姓，一个随母姓有关。

近 5 成的老人目前居住的模式是与子女共同居住在一起，双女户家庭的老人与子女居住在一起的比例更高，为 58.8%。独生子女家庭的老人和儿女双全家庭的老人居住模式较为接近，都是近 4 成选择不与子女共同生活在一起，还有不到 2

---

① 国家卫生和计划生育委员会：《中国家庭发展报告》，北京：中国人口出版社，2014。

成的老人虽然没有和子女分家,但子女大部分时间在外工作生活。

　　独生子女家庭的老人中,子女成为其支出主要来源的比例低一些,儿女双全的老人会有更多依靠子女的生活支持。虽然这一结果可能与独生子女家庭老人年龄相对轻一些有关,但可以看到调查数据也提示双女户家庭的老人能让子女成为主要支出来源的比例也要高于独生子女家庭的老人,而这两类老人自己或老伴是主要支出来源的比例相近,说明确实在现今的农村,老人多一个子女,就可能多了一份经济保障,与传统看法不一样的是,一些女儿也同样给了老人经济上的支持。

表6-3　不同子女类型的老人家庭基本情况对比

| 家庭特征 | 独生子女家庭老人人数＝389 人 | 双女户家庭老人人数＝199 人 | 儿女双全老人人数＝2 159 人 | 显著性水平 |
|---|---|---|---|---|
| 家庭规模* | 平均 3.17 人;标准差1.61 人 | 平均 3.54 人;标准差1.77 | 平均 3.12 人;标准差1.69 | 0.004 |
| 居住模式 | 空巢38.6%;留守 12.6%;与子女居住在一起48.8% | 空巢33.7%;留守 7.5%;与子女居住在一起58.8% | 空巢37.7%;留守 15.3%;与子女居住在一起47.0% | 0.005 |
| 子辈是主要支出来源 | 是 19.5%不是80.5% | 是 23.6%不是76.4% | 是 30.7%不是69.3% | 0.000 |

＊家庭规模指长期一起在家里吃住的人口数,而不是户籍人口数。

2. 子女居住地点

　　尽管绝大多数的农村老人都能有子女在家里或本村居住,但独生子女家庭的老人没有在本村居住的子女比例显著高于另两类老人,比例分别为10.4%、3.6%和3.0%,卡方检验 $P$ 值小于0.01,表6-4显示了具体结果。

表6-4　被调查不同子女类型老人子女居住地对比(%)

| | 有生活在家里或本村子女 | 没有生活在本村的,但有同乡镇不同村子女 | 没有生活在本乡镇的,但有同县不同乡镇子女 | 没有生活在本县的子女 |
|---|---|---|---|---|
| 独生子女家庭老人 | 76.7 | 6.0 | 7.0 | 10.4 |

（续表）

| | 有生活在家里或本村子女 | 没有生活在本村的,但有同乡镇不同村子女 | 没有生活在本乡镇的,但有同县不同乡镇子女 | 没有生活在本县的子女 |
|---|---|---|---|---|
| 双女户家庭老人 | 83.2 | 8.1 | 5.1 | 3.6 |
| 儿女双全家庭老人 | 87.9 | 5.4 | 3.7 | 3.0 |

3. 子女对老人的健康关心

如图6－1所示:独生子女家庭老人的子女能够经常询问老人健康情况,经常或每天都会问的比例近7成,两成多的子女会偶尔询问一下,子女几乎不关心老人健康状况的比例很低。但是,值得关注的是,不同子女类型家庭的老人相比,来自子女的健康关心频率是有统计学显著性差异的,虽然独生子女家庭的老人反映子女能够经常询问老人健康情况的比例最高,为69.9%,但他们中几乎不关心老人健康的比例也最高,为5.9%,$P=0.004$,后者可能与独生子女老人就一个子女,而非独生子女有多个子女,只有一个孩子能关心老人健康,就不算是"几乎不关心"。

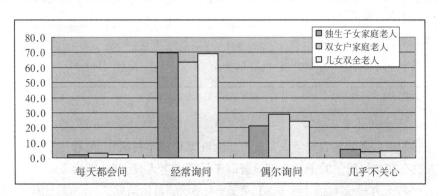

图6－1　不同类型家庭老人的子女是否经常询问老人健康情况对比

4. 家庭主要健康关心人

被调查独生子女家庭老人的主要健康关心人由高到低依次为自己、配偶、子女/媳婿、孙子女/媳婿和其他人,比例分别为61.7%、58.4%、53.2%、1.8%和0.8%,还有1.0%的老人表示没有人关心自己的健康。三种类型老人相比,儿女双全家的老人由子女/媳婿操心老人健康问题的比例显著高于独生子女家庭和双女户家庭的老人,高出了近10个百分点。不同之处还在于:儿女双全的家庭中,老人由子女来操心健康的比例是最高的。独生子女家庭中的老人由孙子女/媳婿来操心健康的比例则显著较少,但因为这一比例本身就低,所以其实差别不大。造成不同子女类型家庭老人的主要健康关心人差异的原因,可能也与儿女双全家庭老人年龄较大,丧偶的比例最高有关。

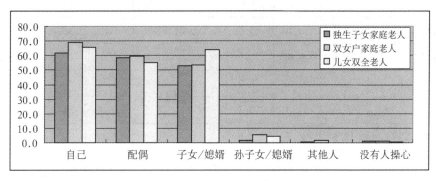

**图6-2　家里主要有谁来操心您的健康?（多选）**

5. 健康问题照料人

表6-5给出了被调查老人在出现身体不舒服或生病时照料人、心里不舒服时或生病时的心理安慰人。图6-3则给出了不同子女类型家庭中子辈对老人生病照料和心理安慰的总体比例,即当老人出现生病/身体不舒服和心里不舒服时,子辈中至少有一个人能给予照料的比例对比情况。从分析结果可以看出:(1) 不管子女数量如何,老人在生病时,或者心里不舒服时的第一照料人都是配偶。这和现代家庭中成员间关系的嬗变有关,传统家庭中亲子关系是第一位的,但现代家庭的夫妻关系成为第一位的了,所以无论是生理问题,还是心理问题,第一照料人大多是老人的配偶。(2) 在不同类型的家庭中,儿子和女儿的生病照料、心理安慰比例都分别比儿媳和女婿高一些。(3) 在所有的家庭中,孙辈、朋友/邻居、保姆的选择比例都很低,基本不超过5个百分点。(4) 老人的生病照料和心理安慰人因为子女的构成不同,是有着显著差异的。儿女双全家庭老人由儿子照料的比例显著高于女儿,双女户家庭女儿照料的比例显著增加。(5) 从图6-3可以看出,独生子女家庭的老人由子辈照料的比例显著低于双女户家庭和儿女双全家庭的老人,有近10个百分点。双女户家庭和儿女双全家庭则差异不明显,这说明影响家庭中影响老人是否能得到子辈照料的主要是子女的数量,而非质量(子女的性别)。

表 6‐5　不同子女类型家庭老人健康问题照料人对比

| 照料人 | 生病照料 | | | | 心理安慰 | | | |
|---|---|---|---|---|---|---|---|---|
| | 独生子女家庭老人 | 双女户家庭老人 | 儿女双全家庭老人 | P 值 | 独生子女家庭老人 | 双女户家庭老人 | 儿女双全家庭老人 | P 值 |
| 配偶 | 63.5 | 64.8 | 55.6 | 0.001 | 63.0 | 64.3 | 56.5 | 0.010 |
| 儿子 | 28.5 | 0.0 | 70.9 | 0.000 | 32.1 | 0.0 | 66.9 | 0.000 |
| 儿媳 | 22.1 | 0.0 | 55.0 | 0.000 | 21.6 | 0.0 | 48.4 | 0.000 |
| 女儿 | 37.5 | 72.4 | 50.7 | 0.000 | 38.6 | 75.9 | 54.3 | 0.000 |
| 女婿 | 13.6 | 30.7 | 10.9 | 0.000 | 11.3 | 23.1 | 10.8 | 0.000 |
| 孙子女 | 4.9 | 5.5 | 2.9 | 0.032 | 5.7 | 7.0 | 3.8 | 0.035 |
| 孙媳婿 | 0.3 | 0.0 | 0.6 | 0.439 | 0.8 | 0.0 | 0.7 | 0.486 |
| 其他亲属 | 1.8 | 3.0 | 0.2 | 0.000 | 2.3 | 1.0 | 0.4 | 0.000 |
| 朋友/邻居 | 1.0 | 1.0 | 1.6 | 0.609 | 1.3 | 2.0 | 2.6 | 0.558 |
| 保姆 | 0.0 | 0.0 | 0.1 | 0.761 | 0.3 | 0.0 | 0.1 | 0.591 |
| 其他人 | 1.0 | 0.5 | 0.0 | 0.000 | 0.8 | 0.5 | 0.0 | 0.005 |
| 没有人照料 | 3.1 | 1.5 | 1.6 | 0.162 | 2.8 | 0.5 | 2.1 | 0.173 |

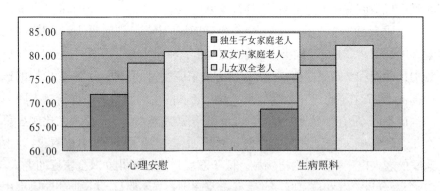

图 6‐3　子辈成为主要的生病照料者或心理安慰者的比例

### 三、被调查独生子女家庭老人的健康行为

对老人健康行为的了解包括饮食、吸烟、饮酒、体育锻炼、健康体检和就医行为等。

1. 饮食行为

农村老人中能够经常或每天吃新鲜水果的人并不多,3成多的老人很少或从不吃水果,而经常吃的仅在两成左右。不同子女类型的老人吃新鲜水果的频率分布没有统计学显著性差异。

尽管农村老人新鲜水果的食用习惯没有养成,但他们能够经常吃新鲜蔬菜,能够每天或几乎每天吃的人占了两成以上,而经常吃的比例也达到半数以上,表示很少或从不吃的比例都在5.0%以下。三种子女类型的老人相比,来自独生子女家庭的老人每天或几乎每天吃新鲜蔬菜的比例最高,为30.6%,显著高于双女户家庭的老人和儿女双全家庭的老人,卡方分析显示P值为0.000。

**表6-6　不同子女类型老人饮食行为对比(%)**

| 饮食行为 | 对象类型 | 每天/几乎每天吃 | 经常吃 | 有时吃 | 很少或从不吃 |
|---|---|---|---|---|---|
| 新鲜水果 | 独生子女家庭老人 | 1.5 | 18.0 | 47.6 | 32.9 |
| | 双女户家庭老人 | 0.5 | 22.1 | 43.7 | 33.7 |
| | 儿女双全家庭老人 | 0.9 | 23.0 | 43.1 | 32.9 |
| 新鲜蔬菜** | 独生子女家庭老人 | 30.6 | 52.2 | 15.4 | 1.8 |
| | 双女户家庭老人 | 22.1 | 55.3 | 20.6 | 2.0 |
| | 儿女双全家庭老人 | 20.4 | 61.8 | 15.6 | 2.2 |

注:** 表示不同子女类型老人食用频率分布有统计学显著性差异,且P值<0.01。

2. 吸烟、饮酒行为

考虑到吸烟和饮酒行为有着明显的性别差异,而不同子女类型的老人性别分布又存在显著差异,表6-7、6-8分性别对三类老人的吸烟饮酒行为进行了对比分析。

女性老人吸烟的比例很低,基本不吸烟,不同子女类型的老人吸烟行为也没有统计学显著性差异。男性老人吸烟的比例比较高,3成多的老人目前仍然吸烟,比较好的现象是也有两成多的老人已经戒烟了。不同子女类型的老人相比,独生

子女家庭的老人从不吸烟的比例显著高于双女户家庭和儿女双全家庭的老人,他们中有近半数的人从不吸烟,目前依然吸烟的比例也略低,为33.5%。

表6-7　被调查不同子女类型老人吸烟行为对比(%)

| 性别 | 对象类型 | 从不 | 原来抽,现在不 | 目前仍然抽烟 |
|---|---|---|---|---|
| 女 | 独生子女家庭老人 | 97.5 | 0.0 | 2.5 |
| | 双女户家庭老人 | 92.4 | 3.8 | 3.8 |
| | 儿女双全家庭老人 | 95.3 | 2.2 | 2.5 |
| 男** | 独生子女家庭老人 | 47.0 | 19.6 | 33.5 |
| | 双女户家庭老人 | 35.0 | 24.2 | 40.8 |
| | 儿女双全家庭老人 | 34.1 | 29.7 | 36.2 |

注:** 表示不同子女类型老人吸烟行为有统计学显著性差异,且 P 值<0.01。

在饮酒方面,女性老人大多从不饮酒,经常饮酒和偶尔饮酒的人比例都显著低于男性,在6%上下。不同子女类型的女性老人饮酒行为方面没有统计学显著性差异。男性老人饮酒的比例较高,占4成左右,但其中大部分只是偶尔饮酒,经常喝的比例在10%以下。三种类型的男性老人相比,独生子女家庭老人从不饮酒和经常饮酒的比例都要高一些,继续了解经常饮酒老人在过去的一年里醉酒的次数可以发现,独生子女家庭的老人有醉酒经历的比例最低,可能其中有更多比例的老人经常饮酒是出于保健的目的,或能够更好地控制自己的饮酒量。

表6-8　被调查不同子女类型老人饮酒行为对比(%)

| 性别 | 对象类型 | 从不 | 原来喝,现在不 | 偶尔喝 | 经常喝 |
|---|---|---|---|---|---|
| 女 | 独生子女家庭老人 | 89.9 | 3.8 | 3.1 | 3.1 |
| | 双女户家庭老人 | 91.1 | 3.8 | 5.1 | 0.0 |
| | 儿女双全家庭老人 | 89.9 | 4.1 | 4.2 | 1.8 |
| 男** | 独生子女家庭老人 | 35.2 | 16.5 | 34.3 | 13.9 |
| | 双女户家庭老人 | 29.2 | 20.8 | 41.7 | 8.3 |
| | 儿女双全家庭老人 | 33.7 | 27.4 | 29.2 | 9.7 |

注:** 表示不同子女类型老人饮酒行为有统计学显著性差异,且 P 值<0.01。

### 3. 体育锻炼

独生子女老人中,分别有 8.5%、16.5% 和 34.7% 的对象表示自己天天、经常或偶尔锻炼。但是,他们中不锻炼的比例最高,显著超过了双女户家庭和儿女双全家庭的老人,比例分别为 40.4%、31.7% 和 27.1%,卡方分析 $P$ 值为 0.000。其中部分原因可能与独生子女家庭老人中有更高比例的老人依然从事田间劳动有关(图 6-5 给出了不同子女类型老人家务劳动的情况),但是仅这一原因还不能解释所有的差异,独生子女家庭的老人需要加强体育锻炼。

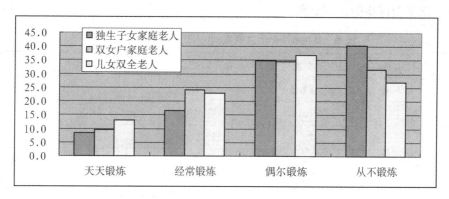

**图 6-4　不同子女类型老人体育锻炼频率对比**

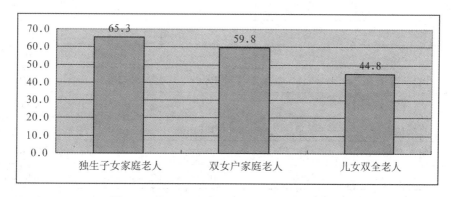

**图 6-5　不同子女类型老人田间劳动参与对比**

### 4. 体检参与

独生子女家庭的老人健康体检参与度不高,有 18.0% 的对象没有参与过任何体检项目,参与度最高的是血压检测,其次是血常规、心电图、身高体重和血糖,比例均接近 40.0%。表 6-9 给出了被调查老人的体检项目参与详情。三种子女类型的老人相比,在诸多体检项目的参检率上有所差异,独生子女家庭老人健康体检参与率最低,表示没有做过所列出的 14 个检查项目中任一项的比例高达 18.0%,显著超过了双女户家庭的老人和儿女双全家庭的老人。独生子女家庭老人在血常规、肝功能、肾功能等检查项目的参检率都是最低。分析其中可能存在的原因与独生子女家庭中老人的年龄较轻有关,独生子女家庭老人中年龄在 65 岁以下的占 48.7%,而儿女双全家庭的老人则仅有 28.2%,即在目前阶段,儿女双全家庭的老人中能够获得国家基本公共卫生服务中 65 岁以上老人每年一次免费体检的比例更高。

表 6-9　不同子女类型老人的体检参与对比

| 体检项目 | 独生子女家庭老人 | 双女户家庭老人 | 儿女双全家庭老人 | P 值 |
| --- | --- | --- | --- | --- |
| 身高体重 | 38.0 | 45.7 | 31.6 | 0.000 |
| 血压 | 70.7 | 73.4 | 74.3 | 0.320 |
| 一般体格检查 | 23.9 | 27.1 | 16.2 | 0.000 |
| 心电图 | 38.8 | 45.7 | 46.3 | 0.024 |
| 血糖 | 37.5 | 41.2 | 39.8 | 0.625 |
| 血常规 | 39.8 | 47.2 | 49.2 | 0.003 |
| 尿常规 | 27.8 | 32.7 | 33.0 | 0.127 |
| 大便常规 | 10.5 | 10.1 | 13.3 | 0.184 |
| 肝功能 | 16.5 | 20.6 | 23.8 | 0.005 |
| 肾功能 | 7.7 | 10.6 | 14.5 | 0.001 |
| 骨密度 | 1.8 | 4.0 | 2.2 | 0.210 |
| 直肠检查 | 2.8 | 1.0 | 2.4 | 0.373 |
| 腹部 B 超 | 15.7 | 12.6 | 26.6 | 0.000 |
| 胸透 | 12.9 | 10.1 | 16.6 | 0.014 |
| 以上都没有做过 | 18.0 | 12.6 | 11.9 | 0.004 |
| 记不清楚了 | 6.7 | 7.0 | 4.3 | 0.038 |

5. 就医行为

　　农村独生子女家庭的老人在生病时,大多数会首选去村卫生室(47.8%),但也有 19.8%的对象会首选去药店买药,去乡镇卫生院的也占有一定的比例

（22.6％），去县医院的占 7.7％，首选去私人诊所和不看病的比例都不到 5％。列联分析显示，不同子女类型的老人在就医机构的首选上有显著的差别，独生子女家庭的老人首选去乡镇卫生院的比例显著高于其他两类老人，高出了近 10 个百分点。图 6－6 给出了不同子女类型老人生病时的首选就医机构。

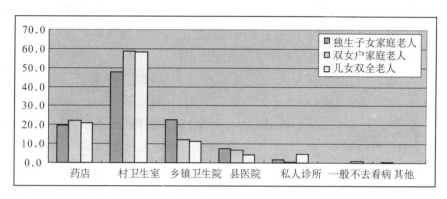

**图 6－6　不同子女类型老人的首选就医机构**

在 2013 年，有 27.0％的独生子女老人该去看病但没有去看病，第一位原因为经济困难（11.3％），其次是认为病情轻，看不看没有关系，占总人数的 9.5％，其余原因的选择都不到 5.0％。独生子女老人不去看病的各项原因选择和双女户家庭的老人、儿女双全家庭的老人都没有统计学显著性差异。

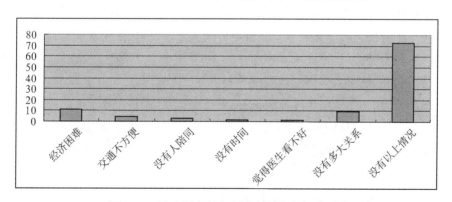

**图 6－7　独生子女老人未看病原因分布（多选）**

小结不同子女类型的老人个人和家庭背景，有以下结论：(1) 独生子女家庭的老人和双女户家庭的老人呈现出年龄较轻、文化程度较高，经济更为独立等方面的个人特征。这些因素使得老人们更有可能获得好一些的健康水平；(2) 独生子女家庭的老人中,子女成为其支出主要来源的比例低一些,没有在本村居住的子女比例显著高于另两类老人,独生子女家庭的子女几乎不关心老人健康的比例也最高,为5.9%。说明其家庭因素中,能够利用的资源要少一些;(3) 不管子女的类型如何,老人在生病时,或者心里不舒服时的最主要的照料人都是配偶。但是,在子女的参与上,儿女双全家庭老人由儿子照料的比例显著高于女儿,双女户家庭女儿照料的比例显著增加。独生子女家庭的老人由子辈照料的比例显著低于双女户家庭和儿女双全家庭的老人,有近10个百分点。家庭中影响老人是否能得到子辈照料的主要是子女的数量,而非质量(子女的性别);(4) 独生子女家庭的老人在大多数的健康行为上,好于双女户家庭和儿女双全家庭的老人。如每天或几乎每天吃新鲜蔬菜、从不吸烟、从不饮酒的比例都最高,但是他们的健康体检参与率却最低,当然,这一现象也可能与其年龄较小有关。

## 第二节　不同子女类型老人生理健康比较

因为性别和年龄两个因素在不同子女类型的老人中分布并不相同,而这两个是公认的生理健康基本影响因素,所以研究在分析老人生理健康的差异时,既分析了总体差异性,也分析了剔除年龄和性别因素之后的差异情况,不同的是,因为独生子女家庭的老人和双女户家庭的老人在70岁以上组的人数过少,分组分析会影响检验效果,因此本章中将70—79岁组的老人和80岁及以上组的老人进行了合并,使得大多数的组别能满足基本人数要求。与其他章节分析不同老人健康差异时采用的分析方法一样,本章在理论频数小于5的格子不超过20%时采用了卡方检验方法,报告的 $P$ 值为pearson检验显著性水平,当出现了20%以上的格子理论频数小于5时,改用精确估计法,报告的是双尾检验显著性水平。

### 一、不同子女类型老人健康总体评价比较

独生子女家庭老人大多用"好"和"一般"来形容自己的总体健康状况,随着年龄的增加老人的自我评价显著变差,女性的评价差于男性。从表6-10的分年龄和分性别的比较结果看,在所有的组别,不同子女类型老人对于健康总评

价均没有统计学显著性差异。

**表 6-10 不同子女类型老人健康总体评价比较（%）**

| 性别 | 年龄 | 类型 | 差 | 一般 | 好 | 很好 | 非常好 | P 值 |
|---|---|---|---|---|---|---|---|---|
| 男 | 60—69 | 独生子女家庭老人 | 9.1 | 38.6 | 34.7 | 13.1 | 4.5 | 0.144 |
| | | 双女户家庭老人 | 2.3 | 43.2 | 34.1 | 20.5 | 0.0 | |
| | | 儿女双全家庭老人 | 9.0 | 38.9 | 36.3 | 12.9 | 3.0 | |
| | 70及以上 | 独生子女家庭老人 | 13.0 | 59.3 | 18.5 | 7.4 | 1.9 | 0.803 |
| | | 双女户家庭老人 | 12.5 | 59.4 | 21.9 | 3.1 | 3.1 | |
| | | 儿女双全家庭老人 | 13.0 | 54.0 | 19.8 | 11.7 | 1.5 | |
| 女 | 60—69 | 独生子女家庭老人 | 6.7 | 52.9 | 25.0 | 13.5 | 1.9 | 0.154 |
| | | 双女户家庭老人 | 3.1 | 50.8 | 38.5 | 7.7 | 0.0 | |
| | | 儿女双全家庭老人 | 11.8 | 46.2 | 30.8 | 9.8 | 1.5 | |
| | 70及以上 | 独生子女家庭老人 | 18.2 | 58.2 | 21.8 | 1.8 | 0.0 | 0.832 |
| | | 双女户家庭老人 | 14.3 | 64.3 | 14.3 | 7.1 | 0.0 | |
| | | 儿女双全家庭老人 | 16.6 | 55.7 | 18.6 | 8.1 | 1.1 | |

## 二、不同子女类型老人躯体活动功能比较

独生子女家庭的老人躯体活动功能平均得分 74.87 分,方差分析显示,三组老人的躯体活动功能维度的得分以儿女双全家庭的老人最低,双女户家庭老人的得分则最高,P 值小于 0.01。那么,这种统计学显著性差异是不是由于年龄和性别的差异造成的呢? 研究数据显示:随着年龄的增加,老人在躯体活动上的困难越来越多,回答"有点困难"和"困难很大"的比例也在显著增加。女性老人的躯体活动功能也显著弱于男性老人,两个年龄组回答"没有困难"的比例都显著低。

表 6-11 和表 6-12 是对于分年龄和性别对丧偶和多子女老人在两个躯体活动功能条目上的回答结果比较。无论是男性,还是女性,60—69 岁年龄组的老人躯体活动功能评价有显著差异,儿女双全的老人躯体活动功能评价都显著较差,在两个条目的回答上,选择"没有困难"的比例都显著低于另外两组老人。但是这种差异到了年龄更大的时候就逐渐消失,70 岁以上组的老人,没有分布差异。

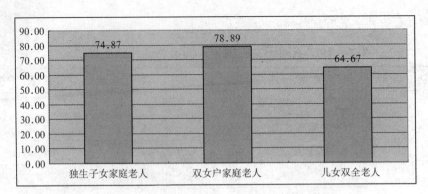

图 6‑8　不同子女类型老人躯体活动评价比较

表 6‑11　不同子女类型老人躯体活动功能评价比较 1（%）

| 性别 | 年龄 | 类型 | 困难很大 | 有点困难 | 没有困难 | P 值 |
|---|---|---|---|---|---|---|
| 男 | 60—69 | 独生子女家庭老人 | 6.8 | 18.8 | 74.4 | 0.015 |
| | | 双女户家庭老人 | 3.4 | 27.3 | 69.3 | |
| | | 儿女双全家庭老人 | 8.8 | 29.4 | 61.8 | |
| | 70 及以上 | 独生子女家庭老人 | 20.4 | 31.5 | 48.1 | 0.448 |
| | | 双女户家庭老人 | 18.8 | 28.1 | 53.1 | |
| | | 儿女双全家庭老人 | 17.4 | 40.8 | 41.8 | |
| 女 | 60—69 | 独生子女家庭老人 | 5.8 | 26.0 | 68.3 | 0.000 |
| | | 双女户家庭老人 | 3.1 | 29.2 | 67.7 | |
| | | 儿女双全家庭老人 | 12.3 | 39.3 | 48.4 | |
| | 70 及以上 | 独生子女家庭老人 | 34.5 | 40.0 | 25.5 | 0.423 |
| | | 双女户家庭老人 | 14.3 | 35.7 | 50.0 | |
| | | 儿女双全家庭老人 | 27.7 | 41.5 | 30.8 | |

表 6‑12　不同子女类型老人躯体活动功能评价比较 2（%）

| 性别 | 年龄 | 类型 | 困难很大 | 有点困难 | 没有困难 | P 值 |
|---|---|---|---|---|---|---|
| 男 | 60—69 | 独生子女家庭老人 | 6.8 | 17.0 | 76.1 | 0.027 |
| | | 双女户家庭老人 | 5.7 | 26.1 | 68.2 | |
| | | 儿女双全家庭老人 | 9.5 | 27.1 | 63.4 | |

（续表）

| 性别 | 年龄 | 类型 | 困难很大 | 有点困难 | 没有困难 | P 值 |
|---|---|---|---|---|---|---|
| 男 | 70 及以上 | 独生子女家庭老人 | 22.2 | 29.6 | 48.1 | 0.700 |
|  |  | 双女户家庭老人 | 18.8 | 28.1 | 53.1 |  |
|  |  | 儿女双全家庭老人 | 18.8 | 36.9 | 44.3 |  |
| 女 | 60—69 | 独生子女家庭老人 | 6.7 | 24.0 | 69.2 | 0.000 |
|  |  | 双女户家庭老人 | 6.2 | 23.1 | 70.8 |  |
|  |  | 儿女双全家庭老人 | 14.6 | 37.5 | 48.0 |  |
|  | 70 及以上 | 独生子女家庭老人 | 40.0 | 34.5 | 25.5 | 0.176 |
|  |  | 双女户家庭老人 | 14.3 | 28.6 | 57.1 |  |
|  |  | 儿女双全家庭老人 | 29.9 | 37.8 | 32.2 |  |

### 三、不同子女类型老人躯体对角色功能的影响比较

在躯体对角色功能的影响维度上，独生子女家庭老人平均得分 74.00 分，与双女户家庭的老人接近，显著高于儿女双全家庭的老人（$P=0.000$）。

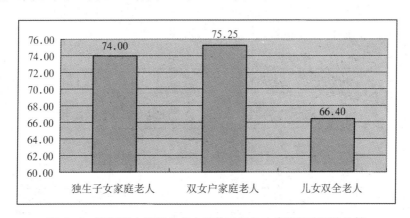

**图 6-9　不同子女类型的老人躯体对角色功能的影响评价比较**

对于躯体对角色功能的两个条目的具体回答情况见表 6-13 和表 6-14。表 6-13 为"最近一个月，有多少时间会由于身体健康原因而感觉到力不从心，做的事比想做的事少?"条目，表 6-14 为"最近一个月，有多少时间会由于身体健康原因而感觉到原来还能做的事，现在却不想做或不能做?"条目。所有组别

的回答中,大多数的老人会选择"有时"。随着年龄的变化和性别的不同,差异并不大。排除年龄和性别的混杂因素后,不同子女类型老人相比,差异有显著性,主要是年轻老人组,儿女双全家庭的老人差一些,他们因为躯体原因而使得角色功能受限更多。

表 6‐13　不同子女类型老人躯体对角色功能的影响比较 1（%）

| 性别 | 年龄 | 类型 | 所有时间 | 绝大多数时间 | 较多时间 | 有时 | 没有 | P 值 |
|---|---|---|---|---|---|---|---|---|
| 男 | 60—69 | 独生子女家庭老人 | 2.3 | 5.7 | 8.5 | 35.2 | 48.3 | 0.000 |
| | | 双女户家庭老人 | 1.1 | 3.4 | 18.2 | 47.7 | 29.5 | |
| | | 儿女双全家庭老人 | 2.6 | 7.0 | 18.7 | 43.1 | 28.5 | |
| | 70及以上 | 独生子女家庭老人 | 5.6 | 16.0 | 13.0 | 40.7 | 24.1 | 0.719 |
| | | 双女户家庭老人 | 12.5 | 9.4 | 12.5 | 40.6 | 25.0 | |
| | | 儿女双全家庭老人 | 7.1 | 11.0 | 17.8 | 45.0 | 19.1 | |
| 女 | 60—69 | 独生子女家庭老人 | 2.9 | 4.8 | 13.5 | 39.4 | 39.4 | 0.000 |
| | | 双女户家庭老人 | 3.1 | 0.0 | 16.9 | 53.8 | 26.2 | |
| | | 儿女双全家庭老人 | 3.1 | 9.2 | 23.7 | 46.8 | 17.2 | |
| | 70及以上 | 独生子女家庭老人 | 12.7 | 21.8 | 20.0 | 29.1 | 16.4 | 0.019 |
| | | 双女户家庭老人 | 7.1 | 0.0 | 7.1 | 35.7 | 50.0 | |
| | | 儿女双全家庭老人 | 10.2 | 15.9 | 18.4 | 40.1 | 15.4 | |

表 6‐14　不同子女类型老人躯体对角色功能的影响比较 2（%）

| 性别 | 年龄 | 类型 | 所有时间 | 绝大多数时间 | 较多时间 | 有时 | 没有 | P 值 |
|---|---|---|---|---|---|---|---|---|
| 男 | 60—69 | 独生子女家庭老人 | 2.3 | 6.3 | 5.1 | 34.7 | 51.7 | 0.000 |
| | | 双女户家庭老人 | 0.0 | 3.4 | 12.5 | 53.4 | 30.7 | |
| | | 儿女双全家庭老人 | 1.9 | 7.4 | 13.7 | 47.4 | 29.6 | |
| | 70及以上 | 独生子女家庭老人 | 7.4 | 14.8 | 9.3 | 44.4 | 24.1 | 0.541 |
| | | 双女户家庭老人 | 9.4 | 3.1 | 12.5 | 50.0 | 25.0 | |
| | | 儿女双全家庭老人 | 5.4 | 10.0 | 17.6 | 45.0 | 22.0 | |

（续表）

| 性别 | 年龄 | 类型 | 所有时间 | 绝大多数时间 | 较多时间 | 有时 | 没有 | P值 |
|---|---|---|---|---|---|---|---|---|
| 女 | 60—69 | 独生子女家庭老人 | 3.8 | 5.8 | 9.6 | 42.3 | 38.5 | 0.000 |
| | | 双女户家庭老人 | 1.5 | 1.5 | 9.2 | 56.9 | 30.8 | |
| | | 儿女双全家庭老人 | 2.8 | 9.3 | 20.8 | 48.9 | 18.2 | |
| | 70及以上 | 独生子女家庭老人 | 12.7 | 21.8 | 16.4 | 29.1 | 20.0 | 0.084 |
| | | 双女户家庭老人 | 7.1 | 7.1 | 0.0 | 35.7 | 50.0 | |
| | | 儿女双全家庭老人 | 9.5 | 14.4 | 17.7 | 40.6 | 17.9 | |

### 四、不同子女类型老人躯体疼痛比较

在所列举的 8 个常见疼痛部位中，独生子女家庭老人中有疼痛的比例前三位为：关节痛 38.8%、腰痛 32.4%、头痛 21.9%。被调查独生子女家庭老人中，没有身体疼痛的仅占 21.8%，比双女户老人比例少（27.3%），但比儿女双全家庭的老人多（16.4%），$P=0.001$。

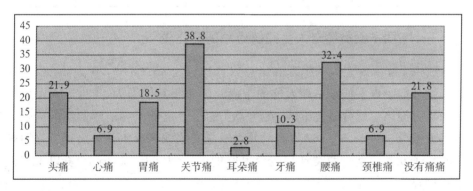

**图 6-10　被调查独生子女家庭老人身体疼痛部位**

躯体疼痛对于独生子女家庭老人劳动和家务的妨碍情况随着年龄的增长有所增加，但更多影响的是女性。不同子女类型的老人相比，60—69 岁组老人，无论是男性还是女性老人，没有躯体疼痛的比例都是独生子女家庭老人比例最高，其次是双女户家庭的老人，最低的是儿女双全家庭的老人。但是，在 70 岁以上组别中，也同样没有看到统计学显著性差异。

表 6-15　不同子女类型老人躯体疼痛比较（%）

| 性别 | 年龄 | 类型 | 所有时间 | 绝大多数时间 | 较多时间 | 有时 | 没有 | P 值 |
|---|---|---|---|---|---|---|---|---|
| 男 | 60—69 | 独生子女家庭老人 | 1.7 | 5.7 | 8.5 | 27.3 | 56.8 | 0.000 |
| | | 双女户家庭老人 | 1.1 | 8.0 | 10.2 | 31.8 | 48.9 | |
| | | 儿女双全家庭老人 | 2.8 | 8.1 | 14.8 | 38.7 | 35.6 | |
| | 70及以上 | 独生子女家庭老人 | 5.6 | 7.4 | 25.9 | 31.5 | 29.6 | 0.264 |
| | | 双女户家庭老人 | 9.4 | 9.4 | 3.1 | 40.6 | 37.5 | |
| | | 儿女双全家庭老人 | 6.1 | 11.5 | 17.8 | 37.2 | 27.4 | |
| 女 | 60—69 | 独生子女家庭老人 | 1.0 | 8.7 | 12.5 | 37.5 | 40.4 | 0.003 |
| | | 双女户家庭老人 | 1.5 | 6.2 | 16.9 | 36.9 | 38.5 | |
| | | 儿女双全家庭老人 | 3.1 | 12.8 | 19.3 | 42.4 | 22.4 | |
| | 70及以上 | 独生子女家庭老人 | 12.7 | 20.0 | 10.9 | 29.1 | 27.3 | 0.230 |
| | | 双女户家庭老人 | 0.0 | 7.1 | 14.3 | 28.6 | 50.0 | |
| | | 儿女双全家庭老人 | 10.7 | 19.3 | 18.4 | 32.2 | 19.4 | |

### 五、不同子女类型老人生理健康总得分比较

独生子女家庭老人的生理健康总得分均分为 45.36 分,小于 50 分,意味着其生理健康水平低于一般人群的常模。随着年龄的增大,独生子女家庭老人的生理健康总得分显著下降,女性老人的得分也低于相应年龄组的男性老人。方差分析显示,60—69 岁组的儿女双全家庭的老人生理健康得分显著低于独生子女和双女户两类计划生育家庭的老人,$P<0.01$,但 70 岁以上组差别不明显。

表 6-16　不同子女类型老人生理健康总得分比较

| 性别 | 类型 | 60—69 岁 | 70 岁及以上 |
|---|---|---|---|
| 男性 | 独生子女家庭老人 | 48.35 | 41.42 |
| | 双女户家庭老人 | 47.79 | 41.83 |
| | 儿女双全家庭老人 | 46.00 | 41.90 |

（续表）

| 性别 | 类型 | 60—69 岁 | 70 岁及以上 |
|------|------|----------|-------------|
| 女性 | 独生子女家庭老人 | 46.62 | 37.25 |
| | 双女户家庭老人 | 46.75 | 45.36 |
| | 儿女双全家庭老人 | 43.32 | 38.50 |

## 六、独生子女家庭老人生理健康影响因素分析

研究根据独生子女家庭的老人生理健康均值在 45 分上下，进而将其分组为两类，一组大于 45 分，赋值为"1"，一组小于等于 45 分，赋值为"0"，采用二分类罗切斯特回归分析方法（Binary logistic regression）分析其影响因素。模型分三次置入影响因素，模型 1 仅有个体社会经济因素，模型 2 还包括个人健康行为因素，模型 3 则还加入了家庭的各种因素。模型 1 到模型 3 都有显著性意义，多因素分析的具体结果见表 6 - 17。

### 表6 - 17　独生子女家庭老人生理健康影响因素分析

| 变量（参照组） | 比较组 | 模型 1 | | 模型 2 | | 模型 3 | |
|----------------|--------|--------|--------|--------|--------|--------|--------|
| | | Sig. | OR 值 | Sig. | OR 值 | Sig. | OR 值 |
| 性别（女） | 男 | — | | — | | — | |
| 年龄 | | 0.000 | 0.936 | 0.001 | 2.455 | 0.000 | 0.921 |
| 文化程度（初中及以上） | 文盲 | 0.011 | 0.391 | — | — | — | — |
| | 小学 | 0.757 | 0.890 | — | — | — | — |
| 婚姻状况（没有配偶） | 有配偶 | — | — | — | — | — | — |
| 自己是支出的主要来源（不是） | 是 | 0.000 | 2.394 | 0.001 | 2.455 | 0.001 | 2.403 |
| 新鲜水果食用频率（从不） | 每天 | | | 0.999 | 2E+09 | — | — |
| | 经常 | | | 0.086 | 1.839 | — | — |
| | 偶尔 | | | 0.026 | 1.833 | — | — |

（续表）

| 变量(参照组) | 比较组 | 模型 1 | | 模型 2 | | 模型 3 | |
|---|---|---|---|---|---|---|---|
| | | Sig. | OR 值 | Sig. | OR 值 | Sig. | OR 值 |
| 抽烟(从不) | 吸烟 | | | 0.029 | 0.421 | 0.020 | 0.393 |
| | 已戒烟 | | | 0.009 | 0.266 | 0.005 | 0.242 |
| 饮酒(经常) | 从不 | | | 0.014 | 0.274 | 0.011 | 0.259 |
| | 已戒酒 | | | 0.563 | 0.703 | 0.366 | 0.573 |
| | 偶尔 | | | 0.755 | 1.186 | 0.876 | 1.095 |
| 子女健康关心(几乎没有) | 每天/经常 | | | | | 0.005 | 3.919 |
| | 偶尔 | | | | | 0.188 | 1.985 |
| 子辈是生活支出主要来源(否) | 是 | | | | | — | — |
| 子辈是否是主要生病照料人(否) | 是 | | | | | — | — |
| 决定系数 $R^2$ | | 0.227 | | 0.338 | | 0.370 | |

注：—表示该变量与老人生理健康不相关，没有进入最后模型；Sig. 表示该因素与生理健康相关性的显著性水平，大于 0.10 表示不相关，小于 0.10 则相关；OR 值则表示比较组与对照组的生理健康总得分大于 45 分的发生概率之比；$R^2$ 表示对生理健康总方差的解释度。

决定系数 $R^2$ 提示：三组可能的农村独生子女老人的生理健康影响因素中，个体社会经济因素对老人生理健康的影响最大，解释了总变差的 22.7%，其次是健康行为因素，解释了总变差的 11.1%，家庭因素较小，仅 3.2%。

多因素分析可以看出，在排除其他因素影响的干扰后，与独生子女家庭老人健康的相关的因素有：(1) 个人社会经济因素为年龄和主要支出来源，年龄越大的老人生理健康也越差，而如果自己和老伴是自己支出的主要来源的话，其生理健康状况也相对较好；(2) 健康行为因素则发现吸烟和饮酒情况都与生理健康相关。吸烟或曾经吸烟的独生子女老人，其评分在 45 分以上的可能性低于从不吸烟的独生子女老人。饮酒情况也与生理健康水平相关，但不是与经常饮酒的老人有所不同；(3) 所列出的家庭因素中，子女越经常关心老人的健康，老人们的生理健康评价超过 45 分的可能性也越大。

总结本节的分析,可以得出独生子女家庭老人的生理健康有以下几个特点:(1)独生子女家庭老人总体生理健康水平低于一般人群,尤其是70岁以上年龄组的老人生理健康水平较差;(2)生理健康的四个分维度中,得分最低的健康总体评价,其余三个维度得分相近。这一结果可能与文化相关,老人除非身体特别好,一般不喜欢用"非常好"或"很好"来形容,更多的人会选择"好"或"一般";(3)三种子女类型的老人的生理健康水平相比,在60—69岁组,无论是男性老人,还是女性老人,儿女双全老人的生理健康水平最差,除总体健康自我评价外,躯体活动功能、躯体对角色功能的影响、躯体疼痛都显著差于独生子女和双女户家庭的老人。但是,在70岁以上年龄组,独生子女和双女户家庭的老人的生理健康优势不再显著;(4)影响独生子女家庭老人身体健康的主要因素为其个体社会经济因素,包括年龄和经济自主状况,健康行为因素也有一定的影响,而家庭因素中主要是子女的健康关心频度。

# 第三节　不同子女类型老人心理健康比较

本节将对不同子女类型家庭的老人的心理健康状况进行分维度和总体描述,研究同样采用卡方检验或方差检验的方法对不同子女类型老人分年龄和性别进行了心理健康水平的比较。

## 一、不同子女类型老人活力比较

在最近的一个月里,大部分独生子女家庭老人会在"较多时间"或"有时"感到精力很好,男女性和不同年龄组的情况差异不大。同性别和同年龄组不同子女类型老人相比,60—69岁年龄组男性独生子女家庭老人活力要好于双女户家庭和儿女双全家庭的老人,70岁以上组的女性儿女双全家庭的老人活力也差于双女户和独生子女家庭的老人。

表 6 - 18　不同子女类型老人活力比较（%）

| 性别 | 年龄 | 类型 | 所有时间 | 绝大多数时间 | 较多时间 | 有时 | 没有 | P 值 |
|---|---|---|---|---|---|---|---|---|
| 男 | 60—69 | 独生子女家庭老人 | 6.8 | 19.3 | 28.4 | 34.7 | 10.8 | 0.000 |
| | | 双女户家庭老人 | 2.3 | 26.1 | 44.3 | 21.6 | 5.7 | |
| | | 儿女双全家庭老人 | 4.6 | 30.3 | 36.8 | 25.2 | 3.2 | |
| | 70 及以上 | 独生子女家庭老人 | 3.7 | 38.9 | 27.8 | 24.1 | 5.6 | 0.797 |
| | | 双女户家庭老人 | 3.1 | 37.5 | 37.5 | 18.8 | 3.1 | |
| | | 儿女双全家庭老人 | 5.6 | 40.6 | 34.0 | 17.4 | 2.4 | |
| 女 | 60—69 | 独生子女家庭老人 | 4.8 | 31.7 | 32.7 | 26.0 | 4.8 | 0.136 |
| | | 双女户家庭老人 | 1.5 | 30.8 | 46.2 | 18.5 | 3.1 | |
| | | 儿女双全家庭老人 | 5.6 | 38.0 | 37.5 | 17.0 | 2.0 | |
| | 70 及以上 | 独生子女家庭老人 | 12.7 | 34.5 | 27.3 | 25.5 | 0.0 | 0.048 |
| | | 双女户家庭老人 | 14.3 | 35.7 | 21.4 | 21.4 | 7.1 | |
| | | 儿女双全家庭老人 | 8.6 | 43.8 | 34.0 | 11.7 | 1.9 | |

## 二、不同子女类型老人社会功能比较

独生子女家庭老人对自己社会功能的评价要好于对活力的评价。绝大多数老人会选择自己的身体健康状况或情绪"没有"或"有时"影响了进行探亲访友之类的社会活动。但随着年龄的增长，老人的社会活动能力会显著降低。三类老人相比，在 60—69 岁组，男性和女性老人都显示出了统计学显著性差异，男性老人中，独生子女家庭老人选择"没有"的比例显著高于双女户家庭和儿女双全家庭的老人。而女性老人中，则是儿女双全家庭的老人社会功能评价显著差于独生子女家庭和双女户家庭的老人。

表6-19　不同子女类型老人社会功能比较(%)

| 性别 | 年龄 | 类型 | 所有时间 | 绝大多数时间 | 较多时间 | 有时 | 没有 | P值 |
|---|---|---|---|---|---|---|---|---|
| 男 | 60—69 | 独生子女家庭老人 | 2.3 | 3.4 | 5.1 | 27.3 | 61.9 | 0.000 |
| | | 双女户家庭老人 | 2.3 | 2.3 | 5.7 | 45.5 | 44.3 | |
| | | 儿女双全家庭老人 | 2.3 | 5.1 | 7.7 | 44.7 | 40.1 | |
| | 70及以上 | 独生子女家庭老人 | 5.6 | 5.6 | 7.4 | 31.5 | 50.0 | 0.517 |
| | | 双女户家庭老人 | 3.1 | 12.5 | 9.4 | 37.5 | 37.5 | |
| | | 儿女双全家庭老人 | 5.1 | 10.3 | 7.8 | 43.3 | 33.5 | |
| 女 | 60—69 | 独生子女家庭老人 | 1.0 | 4.8 | 10.6 | 34.6 | 49.0 | 0.000 |
| | | 双女户家庭老人 | 3.1 | 0.0 | 4.6 | 40.0 | 52.3 | |
| | | 儿女双全家庭老人 | 2.5 | 7.5 | 12.9 | 48.6 | 28.5 | |
| | 70及以上 | 独生子女家庭老人 | 7.3 | 9.1 | 12.7 | 40.0 | 30.9 | 0.974 |
| | | 双女户家庭老人 | 7.1 | 7.1 | 0.0 | 50.0 | 35.7 | |
| | | 儿女双全家庭老人 | 7.5 | 8.2 | 13.0 | 41.2 | 30.1 | |

### 三、不同子女类型老人情绪对角色功能的影响比较

与躯体对角色功能的影响测量一样,SF-12量表也用了两个条目测量情绪对角色功能的影响。绝大多数独生子女家庭老人"没有"或只是"有时"因为情绪的原因而做的事情少或者不想做事,亦即情绪因素不是他们的角色功能的主要障碍性因素。从图6-11可以看出,双女户和儿女双全家庭的老人在这一维度性别和年龄差异都不大,而独生子女家庭的老人中,70岁以上组的女性显著差于其他组别。

表6-20和6-21显示了不同子女类型老人情绪对角色功能影响两个条目具体回答情况。两个条目都是在60—69岁年龄组有所不同,男性和女性老人都是独生子女家庭老人的情绪对角色功能的影响最小,选择"没有"影响的比例显著高于其他两组。

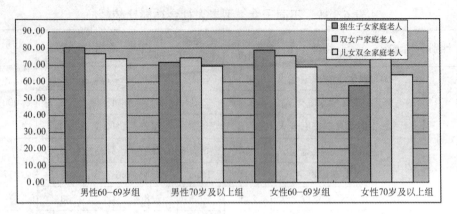

**图 6-11 不同子女类型老人情绪对角色功能评价比较**

**表 6-20 不同子女类型老人情绪对角色功能影响比较 1(%)**

| 性别 | 年龄 | 类型 | 所有时间 | 绝大多数时间 | 较多时间 | 有时 | 没有 | P 值 |
|---|---|---|---|---|---|---|---|---|
| 男 | 60—69 | 独生子女家庭老人 | 3.4 | 5.7 | 8.5 | 35.8 | 46.6 | |
| | | 双女户家庭老人 | 0.0 | 6.8 | 13.6 | 51.1 | 28.4 | 0.000 |
| | | 儿女双全家庭老人 | 1.1 | 6.7 | 15.3 | 53.0 | 23.9 | |
| | 70 及以上 | 独生子女家庭老人 | 3.7 | 9.3 | 11.1 | 46.3 | 29.6 | |
| | | 双女户家庭老人 | 3.1 | 9.4 | 9.4 | 46.9 | 31.3 | 0.745 |
| | | 儿女双全家庭老人 | 3.2 | 9.8 | 18.3 | 46.7 | 22.0 | |
| 女 | 60—69 | 独生子女家庭老人 | 1.9 | 3.8 | 11.5 | 45.2 | 37.5 | |
| | | 双女户家庭老人 | 1.5 | 1.5 | 15.4 | 63.1 | 18.5 | 0.000 |
| | | 儿女双全家庭老人 | 2.9 | 6.7 | 20.6 | 54.7 | 15.1 | |
| | 70 及以上 | 独生子女家庭老人 | 12.7 | 18.2 | 12.7 | 36.4 | 20.0 | |
| | | 双女户家庭老人 | 7.1 | 7.1 | 7.1 | 42.9 | 35.7 | 0.138 |
| | | 儿女双全家庭老人 | 6.8 | 10.9 | 21.0 | 44.8 | 16.5 | |

表 6-21　不同子女类型老人情绪对角色功能影响比较 2(%)

| 性别 | 年龄 | 类型 | 所有时间 | 绝大多数时间 | 较多时间 | 有时 | 没有 | P值 |
|---|---|---|---|---|---|---|---|---|
| 男 | 60—69 | 独生子女家庭老人 | 1.7 | 4.0 | 10.2 | 34.7 | 49.4 | 0.000 |
| | | 双女户家庭老人 | 0.0 | 4.5 | 10.2 | 52.3 | 33.0 | |
| | | 儿女双全家庭老人 | 1.2 | 6.5 | 12.9 | 51.4 | 28.0 | |
| | 70及以上 | 独生子女家庭老人 | 5.6 | 9.3 | 9.3 | 48.1 | 27.8 | 0.578 |
| | | 双女户家庭老人 | 3.1 | 9.4 | 6.3 | 46.9 | 34.4 | |
| | | 儿女双全家庭老人 | 3.2 | 8.8 | 16.6 | 47.9 | 23.5 | |
| 女 | 60—69 | 独生子女家庭老人 | 1.0 | 2.9 | 12.5 | 45.2 | 38.5 | 0.000 |
| | | 双女户家庭老人 | 1.5 | 0.0 | 12.3 | 61.5 | 24.6 | |
| | | 儿女双全家庭老人 | 3.1 | 5.4 | 19.0 | 55.3 | 17.2 | |
| | 70及以上 | 独生子女家庭老人 | 12.7 | 20.0 | 14.5 | 32.7 | 20.0 | 0.184 |
| | | 双女户家庭老人 | 7.1 | 7.1 | 7.1 | 35.7 | 42.9 | |
| | | 儿女双全家庭老人 | 7.5 | 9.5 | 19.1 | 44.5 | 19.4 | |

## 四、不同子女类型老人心理功能比较

对于心理功能的评价,独生子女家庭老人能一直保持愉快心情的比例很少,平均得分只有 63.05 分,远低于社会功能 81.36 分和情绪对角色功能的影响得分 75.45 分。图 6-12 显示了各组老人的心理功能均分比较,总体看来,男性老人心理功能评价好于对应组女性老人,70 岁以上组的老人心理功能评价差于 60—69 岁组老人,而儿女双全家庭的老人心理评价依然最差,女性双女户家庭的老人评价好于其他类型的女性老人。

表 6-22 和表 6-23 显示了不同子女类型老人分年龄和性别组对于两个心理功能条目的具体回答情况。两类老人相比,主要是 60—69 岁男性和女性儿女双全家庭的老人心理功能都显著较差。另外,在 70 岁以上组,女性双女户家庭的老人显示出了明显较独生子女家庭和儿女双全家庭老人的更好的评价,有统计学显著性差异。

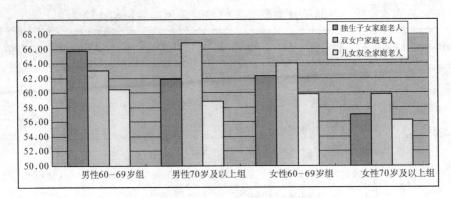

图 6-12　不同子女类型老人心理功能比较

表 6-22　不同子女类型老人心理功能比较 1（%）

| 性别 | 年龄 | 类型 | 所有时间 | 绝大多数时间 | 较多时间 | 有时 | 没有 | P 值 |
|---|---|---|---|---|---|---|---|---|
| 男 | 60—69 | 独生子女家庭老人 | 9.7 | 19.9 | 27.3 | 32.4 | 10.8 | 0.000 |
| | | 双女户家庭老人 | 2.3 | 28.4 | 40.9 | 26.1 | 2.3 | |
| | | 儿女双全家庭老人 | 4.6 | 28.0 | 39.4 | 24.5 | 3.5 | |
| | 70 及以上 | 独生子女家庭老人 | 5.6 | 27.8 | 31.5 | 25.9 | 9.3 | 0.345 |
| | | 双女户家庭老人 | 0.0 | 31.3 | 28.1 | 31.3 | 9.4 | |
| | | 儿女双全家庭老人 | 6.8 | 34.0 | 34.2 | 20.5 | 4.4 | |
| 女 | 60—69 | 独生子女家庭老人 | 6.7 | 30.8 | 26.9 | 28.8 | 6.7 | 0.004 |
| | | 双女户家庭老人 | 0.0 | 27.7 | 44.6 | 23.1 | 4.6 | |
| | | 儿女双全家庭老人 | 3.9 | 39.3 | 35.5 | 19.0 | 2.3 | |
| | 70 及以上 | 独生子女家庭老人 | 7.3 | 34.5 | 25.5 | 32.7 | 0.0 | 0.042 |
| | | 双女户家庭老人 | 14.3 | 28.6 | 14.3 | 28.6 | 14.3 | |
| | | 儿女双全家庭老人 | 6.7 | 32.7 | 36.6 | 20.1 | 3.9 | |

表 6 – 23　不同子女类型老人心理功能比较 2（%）

| 性别 | 年龄 | 类型 | 所有时间 | 绝大多数时间 | 较多时间 | 有时 | 没有 | P 值 |
|---|---|---|---|---|---|---|---|---|
| 男 | 60—69 | 独生子女家庭老人 | 3.4 | 4.0 | 9.1 | 44.9 | 38.6 | 0.000 |
| | | 双女户家庭老人 | 0.0 | 4.5 | 8.0 | 63.6 | 23.9 | |
| | | 儿女双全家庭老人 | 1.2 | 5.6 | 13.6 | 61.6 | 18.0 | |
| | 70 及以上 | 独生子女家庭老人 | 3.7 | 5.6 | 13.0 | 53.7 | 24.1 | 0.364 |
| | | 双女户家庭老人 | 0.0 | 6.3 | 3.1 | 59.4 | 31.3 | |
| | | 儿女双全家庭老人 | 1.0 | 6.8 | 15.2 | 56.5 | 20.5 | |
| 女 | 60—69 | 独生子女家庭老人 | 1.9 | 8.7 | 9.6 | 47.1 | 32.7 | 0.000 |
| | | 双女户家庭老人 | 0.0 | 0.0 | 12.3 | 67.7 | 20.0 | |
| | | 儿女双全家庭老人 | 2.5 | 6.5 | 19.3 | 58.3 | 13.4 | |
| | 70 及以上 | 独生子女家庭老人 | 7.3 | 9.1 | 7.3 | 56.4 | 20.0 | 0.050 |
| | | 双女户家庭老人 | 7.1 | 7.1 | 21.4 | 28.6 | 35.7 | |
| | | 儿女双全家庭老人 | 3.2 | 6.7 | 18.9 | 54.1 | 17.2 | |

## 五、不同子女类型老人心理健康总得分比较

独生子女家庭老人心理健康总得分为 46.72 分,低于常模均分 50 分,意味着老人们的心理健康也差于一般人群。女性老人的心理健康水平差于同年龄组的男性,70 岁以上组的差于 60—69 岁年龄组的老人。三种不同子女类型的老

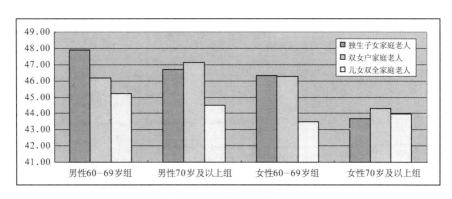

图 6 – 13　不同类型老人心理健康总得分比较

人相比,男性老人在 60—69 岁和 70 岁以上年龄组心理健康总得分都是儿女双全家庭的老人最差,而女性老人主要是 60—69 岁组儿女双全家庭的老人心理健康总得分要低于其他两组,70 岁以上组差异不显著。

### 六、独生子女家庭老人心理健康影响因素分析

和生理健康总得分一样,独生子女家庭老人的心理健康总得分分布同样不是正态分布,为负偏态尖峰分布。参考老人的心理健康总得分的均分,研究将其分组为两类,一组大于 45 分,赋值为"1",一组小于 45 分,赋值为"0",采用二分类罗切斯特回归分析方法分析其影响因素。模型分三次依次置入个体社会经济因素、健康行为因素和家庭相关因素。模型 1 到模型 3 都有显著性意义,多因素分析的具体结果见表 6 - 24。

**表 6 - 24　独生子女家庭老人生理健康影响因素分析**

| 变量(参照组) | 比较组 | 模型 1 | | 模型 2 | | 模型 3 | |
|---|---|---|---|---|---|---|---|
| | | Sig. | OR 值 | Sig. | OR 值 | Sig. | OR 值 |
| 性别(女) | 男 | — | — | — | — | — | — |
| 年龄 | | — | — | — | — | — | — |
| 文化程度(初中及以上) | 文盲 | 0.130 | 0.613 | — | — | — | — |
| | 小学 | 0.693 | 1.137 | — | — | — | — |
| 婚姻状况(无配偶) | 有配偶 | 0.026 | 1.671 | 0.010 | 1.798 | — | — |
| 自己是支出的主要来源(不是) | 是 | — | — | — | — | — | — |
| 新鲜水果食用频率(从不) | 每天 | — | — | — | — | — | — |
| | 经常 | — | — | — | — | — | — |
| | 偶尔 | — | — | — | — | — | — |
| 抽烟(从不) | 吸烟 | — | — | — | — | — | — |
| | 已戒烟 | — | — | — | — | — | — |

（续表）

| 变量(参照组) | 比较组 | 模型 1 | | 模型 2 | | 模型 3 | |
|---|---|---|---|---|---|---|---|
| | | Sig. | OR 值 | Sig. | OR 值 | Sig. | OR 值 |
| 饮酒(经常) | 从不 | | | 0.176 | 0.604 | 0.249 | 0.638 |
| | 已戒酒 | | | 0.424 | 1.476 | 0.531 | 1.368 |
| | 偶尔 | | | 0.624 | 1.230 | 0.629 | 1.236 |
| 子女健康关心(几乎没有) | 每天/经常 | | | | | 0.000 | 6.948 |
| | 偶尔 | | | | | 0.022 | 3.238 |
| 子辈是生活支出主要来源(否) | 是 | | | | | — | — |
| 子辈是否是主要生病照料人(否) | 是 | | | | | 0.009 | 0.509 |
| 决定系数 $R^2$ | | 0.055 | | 0.068 | | 0.126 | |

注：—表示该变量与老人心理健康不相关,没有进入最后模型；Sig. 表示该因素与心理健康相关性的显著性水平,大于 0.10 表示不相关,小于 0.10 则相关；OR 值则表示比较组与对照组的心理健康总得分大于 45 分的发生概率之比；$R^2$ 表示对心生理健康总方差的解释度。

从模型 1 到模型 3 的 $R^2$ 决定系数的大小比较看,在所研究的可能影响因素中,家庭因素对独生子女老人的心理健康评价影响最大,其次是个体社会经济因素,健康行为因素的影响相对较小。

从表 6－24 的多因素分析结果看,在排除了其他因素的作用之后,与独生子女家庭老人心理健康相关的因素有：(1) 个体社会经济特征方面。个体社会经济因素对独生子女家庭老人心理健康的影响不大,只解释了总方差的 5.5%,只有婚姻因素与之相关,有配偶的老人心理健康更好。但是这一相关关系,在加入了个体行为因素和家庭因素后,相关性不再显著；(2) 健康相关行为方面。个体健康行为对心理健康的贡献率不高,主要是饮酒因素,提示不同程度的饮酒与心理健康自评显著相关,但区别可能是在从不饮酒的老人和已经戒酒的老人之间；(3) 家庭方面,有两个相关因素。一是子女关心老人健康,子女能够每天或经常询问老人健康,老人的心理健康会更好,老人在感受到子女的关心后,对其心理健康有显著的促进作用。另外一个相关因素是子辈是否是老人的生病时的主要照料人,如果"是",老人的心理健康反而不太好,这一结果可能与一般情况下,老人的首选照料人是配偶,而配偶不能担当且子辈成为主要的照料人的时候,老人反而会因为自己成为子女的累赘,或者子女的照料并不贴心而心情不好。

通过本节的分析,可以发现独生子女家庭老人的心理健康水平主要有以下特征:(1) 独生子女家庭老人的心理健康水平低于人群的常模,但略好于生理健康水平。(2) 心理健康的四个分维度中,活力和心理功能维度的得分明显低于社会功能和情绪对角色的影响得分。(3) 三种子女类型老人的心理健康水平相比,60—69 岁组,儿女双全家庭的男性和女性老人几乎在所有心理维度上都要差于另外两组。在 70 岁以上组别中,女性双女户家庭老人在活力和心理功能维度也优于儿女双全家庭的老人,男性老人则在各个维度上的统计学显著性差异逐渐消失。(4) 影响独生子女家庭老人心理健康的主要因素是家庭因素,子女对老人的健康关心和子辈对老人的健康照料与否是老人心理健康的相关因素,另外,饮酒情况也与老人的心理健康评价相关。

## 第四节　不同子女类型老人慢性病患病比较

### 一、不同子女类型老人慢性病患病比较

在列出的慢性病中,独生子女家庭老人罹患慢性病中,前三位为:高血压、关节炎和心脏病,而支气管炎、耳聋和骨质疏松这些疾病的患病率也都接近或超过了 10%,高血压的患病率已经达到 33.4%,关节炎的患病率也超过了两成。近 4 成的老人患有两种及以上的慢性病,不过,没有所列举的任一种慢性病的独生子女家庭老人也了 26.7%,远高于双女户家庭老人的 19.1%和儿女双全家庭老人的 14.4%的慢性病患病率。

直接从样本的患病率看,独生子女家庭老人的所有慢性病患病率都低于儿女双全家庭的老人,绝大多数慢性病患病率也低于双女户家庭的老人。但是,这种差异有可能是独生子女家庭老人的年龄和性别构成的差异引起的,因此研究首先进行了标化处理,按照总样本的性别和年龄构成比率作为权重系数,即男性为 60—69 岁 30.0%,70 岁及以上 18.3%;女性为 60—69 岁 28.4%,70 岁及以上 23.4%来计算标化患病率,表 6-25 显示了具体比较结果。

表 6-25　不同子女类型老人慢性病患病比较(%)

| 慢性病 | 实际患病率 | | | 标化患病率* | | |
|---|---|---|---|---|---|---|
| | 独生子女家庭老人 | 双女户家庭老人 | 儿女双全家庭老人 | 独生子女家庭老人 | 双女户家庭老人 | 儿女双全家庭老人 |
| 高血压 | 33.4 | 37.7 | 40.3 | 35.2 | 35.5 | 40.1 |
| 糖尿病 | 6.9 | 9.5 | 6.9 | 7.1 | 9.8 | 6.7 |
| 心脏病 | 11.6 | 13.6 | 18.2 | 12.9 | 12.4 | 17.3 |
| 脑血管病 | 5.9 | 2.5 | 6.2 | 6.4 | 3.9 | 6.5 |
| 肺结核 | 0.5 | 0.0 | 0.9 | 0.7 | 0.0 | 0.9 |
| 支气管炎 | 9.8 | 10.1 | 13.8 | 11.3 | 14.6 | 14.6 |
| 白内障 | 5.1 | 4.0 | 6.1 | 5.6 | 3.0 | 6.0 |
| 青光眼 | 1.0 | 2.0 | 2.5 | 1.0 | 4.6 | 2.4 |
| 耳聋 | 9.5 | 9.5 | 10.7 | 11.2 | 11.3 | 11.7 |
| 前列腺疾病 | 2.6 | 3.5 | 3.0 | 2.8 | 4.5 | 3.7 |
| 胃肠溃疡 | 7.7 | 5.5 | 8.4 | 6.8 | 5.9 | 8.3 |
| 骨质疏松 | 11.1 | 9.5 | 12.6 | 11.4 | 8.3 | 12.2 |
| 关节炎 | 22.1 | 20.1 | 31.8 | 22.1 | 17.7 | 30.5 |
| 癌症 | 0.8 | 1.5 | 0.7 | 0.8 | 1.0 | 0.8 |
| 帕金森氏病 | 0.3 | 0.5 | 0.1 | 0.4 | 0.9 | 0.1 |
| 老年痴呆 | 0.8 | 0.5 | 0.6 | 1.2 | 0.9 | 0.5 |
| 抑郁症 | 0.3 | 0.5 | 0.3 | 0.2 | 0.3 | 0.3 |
| 肝脏疾病 | 1.0 | 2.0 | 1.6 | 0.9 | 1.9 | 1.5 |
| 胆结石/胆囊炎 | 3.1 | 4.5 | 5.8 | 2.7 | 4.7 | 5.1 |

注：* 标化死亡率是采取被调查总样本性别和年龄构成来对实际患病率的调整,目的是排除两组老人因为性别和年龄的组成不同而造成患病率的差异。

从表 6-25 可以看出,在排除年龄和性别结构的影响后,儿女双全家庭的老人高血压、心脏病、关节炎等的患病率都要高于独生子女家庭的老人或双女户家庭的老人 5 个百分点左右或以上。

## 二、不同子女类型老人因病住院情况比较

在 2014 年,有 73 位独生子女家庭老人有住院经历,住院的时间从 4 天到 73 天不等,住院的独生子女家庭老人平均住院天数为 16.81 天,平均住院天数显著小于儿女双全家庭老人(19.32 天)。独生子女家庭老人中,去年有医生诊断需要住院而没有住院的有 14 人,占 3.6%,三类老人这一比例没有显著差异。其中 10 位因为经济困难,2 例为自己认为没有必要住院,各有 1 例认为医院治不好或自己没有时间。

总体看来,7 成以上的独生子女家庭老人都在受着慢性病的困扰,三种子女类型的老人所罹患的慢性病的疾病顺位相近,高血压、关节炎、心脏病、支气管炎和骨质疏松等都是困扰独生子女家庭老人的常见病种,在他们当中患病率都超过或接近 10.0%。排除年龄和性别构成影响后,3 种子女类型老人相比,子女双全家庭老人在高血压、心脏病、关节炎等慢性病的患病率上相对较高。绝大多数的独生子女家庭老人该住院的时候都会入院,但仍有个别老人没有入院,主要的原因依然是经济原因。

# 第五节　不同子女类型老人健康服务需求比较

对于老人健康服务的需求主要从四个方面进行询问,分别为健康教育、健康照料、康复治疗和个人专业健康服务需求。

## 一、不同子女类型老人健康教育服务需求比较

研究设计了 9 个方面的健康教育内容,了解老人的需求情况(多选),以助于从受众的角度进行有针对性的健康教育方案设计,表 6-26 给出三种子女类型的老人们的具体选择结果。

在所列出的 9 项内容中,独生子女家庭的老年人对常见病的防治表示出了最大的兴趣,有 7 成老人都选择了此项,其次是合理用药、常见病的家庭照护与健康生活习惯,选择比例接近或超过 3 成,意外事件预防、意外事件急救和心理健康指导也有一定比例的需求。对所有健康教育内容都不感兴趣的老人在少数,比例为 2.1%。

　　三种不同子女类型的老人健康教育内容需求相比,独生子女家庭老人在大部分选择项上都有所差异,对于常见病防治、常见病家庭照护、合理用药、意外事件预防和急救等5个方面的知识需求都有所差异,儿女双全家庭的老人在常见病防治和常见病的家庭照护的需求都要高一些,这可能与这种类型的老人慢性病患病率较高有关系。而双女户家庭的老人对于意外事件预防和意外事件急救的知识需求上高于其他两类的老人。独生子女家庭的老人的知识需求比例处于中间状态。

表6-26　不同子女类型老人健康教育内容选择比较(%)

| 健康教育内容 | 独生子女家庭老人 | 双女户家庭老人 | 儿女双全家庭老人 | P值 |
|---|---|---|---|---|
| 常见病防治 | 70.7 | 61.3 | 73.5 | 0.001 |
| 常见病家庭照护 | 28.5 | 30.7 | 37.7 | 0.001 |
| 合理用药 | 42.2 | 43.7 | 39.1 | 0.278 |
| 跌倒、心绞痛等意外事件预防 | 18.0 | 40.7 | 22.4 | 0.000 |
| 意外事件急救 | 19.3 | 29.1 | 20.7 | 0.013 |
| 健康生活习惯 | 24.9 | 33.7 | 26.5 | 0.063 |
| 心理健康指导 | 16.7 | 18.1 | 16.2 | 0.780 |
| 休闲娱乐 | 12.3 | 14.1 | 12.8 | 0.837 |
| 老年人沟通与交流技巧 | 11.8 | 10.6 | 14.3 | 0.181 |
| 以上都不需要 | 2.1 | 0.5 | 1.6 | 0.359 |

　　对于健康知识传播途径,研究一共列出了9个传播途径供选择,表6-27给出了回答结果。独生子女家庭老人最喜欢的健康教育方式是上门宣传,62.5%的对象都选择了这一答案。门诊宣传、电视广播、集中讲课和指定医生的随时询问也是老人们比较喜欢的方式,选择比例在2至4成。

　　三种子女类型的老人相比,对于列出的9大健康知识传播途径的排序相同,但是在7种方式上,即上门宣传、门诊宣传、电话向医生询问、指定一个专门的医生随时询问、发放书面材料、电视广播和报纸杂志等途径的选择都有所不同,儿女双全的老人在上门宣传、门诊宣传两种方式上选择比例最高,而双女户家庭的老人对电话向医生询问、指定一个专门的医生随时询问和发放书面材料和报纸杂志的选择比例最高。相对而言,双女户家庭的老人对于健康知识的传播途径可接受途径更多更广。

表 6 - 27　不同子女类型老人健康知识传播途径选择比较(%)

| 健康知识传播途径 | 独生子女家庭老人 | 双女户家庭老人 | 儿女双全家庭老人 | P 值 |
|---|---|---|---|---|
| 上门宣传 | 62.5 | 60.8 | 67.6 | 0.033 |
| 门诊宣传 | 32.1 | 32.7 | 45.0 | 0.000 |
| 集中讲课 | 28.5 | 25.6 | 26.7 | 0.689 |
| 电话向医生询问 | 11.6 | 17.1 | 8.0 | 0.000 |
| 指定一个专门的医生随时询问 | 23.4 | 43.7 | 32.7 | 0.000 |
| 发放书面材料 | 12.1 | 17.1 | 7.6 | 0.000 |
| 电视广播 | 42.2 | 39.7 | 33.1 | 0.001 |
| 报纸杂志 | 3.9 | 7.0 | 2.7 | 0.003 |
| 宣传栏/墙报 | 4.9 | 4.5 | 3.6 | 0.429 |
| 网络 | 0.0 | 0.5 | 0.6 | 0.308 |
| 以上都不喜欢 | 2.1 | 1.0 | 0.9 | 0.141 |

和多子女老人一样,被调查农村独生子女家庭老人对于发放书面材料、报纸杂志、宣传栏/墙报和网络等选择的比例都很低的原因在于大部分对象不识字,或者即使识字,年纪大了不容易看清楚,也使得他们不太能够接受这些传播方式。

## 二、不同子女类型老人健康照料服务需求比较

研究中分别了解了老年人所期望的政府健康照料服务、对于生活不能自理老人服务地点的意愿和参与健康照料志愿服务的意愿。

### 1. 希望政府为老年人提供的照料服务

在所列出一些地区已经试点为老年人提供的 5 项健康照料服务中,农村独生子女家庭老人认为最需要提供的是生活不能自理老人的健康照料服务,比例高达 73.3%,而且他们对提供健康设施/场所、组织老人文化娱乐活动服务需求率也比较高,半数左右的对象都选择了这些项目,而聊天谈心等心理疏导服务也有两成的需要量,配餐送餐服务的需求率较低,不到一成。

与健康教育服务需求一样的是,三种子女类型的老人在健康照料服务的需

求上差异也比较多,儿女双全家庭的老人在配餐送餐服务、组织文化娱乐活动上的需求率最高,而双女户家庭的老人在提供健康设施/场所、心理疏导服务的需求率最高,独生子女家庭的老人则总体需求率最低,这有可能和他们目前年龄还较轻有关。

表 6 - 28　不同子女类型老人健康照料服务期望比较(%)

| 希望政府和社会提供的健康照料服务 | 独生子女家庭老人 | 双女户家庭老人 | 儿女双全家庭老人 | P 值 |
|---|---|---|---|---|
| 生活不能自理老人的健康照料服务 | 73.3 | 69.8 | 72.4 | 0.675 |
| 配餐送餐服务 | 9.8 | 18.6 | 20.7 | 0.000 |
| 提供健康设施/场所 | 47.3 | 62.3 | 53.8 | 0.002 |
| 组织老人文化娱乐活动 | 45.8 | 47.2 | 54.9 | 0.001 |
| 聊天谈心等心理疏导服务 | 20.6 | 35.7 | 28.4 | 0.000 |
| 以上都不需要 | 4.9 | 2.0 | 2.0 | 0.003 |

2. 生活不能自理老人健康照料服务地点选择

68.4%的独生子女家庭老人认为对于生活不能自理的老人健康照料服务还是在家里的上门服务比较好,还有 27.5%的老人认为在村里的服务机构比较好,选择乡镇和县服务机构的比例非常低,都不足 5%。在生活不能自理老人服务地点的选择上,不同子女类型老人亦有所不同,儿女双全家庭的老人选择在家里的上门服务的比例最低,他们中有更多老人选择了在村里的服务机构接受健康照料服务。

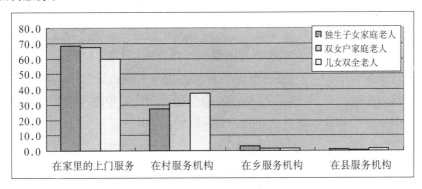

图 6 - 14　不同子女类型老人对生活不能自理老人健康照料服务地点的选择

3. 健康照料志愿服务意愿

如果身体条件许可的话,绝大多数农村独生子女家庭老人都愿意免费为周围有需要的老年人提供力所能及的照料服务,比例高达88.2%,但还是显著低于双女户家庭的老人和儿女双全家庭的老人。46位不愿意提供志愿服务的独生子女家庭老人所选择的原因由高到低依次为:没时间39.1%、应该由专业结构提供15.2%、怕惹麻烦23.9%、与我无关10.9%和子女不支持4.3%。

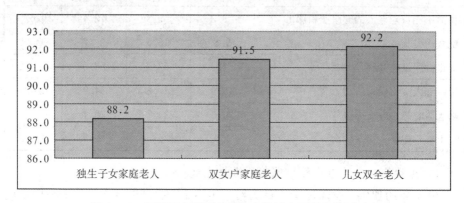

图6‑15　不同子女类型老人健康照料志愿服务意愿对比

### 三、不同子女类型老人家庭康复治疗服务需求比较

研究询问了老人需要哪些政府提供的上门康复治疗服务,独生子女家庭老人需求最高的是基础护理服务,即为老人提供上门的输液、打针、送药等服务,73.3%的需求率,在样本点服务人员访谈中发现目前村卫生室大多能提供此类的服务,应了民意,今后需要继续。上门康复和就医指导的需求相近,也比较高,超过了35.0%。而康复护理和心理康复也存在两成左右的需求。

三种子女类型的老人相比,独生子女家庭的老人依然显示出了相对较低的健康照料服务需求率,他们在基础护理、康复指导和康复护理方面的需求都低于双女户家庭老人和儿女双全家庭的老人,详情见表6‑29。

表 6-29　不同子女类型老人健康照料服务期望比较（%）

| 希望提供的家庭康复治疗服务 | 独生子女家庭老人 | 双女户家庭老人 | 儿女双全家庭老人 | P 值 |
|---|---|---|---|---|
| 基础护理 | 73.3 | 83.9 | 76.2 | 0.015 |
| 康复指导 | 38.3 | 39.7 | 46.5 | 0.003 |
| 康复护理 | 22.1 | 32.7 | 33.7 | 0.000 |
| 心理康复 | 19.3 | 18.1 | 20.1 | 0.771 |
| 就医指导 | 35.5 | 31.7 | 29.8 | 0.081 |

## 四、不同子女类型老人个人专业健康服务需求比较

关于健康教育、健康照料和康复治疗服务需求的询问是针对老年人群体服务需求的,研究最后还询问了老人自己目前所需要的专业健康服务情况。独生子女家庭老人目前个人最需要的是健康体检服务,这可能是近年来基本公共卫生服务的开展深入人心,让老人意识到了健康体检的重要性。健康知识宣传和慢性定期服务位于需求的第二、第三位。临终关怀服务需求率最低,这与老人们不了解此项服务有关,调查人员也反映这个问题不好询问甚至不敢询问,怕引起反感,因此,可能实际需求要高于调查数据。

三种子女类型的老人相比,他们的个人专业健康服务的需求顺位相同,但在健康知识宣传、慢性病定期服务、康复护理、医疗救助四类专业服务的需求率有所不同。双女户家庭的老人在慢性病定期服务、康复护理和医疗救助服务的需求上都最高,但在健康知识宣传的需求率上却最低。

表 6-30　不同子女类型老人个人专业健康服务需求比较（%）

| 专业健康服务 | 独生子女家庭老人 | 双女户家庭老人 | 儿女双全家庭老人 | P 值 |
|---|---|---|---|---|
| 健康知识宣传 | 61.7 | 48.7 | 57.4 | 0.011 |
| 健康体检 | 71.5 | 76.9 | 72.8 | 0.364 |
| 建立个人健康档案 | 27.2 | 25.1 | 30.8 | 0.221 |
| 健康咨询 | 20.1 | 20.6 | 18.9 | 0.769 |
| 慢性病定期服务 | 41.4 | 52.8 | 44.7 | 0.031 |

（续表）

| 专业健康服务 | 独生子女家庭老人 | 双女户家庭老人 | 儿女双全家庭老人 | P 值 |
|---|---|---|---|---|
| 上门诊疗 | 19.5 | 23.1 | 22.6 | 0.367 |
| 康复护理 | 6.4 | 11.6 | 10.3 | 0.031 |
| 医疗救助 | 21.6 | 31.2 | 28.1 | 0.014 |
| 临终关怀 | 5.4 | 9.0 | 6.7 | 0.234 |
| 以上都不需要 | 2.1 | 1.5 | 1.4 | 0.607 |

　　通过本节的对比分析,可以看出独生子女家庭老人在健康服务需求方面有以下特征:(1)健康教育需求总体较高。最希望了解疾病预防、治疗、用药和照护相关的健康教育信息。比较适宜老人的健康教育方式是上门宣传或电视广播等大众媒体的宣传;(2)生活不能自理老人上门健康服务需求率非常高。生活不能自理时,农村独生子女家庭的老人更希望有上门的指导、治疗和康复等服务;(3)绝大多数独生子女家庭老人愿意提供为周围有需求老人的力所能及的服务,他们也是农村潜在的社会资本与服务资源;(4)健康体检服务、家庭基础护理服务已经深入百姓,也触发了老人的需求,需求率很高;(5)三种子女类型的老人相比,独生子女家庭老人在健康教育、健康照料和个人目前的专业健康服务等方面的基本公共卫生服务需求相对较弱,原因需要进一步探析,可能与其年龄较轻有关,但双女户家庭老人的年龄结构与其相似,需求却在很多方面比他们高,说明还有其他未知的原因。还值得关注的是,儿女双全家庭的老人,他们更有可能得到来自子女的关心,但是,他们在健康教育、健康照料、康复治疗和个人专业健康等社会服务的诸多方面,都显示出了较独生子女和双女户家庭老人更高的需求,这一结果也从一个侧面验证着在老人的健康照料上,子辈所起到的作用可能有着子女性别和子女数量的统计学显著性差异,需要有更多的专门性研究对其进行原因和对策探析。

# 本章小结

通过对农村独生子女家庭老人的生理健康、心理健康和患病情况的全方位健康评估,及与双女户家庭和儿女双全家庭的老人健康状况比较和农村独生子女老人的健康影响因素多元分析,可以看出:

1. 农村独生子女家庭老人存在较多健康问题

农村独生子女家庭的老人生理和心理健康水平都低于一般人常模。7 成以上的农村独生子女家庭老人在受着各种慢性病的折磨,高血压、关节炎、心脏病、支气管炎和骨质疏松等都是困扰独生子女家庭老人的常见病种。

2. 农村儿女双全家庭老人健康状况相对较差

差异主要显示在 60—69 岁组,儿女双全家庭老人的生理健康、心理健康水平显著较差,而慢性病的患病率要高一些。目前的研究还未能对于其中的原因进行深入的探析,是子女数量的原因,还是子女质量的原因? 是年轻时的负担较重? 还是其他原因? 今后的研究还可以对不同子女类型老人的期望寿命和健康期望寿命进行比较研究,探析其中的问题,分析可能的原因。从健康的角度看,目前的研究并不支持传统文化中"多子多福"的说法。也认为独生子女家庭的老人并没有更高的健康风险和健康服务需求,研究赞同马庆笙的说法,即:老人的真正挑战,不是家庭子女多少,而是有无子女和晚年有无存活子女的问题[1]。因此,政府需要更多关注的是那些晚年无子女照料老人的健康保障。

3. 个体社会经济因素、行为因素和家庭因素共同影响农村独生子女老人健康

影响独生子女家庭老人生理和心理健康的因素中,个体社会经济因素则更多地影响了老人的生理健康,心理健康更多与老人的行为因素相关,家庭因素对独生子女老人的生理和心理健康影响较弱。老人在家庭中能得到的经济支持也相对较少,目前政府为农村独生子女家庭的老人所提供的奖励扶助资金对于这样的矛盾有一定的缓解作用,但还需要进一步加强。

---

① 　马庆笙:《独生子女老年父母养老风险分析——以浙江省为例》,《老龄科学研究》,2013,1(6)。

4. 农村独生子女家庭老人对健康教育需求较高

农村独生子女家庭的老人大多希望能在家中接受政府的健康照料服务,也愿意做力所能及的事情帮助邻居老人。政府和社会今后可以更多地利用电视广播、利用上门服务的机会,对老人进行常见病防治及家庭照护、意外事件预防与急救等健康教育,利用健康体检的机会提供针对性的健康咨询,为生活不能自理的老人提供在家里的上门服务,为有需要的老人提供上门基础护理服务,社区组织老人周围需要照料的邻居老人提供志愿服务,从老人的意愿入手,逐步增加老年人健康服务。

# 第七章　失能老人家庭健康照料

全国城乡失能老人状况研究报告数据①显示,2010 年末全国城乡部分失能和完全失能老年人约 3 300 万,占总体老年人口的 19.0%;其中完全失能老年人 1 080 万,占总体老年人口 6.23%。分城乡来看,我国城乡完全失能老年人占老年人的比例,分别为 5.0% 和 6.9%,农村完全失能老人中,有照料需求的占 61.8%。

目前国内关于失能老人的研究,主要在两个方面,一是失能老人照料现状与需求研究,二是对策研究,特别是服务供给和社会保障政策的研究。比较普遍性的观点是:我国城乡失能老人存在非常高的服务需求②,目前的供给体系不能满足需求③,认为建立和完善多元化的供给体制、建立长期护理保险是政府和社会应对我国快速入口老龄化所亟待解决的问题④。也有研究关注了失能老人的照

---

① 全国老龄工作委员会办公室.《全国城乡失能老年人状况研究》新闻发布稿, http://www. cncaprc. gov. cn/, 2011。

② 孙继艳、郝晓宁、薄涛:《北京市失能老人社区照顾现状及需求分析》,《中国卫生政策研究》,2016 (11);郭延通、郝勇:《失能与非失能老人社区养老服务需求比较研究——以上海市为例》,《社会保障研究》,2016(04);唐钧、冯凌:《谁需要长期护理保险?——失能老人长期照护需求的调查与分析》,《中国社会保障》,2016 (06);郝晓宁、薄涛、刘建春、崔楠、卜令寒、张振忠、刘志、塔娜:《北京市失能老人照料现状及需求影响因素研究》,《中国卫生经济》,2015(08);苏群、彭斌霞、陈杰:《我国失能老人长期照料现状及影响因素——基于城乡差异的视角》,《人口与经济》,2015(04)。

③ 孙继艳、郝晓宁、薄涛:《北京市失能老人社区照顾现状及需求分析》,《中国卫生政策研究》,2016 (11);庄绪荣、张丽萍:《失能老人养老状况分析》,《人口学刊》,2016(03);王梅梅、张先庚、王红艳、曹俊、刘爽:《我国失能老人长期照护现状及对策》,《全科护理》,2015(31)。

④ 涂爱仙:《供需失衡视角下失能老人长期照护的政府责任研究》,《江西财经大学学报》,2016 (02);张思锋、唐敏、周森:《基于我国失能老人生存状况分析的养老照护体系框架研究》,《西安交通大学学报》(社会科学版),2016(02);徐萍、钟清玲:《居家式失能老人长期照护服务研究进展》,《中国老年学杂志》,2016(12);唐钧、冯凌:《谁需要长期护理保险?——失能老人长期照护需求的调查与分析》,《中国社会保障》,2016(06)。

料者,呼吁对其予以多方面支持①。目前研究的焦点主要在于需求的了解和社会化服务供给的研究,而对于失能老人的家庭到底在发挥哪些方面的作用,存在的困难有哪些,又如何帮助家庭加强失能老人的赡养功能等问题的研究都不多。笔者认为:尽管我国目前和未来的一段时间,由于家庭结构和功能的转变,家庭的赡养能力在弱化,家庭赡养失能老人面临巨大的挑战。但另一方面,由于我国未来一段时间内,抚养比依然在不断增加,社会福利体系也还需要时间来建立与完善,国家的社会经济水平也还未能达到足够富裕,未来的一段时间内家庭依然是老年人照料的主体。因此,我们需要对如何强化家庭的功能,如何给家庭更多的支持进行研究和关注。

本课题的研究中,关注的是所有农村 60 岁以上的老年人,失能老人只是其中很小的一部分,但也是其中最弱势的群体,因此,除了问卷调查中同样调查这部分老人外,研究还专门在每个样本县一共选择了 4 个失能卧床老人进行家庭访问,重点了解其家庭照料、家庭负担情况、家庭存在的困难与服务需求等方面的情况,被家访老人个人和家庭的基本特征如表 7-1 所示。

**表 7-1　家访失能老人的基本信息**

| 编号 | 性别 | 年龄 | 来自地区 | 一起生活的家庭成员 |
|---|---|---|---|---|
| A1 | 女 | 96 | 海安 | 儿子、儿媳、孙子、孙媳、重孙、重孙媳 |
| A2 | 女 | 76 | 海安 | 一人生活,女儿在本村 |
| A3 | 女 | 86 | 海安 | 儿媳 |
| A4 | 女 | 86 | 海安 | 小儿子、小儿媳、二儿媳 |
| A5 | 女 | 63 | 海安 | 丈夫、儿子、儿媳、孙子、保姆 |
| B1 | 女 | 70 | 南乐 | 丈夫 |
| B2 | 女 | 86 | 南乐 | 儿子、女儿家轮流住 |
| B3 | 女 | 77 | 南乐 | 丈夫 |

---

① 杨黎敏:《失能老人家庭照顾者的社会支持研究——以南京市为例》,《劳动保障世界》,2016(17);刘捷、赵庆华、肖明朝:《失能老人非亲属照顾者的照顾感受》,《中国老年学杂志》,2016(11);汤娟娟、王俊杰、余兰仙:《失能老人家庭照顾者照顾负担及影响因素研究》,《中国护理管理》,2015,(12);王玉环、吴复琛、王美艳、陈雪峰:《新疆维吾尔族和哈萨克族失能老人居家主要照护者照护需要现状及影响因素分析》,《中国全科医学》,2015(16)。

（续表）

| 编号 | 性别 | 年龄 | 来自地区 | 一起生活的家庭成员 |
|------|------|------|----------|--------------------|
| B4 | 女 | 70 | 南乐 | 丈夫 |
| C1 | 女 | 66 | 大通 | 大儿子、大儿媳、孙子、孙女 |
| C2 | 男 | 62 | 大通 | 妻子、小儿子、小儿媳、2个孙子 |
| C3 | 男 | 75 | 大通 | 妻子 |
| C4 | 女 | 83 | 大通 | 儿子、儿媳、孙子 |

读者不难发现,家访的个案当中,女性失能老人显著偏多。研究小组原先计划的是在样本县某一个调查村让村干部在村委会周围5公里随机就近找失能老人家庭进行家访,每个点选择4户家庭访问(出于被调查点农村的交通问题难以解决考虑)。但每个点按照这一原则,村干部所找到的对象都基本为女性,于是研究组现场提出希望在该村至少找到一位男性失能老人家访,海安县点只找到一个,但还因为男性老人已经痴呆,家人又刚刚出门而作罢。而南乐点甚至在整个样本村都没有找到合乎条件的对象。这一现象并非偶然,我国六普的调查数据也同样显示女性老年人口的自评健康状况是差于男性的[①]。结合与基层卫生工作人员访谈的结果,研究小组分析,农村失能老人大多为女性的可能原因有:

1. 女性年轻时事情多,家务和田间劳动繁重,休息时间更少,所以虽然长寿,但其实生理健康状况并不优于男性。

2. 农村女性老人有病选择忍着不看的比例更高。因为怕花钱,大部分慢性病也不容易治好,还由于农村女性弱势的问题,所以一些农村女性老人相对于男性老人更可能会先选择忍着不就医,实在不行了才去就诊,而失去了看病的第一时机。

3. 女性中风患者耐性和代偿性相对男性好。对老伴的依赖少,可以带病存活更长时间。男性不能耐受瘫痪需要人照顾的情况,特别是子女或子女配偶的照料,心情也会生病而更容易变得糟糕,所以男性老人一旦有中风情况,特别是老伴去世后,可能平均生存时间会更短。

4. 农村男性老人患有心脏病的比例低于女性。在农村,男性老人大多承担

---

① 张翼:《中国老年人口的家庭居住、健康与照料安排——第六次人口普查数据分析》,《江苏社会科学》,2013(1)。

更多的体力劳动多,锻炼多,他们患有高血脂的可能性反而比女性低,患有心脏病的可能性也相对低些,本次研究的定量数据(问卷调查)分析也有这样初步的发现,如表7-2所示。

**表7-2 不同年龄男女性老人心脏病患病情况对比(%)**

|  | 60—69岁 | 70—79岁 | 80岁及以上 |
|---|---|---|---|
| 男性 | 35.94 | 37.05 | 39.55 |
| 女性 | 39.96 | 44.91 | 39.50 |
| P值 | 0.039 | 0.008 | 0.541 |

# 第一节 农村失能老人照料模式

对于失能老人的长期照护,既不是一般的养老照料,但也不是纯粹的医疗照护。与一般的养老照料相比,因为老人常常患有多种疾病,更需要正规性和专业性的照料。但与医疗照护相比,其还具有长期性、连续性和全方位的特点,他们在很长时间、甚至终生都需要进行连续性的照护,生活方面也有很多的服务需求,因此不可能通过长期的住院来满足照护需求。另外,这些老人也还需要日常生活照料、社会交往支持、经济和信息援助等服务,这些都是医疗服务无法满足的。因此,在家中照料失能老人,对于农村家庭来说确实是一个非常大的挑战。农村家庭如何应对?人、财、物等基本问题如何解决,照料效果如何?本节试图结合研究家庭访问的案例来总结农村家庭应对老人失能的不同照料模式。

## 一、配偶为主照料型

家访的12位失能老人中,只有5位老人有配偶,其中3位都是以配偶为主来照顾,还有一位老人由配偶和两个媳妇共同照料,一位由配偶与保姆共同照料,即配偶在其中依然承担了部分照料职责。这在农村不是偶然现象,问卷调查的结果也验证了这一观点,在本次调查中,2 039位有配偶的老人中,89.7%的老人生病时主要由配偶照顾,而心里不舒服的时候,90.3%的老人也有配偶对其进行安慰。下面的两个案例对配偶照料的情况作了典型描述。

**B3**　老人中风,右侧偏瘫,完全不能自理已经20多年了,出院后就不能自己走路了,上厕所也不能自理,大小便不能自控。儿子家在本村一里左右,儿子外出打工,女儿在另外一个镇,5—6天来一次。老人的老伴71岁,目前也有高血压。平时老伴负责日常起居和做饭,承担主要的照料责任,每天早晨媳妇会来帮助一起将老人扶上座椅,换床垫(用了尿不湿)。洗衣服、洗澡等由儿媳妇负责。尽管小便不能自控,但家里也没有异味。老伴说媳妇很孝顺(不在场),比亲闺女还好。

这一家庭大概能反映一般家庭不能自理老人由配偶为主进行照料的模式,老伴的身体尚可,能够承担主要的照顾责任,媳妇配合照顾。陪同的村干部说一般村里如果家庭中有这样的老人,媳妇也就不出去打工了,在家照料老人和孩子,否则会和丈夫一起外出打工的或者到附近的工厂工作。

B3家庭中配偶照顾老人,尚在其能力范围之内,家人也给予了及时的支持,基本的生活照料能够较好地维持,是家庭的一个较好选择。但是,C3案例中的配偶照顾则已经非常力不从心了,实在是不得已而为之,悲惨的生活让人心酸、同情不已。

**C3**　75岁的老人不仅痴呆,还有肺心病和高血压,两年前开始大小便不能自理,一直卧床,目前已经没有清醒的意识,大部分时间昏睡,属于临终关怀的对象。老人有4个子女,大儿子5年前患肺癌去世,大媳妇后来改嫁。二儿子全家在外打工,在哪里打工不知道,年底回来一次,去年回来仅给了400元。两女儿都在本县县城,距离家大概20多公里。目前,老两口的药物要花费一个月近2 000元,食物也靠买着吃,钱都是靠两个女儿给。平日的生活照料主要靠65岁的老伴,老伴身体也不好,有风湿性关节炎,腿和手都很疼,田里的活也不能干,地交给邻居种。因为有窒息的可能,失能老人一刻也不能离开人。但是照料人身体也不好,根本弄不动,晚上给老人换尿不湿和尿布的时候要喊邻居来帮忙,每次邻居都会来。周末两个外孙女也会经常来帮忙,帮助洗尿布,干家务活。两个女儿每天都会打电话来问情况。

C3家庭中的照料者尽管自己也是一个需要照料的人,但是儿子没有尽赡养义务,两个女儿家庭虽然勉强承担了基本的经济负担,但是也没有精力来照顾老人,所以老人的生活非常凄惨,在家访的时候,老人不断落泪,但依然不断感谢邻居对她的帮助与照顾,夸奖两个女儿、女婿的孝顺。

## 二、儿子家庭照料型

与某个儿子的家庭一起生活,或者在几个子女家中轮流居住与照料失能老人,是多数有失能老人的农村家庭的选择。被访 12 个家庭中,有 6 个家庭都采取了这种模式,5 个老人的配偶都已经去世。

**A1**　老人今年 96 岁。三年前一次意外摔倒导致骨折,医生为其用石膏固定大腿,但老人嫌石膏限制了其行动的自由,闹脾气拆掉石膏后没有恢复好,目前大腿不能弯曲,只能坐轮椅,可以自己推着轮椅在平地上移动位置。老人可以自己吃饭,耳朵有一些聋,但大点声基本能听清,反应还比较清晰,能够清楚地与他人交流。老人有一儿一女,一直跟着小儿子过日子,丈夫在小儿子三岁时即去世。老人的儿子也已经 75 岁,儿媳妇 74 岁,身体均比较好。孙子、孙媳妇、重孙、重孙媳妇都在上班。骨折后,一直主要由儿子和儿媳照料老人,特别是媳妇。骨折后,一直陪着老人睡觉,因为担心老人意外,经常半夜里还不敢熟睡,听不见老人什么动静的时候,还专门用手试探下是否有呼吸。已经 74 岁的儿媳妇会每两三天给老人擦擦身子,洗脚和修脚指甲,并在指甲上涂明矾。为了照顾老人,家里一般不会离开人两小时以上。

A1 老人的家庭尽管并不算很富裕,但因为有长寿老人,家庭又非常和睦,因此在当地也比较有名。无论是访谈印象还是邻居都表示这家老人比较幸福,晚辈很孝顺。老人不能自理后,尽管对于儿子媳妇来说,不仅没有减轻之前要做的家务,而且平添了一份照料义务。但媳妇也一直视照顾老人为"应该的",儿子也一直在表扬妻子对母亲的悉心照料。

**B1**　老人于 10 年前突然中风,之前身体很好。住院一段时间后,回家基本不能动,躺在床上一年多,后来逐渐可以活动右边肢体。目前和老伴单独居住,但两个儿子就在本村,而且几乎每天中午两个儿媳妇都在家里一起吃饭,一起照应老人。平时饭菜由两个媳妇做,洗脚等老伴也能帮着做。洗澡由两个媳妇一起来帮着做,一个人弄不动。家里自制了一个藤椅改的座椅,下面挖了个洞,可以坐在上面大小便。还有一个平时坐的椅子,上面加了沙发皮垫。天气好的时候会推老人出去晒晒太阳,隔壁有一个老人和她的关系很好,经常过来陪着聊天。看电视较少,看不清也听不清。老人主动说儿子非常孝顺,每次到外地都会带点当地特产回来给她吃,买肉一起回家吃。媳妇也说丈夫在外地开车时,每天会打电话回家问情况,总是要问及今天去看娘了没有。

B1 老人瘫痪十年,家里没有半点异味,比较干净。两个媳妇虽然不和老人们居住在一起,但每天一起吃中饭,对老人的照顾比较多,貌似家政也不太参与,只管照顾好孩子和老人。老人家里的一个细节在访问时吸引了我们,墙上写得很大很清晰的电话号码(见图 7-1),得知是老人的孩子为了怕他们不在家的时候,老人可能有急需帮助,担心老人记不住号码,于是在非常显目的位置,用很大号的字将号码展现老人面前,以便老人在需要时能很快打上电话。老太太能生活得比较好,可能也与这家老先生能当家做主掌握财政大权有关。不过,陪同

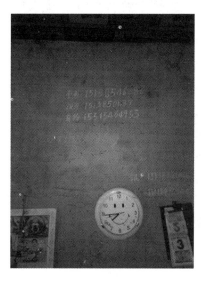

图 7-1　B1 老人家庭墙壁上的电话号码

的乡计生专干说这种老人做主的情况在当地并不多见。

如果说,前两个案例两位老人在子女家都得到了比较好的照顾的话,接下来的老人同样生活在子女家中,但已经完全谈不上什么生活质量了,完全是"生不如死"的境地。

C4 老人有类风湿性关节炎,卧床,不能起床,家访时老人一直情绪激动,喊手疼、脚疼、骨头疼,孤独,疼得撞墙,想死。老人还抱怨孩子们几乎不来看她,儿子媳妇也只是将她一个人放在偏房里,不理会她。

老人的丈夫17年前去世。有一儿一女,跟儿子过。女儿不在本村但在本镇,不常回家看望老人。儿子在外打工,有一个孙子,六年前成都理工大学毕业,没有找到工作,目前还一直赋闲在家,但并不照顾老人,而是一直闷在房间里玩电脑。老人平时由媳妇照顾,但媳妇白天在家照顾的时间也很少,田里还有很多活。老人身上的衣服比较脏,房间里光线不好,味道也比较大,有一个尿壶在床上。媳妇说晚上会陪着老人睡觉,老人的床旁边确实有一个小床,可以有另外一个人睡觉。

C4老人的家庭非常贫困,老人自己身体上很大的疼痛,子女也不算孝顺,谈不上任何的生活质量。分析老人如此生活窘境,主要是三个方面的核心原因:(1)疾病所致,这位老人所患疾病不仅让其失去了活动能力,而且浑身非常疼痛,家人也无法帮助其减轻痛苦,只能在她叫得厉害的时候给止痛药,每两天左右就要一盒药。长期疼痛与叫喊,老人的家人习以为常地躲避与不理会。(2)儿子家庭的贫困。全家只有一个人有收入,而且是不稳定的打工收入,即使没有这样一位卧床老人,也已经会非常窘迫了。(3)孝顺也是一个问题。对照其他的由子女照料老人的家庭,也未必有多富裕,但大多能维持基本的照料,也能陪在老人的身边,但这家老人家庭里无所事事的孙子,女儿家庭都很少来照料老人。所以老人经常以头撞墙,一方面确实是疼痛所致,另一方面其实也是在希望能够有人来关心她,陪着她。

### 三、邻居或保姆为主照料型

在农村,失能老人的主要照料者是配偶或者子女。但在一些特殊情形下,特别是子女无法分身照料的情况下,也有其他的权宜之策,依然没有送至政府或社会的养老机构。

A2　老人有一儿两女,儿子在南京,大女儿在上海,二女儿在本村,上班,离老人家大概两里路。丈夫7年前因患肝癌去世。老人两年前在儿子家帮助照顾孙子,突然中风,住院半年,因为儿子的丈人也中风,没有能力照顾老人,出院后就被送回老家。开始完全不能自理,找了住家保姆照顾,一个月1 500元左右。第一个保姆后来自己也突然中风,又换了一个保姆。两位保姆总共照顾了一年半。目前老人半边肢体没有感觉不能自主动作,肌肉已经萎缩,右边肢体可以自主动作,坐轮椅。能基本听懂别人说话,会用手势比画着表达一点意思,说话不清楚,很熟悉的人能理解一点。老人现在渐渐可以拄着四脚拐杖自己上厕所,自己坐着轮椅去用微波炉热饭,于是家庭刚刚辞退了保姆,由二女儿每天早晨送早饭来吃,中饭一般也会一并带来老人自己热着吃,偶尔来不及的时候,会拜托邻居送饭。邻居会经常来帮助照看老人。晚饭也是由二女儿下班后来做,二女儿帮助换洗衣物等等,看床上比较干净,家里也有一些老人的营养品。

在对 A2 老人家庭访问的时候,老人的家人都不在家,访问的是邻居,邻居白天经常会来这家,边干自家的活边照看老人。在了解到儿子家庭的照料困难后,和邻居询问到为什么二女儿家没有把老人带回家一起照顾的时候,邻居都认为不可能,理由有:(1) 女儿是嫁出去的人,不太可能老死在女儿家,一定是在自己家。(2) 最近的二女儿家的老人也 80 多岁了,也需要照顾。二女儿家的孩子也在上初中,需要妈妈在家里,因此二女儿不可能一直在老人家或者带到自己的家照顾老人。

被访的老人中,还有一个老人也主要由保姆照料生活起居。

**A5** 老人四年前中风后丧失活动能力,坐在轮椅上,不能说话,思维和反应能力也较差。其丈夫原是村主任,大女儿在武汉大学当老师、小女儿在南通大学当老师,家境都不错。目前两个老人和小儿子一家共住。家里雇请了一个保姆负责其生活照料,其住房当中还有专门的照护床一张。

这位老人家庭中,由于生活比较富裕,不仅子女条件都比较好,丈夫也是有退休收入,所以尽管丈夫还有较好的照料能力,但仍然花 1 500 元聘请了一个保姆来照料其生活,家人仍然在其身边,可以辅助照料,但可以有自己的生活。

在农村,只要老人身体健康,绝大多数老人都还是家庭的贡献者。在三个样本点调研时,我们经常有见到这些场景,听到这些话语:70 多岁的老人下地干活,甚至还承包了别人的地来种;60 多岁的老人在外出打工;80 多岁的老奶奶还边接受访谈边编草辫赚钱;老人照料家里的孙子/孙女、做饭烧菜更是习以为常的景象。因此,只要老人能够自理,无论年龄多大,他们大多不是子女的负担,而是子女的好帮手。

但是,一旦老人患病,特别是慢性病,需要长期服药,就有很大的可能成为家庭的经济负担,如果失去了自理能力,需要他人来照料,由于自己没有经济来源,老人大多很少有自己的积蓄,那么他们的生活质量和康复能力就基本依赖于家人了,也取决于家人了。配偶关心、子女孝顺、家庭具备一定的经济能力,那么老人就可能还有好一些的、幸福一点的生活,没有配偶、子女不孝顺或过于贫困,则生活就有很大的问题,甚至处于不能维持的境地。与大部分城市老人不同的是,农村老人所处的村居对老人是有所帮助的,亲近的邻里地缘关系,尽管不能起到决定性的改善作用,但是会对于家庭及其主要的照料者起到小小"及时雨"的作用,需要时照料者可以因为邻居的帮助而暂时离开一会儿,意外时邻居能及时帮助发现,城市所发生的老人死在家中数日却无人知晓的场景,在农村则因为邻居的随时串门而基本避免。但是,从访问的案例看,这些在家中居住的不能自理老人,他们能够得到政府的帮助是极其有限的,甚至是在家里都不能维持的情况下,如大通县的 C3 和 C4 的案例,即使是如此的困难,老人和老人的家庭也还是没有得到低保,也因为有子女,而没有机会进养老院。

## 第二节　失能对老人家庭的影响

农村家庭中有了失能老人,对于家人来说直接需要应对的挑战主要有:能够失能老人的生理和心理照料人手,失能老人的治疗、康复和生活费用。对于家庭可能新添的主要损失则为:失能老人原有可能的家庭贡献、照料者的费用、家庭成员的心理负担等等。而家庭因此而发生的基本改变则可能有:居住方式,家庭关系、家庭经济和消费模式等。

### 一、家庭居住方式影响

由于农村老人不管是否处于需要照料状态,大部分都与一个子女生活在一家,或者即使是空巢状态,也大多会有一个子女住在一个村民小组,步行 20 分钟以内即可以达到的距离。因此,一旦有老人失能而需要照料的时候,他们往往会根据不同的情形做出对原先生活影响最小化的应对,维持原有居住方式和打破原有居住方式都可能存在。

1. 维持原有居住方式

保持原有居住方式依旧空巢或与某一子女共同居住的方式,但留守家庭可能会因此而改变居住方式。失能老人的配偶会起着主要照料者的作用,一般家庭中还会至少有一个子女或子女的配偶会时常在身边起着辅助照料者的作用,如洗澡、早晚的离床或上床、外出看病等时点会来予以帮助。如果失能老人的配偶已经没有能力照料,那么,家庭中往往会有一个子女或子女的配偶(常常是媳妇)成为第一照料人。在东部,如样本点海安,当地的经济较好,中青年人一小部分外出打工,但越来越多地会在县内打工或自己创业(养殖、零售等)。因此,家庭的居住方式不会有太大的改变,大部分还会继续自己原来的经济生产,但早晨、晚上回家后,或者平时需要的时候会照顾失能老人。而在中西部,家庭老人都健康的时候,会帮助照料孙辈,夫妇会一起出去打工,在老人失能以后,大多会留下一个,一般是媳妇,媳妇留下后,一方面承担起原本由老人帮助照料的子女照料义务,另一方面会照顾失能的老人。

2. 打破原有居住方式

失能老人配偶已经不在时,其原有的居住方式有很大可能被打破。只有一个子女时,子女大多不会选择外出打工,特别是比较孝顺的子女,可能会就近打些零工,或在家中种田或养殖。多子女时,则比较常见的方式是在有条件的子女家轮流居住,或者老人在其中一家居住,但照料人分时间段轮换。一般情况下,如果老人的子女中,有在县城或外地工作的,由于城里的房子往往不大,老人来回转也不方便,因此城里的子女往往不太会参与到轮流居住和照料的模式中,但他们一般会自觉地在物质上更多贡献,也会尽可能地常常回家看望老人,回家时一般会带着水果、肉、各类营养品,年底时对于更多照料老人的人也买些衣物和给老人一些补贴等。

## 二、家庭关系影响

由于现场研究时间的限制,家访时研究小组考虑到短时间的访问并不能真正了解访问家庭内人际关系状况,因此,研究同时在村留守老人、空巢老人和与子女共同居住老人的集体访谈中对此问题予以了解。当家中有了失能老人后,对家庭关系的影响主要集中在成人间的关系,结果也会因为家庭照料的情况不同而有着较大的差异,正面和负面的影响都可能发生,取决于成年家庭成员的处理方式和贡献的多少。

### 1. 媳妇与公/婆关系

大多情况下,关系会改善。在农村,"养儿防老""嫁出去的姑娘如泼出去的水"等传统的观念影响依然比较大,一般会认为老人的照料义务理所当然应该主要由儿子承担,要么几个儿子平分,要么由未分家也是遗产主要继承者的儿子承担,而其实最终的照料"义务"主要也就落到了家务的主要承担者——媳妇的头上,儿子更多地要出去赚钱养家。而这个时候的老人,也大多能意识到自己对于他人的依赖,需要降低对于媳妇的要求,也需要激励媳妇照顾自己。于是,"聪明"的老人会至少言语上经常在家人或外人面前夸奖媳妇为自己做的一切,媳妇也会觉得履行自己义务的时候"辛苦并快乐"着,也为自己的子女做了一个好的榜样,至少不落得邻居讲"不是"。但是,如果媳妇不能尽心尽力地照料或者帮助照料失能老人,又不能通过一些其他的举动,如聘请保姆照料,多出一些钱等,或者照料时有虐待老人的行为,那么媳妇与公/婆的关系会很容易恶化,在农村,会因此而与儿子家庭不来往的案例也有所发生。

### 2. 子女与父母关系

家庭中有失能老人后,子女与父母的关系大多会变得更加亲密。在农村,老人可以完全照料自己的时候,做子女的主要围绕着自己的生活与工作在考虑,不需要过多操心老人,大多数家庭甚至是老人还在"反哺"子女,对子女的家庭予以经济上的帮助或生活上的帮助。但是,当老人需要照顾时,除了住院期间的全天候陪同外,出院后大多数的子女会增加看望老人或者电话问候老人的频率,会更加关心老人的身体健康,也会增加对老人的物质支持,彼此往来频率会显著增加。而大多数老人也会因为自己的健康需要子女的关心与帮助,而更加在心理上依赖子女,独立感相对减少,彼此的牵挂会增多。双方的变化,会使得子女与父母的关系在"困难"中见得真情真心,反而会尽释前嫌,会更好。但是,也有不少例外,特别是当子女不孝顺和/或经济能力较弱时,或者一些老人之前有一些行为较显著地引起子女的反感时,如过于偏袒某一子女,身体好的时候不愿帮助照料孙辈等等,家庭中容易出现子女不愿照料失能老人的情况,亲子关系会恶化,一些子女甚至会因此被老人告到法院,当然这样的极端案例在农村并不多见,因为本身出现子女完全或几乎不照料失能老人的情况很少,而且有一些老人即使子女照料不好,也会因"家丑不外扬",或者"没有能力"投诉子女而隐忍,他们会有时选择与邻居诉说子女的不孝,邻居绝大多数情况下也不会去"干涉别人家里的事情",但背后会有不少的议论。

3. 子女间关系

对于独生子女来说,照料老人当然无法影响到与兄弟姐妹的关系。但是,目前的农村家庭中,大多数老人还是有多个子女的(本次问卷调查的对象中,一个以上子女的占85.9%),那么,家中有失能老人对子女间的关系是否会发生影响呢?

从访谈的印象看:有,越孝顺的子女,对老人照料越多的子女,更容易赢得兄弟姐妹的尊重、感谢与关心。子女间用这些尊重、感谢与关心来报答对老人更多付出的人。但是,如果不关心老人,不尽到应有的义务,那么子女间的关系会变得不好,甚至会产生矛盾。当然,这也是有性别差异的,如果失能老人的女儿家庭尽义务小,一般不会引起很大的矛盾,但是儿子家庭则会,一些女儿会在父母需要的时候,打破旧有的传统,嫁出去的女儿同样承担照料父母的责任,甚至在兄弟不照料或没有办法照料的情况下,成为第一照料人,但这个时候,如果儿子家庭不采取一些方式予以"补偿",子女间的矛盾有时会因此而积累。

4. 老年夫妻间关系

本次的研究中,只家访到了2位男性失能老人,女性配偶都健在(C2和C3),且都承担了照料的主要义务。另外的12位女性失能老人中,只有4位有配偶健在,两位是配偶作为第一照料人(B3和B4),一位与两位媳妇共同照料(B1),一位与保姆共同照料(A5)。也就是说,虽然老人在心理和生理出现问题时,主要照料人大多会选择"配偶",但是,当老人失能需要照料时,他们能够选择配偶的机会其实并不多,一方面配偶健在的概率已经降低,另一方面,配偶的照料能力也很有限,照顾失能老人会力不从心。而且农村老人的失能,大多是由于中风引起,很多时候也伴随着痴呆情况的出现,因此,照顾失能的配偶,很多时候其实是不伴随着老年夫妻间关系的改善或恶化的,或者说影响不大。

## 三、家庭经济影响

失能老人对家庭的经济与消费影响,对于大多数收入不算高的农村家庭来说,恐怕是所有影响中最为显著的。研究中关注了失能老人的医疗支出、家人的经济支持情况,以下是几种案例模式。

1. 子女支持较少型

**A1**　老人目前每年花费的医药费大概在 3 000 元左右,因为没有住院,报销极少,200 元,其余自费。一般请医生上门看病开药。钱主要来自于养老保险每个月 60 元,还有每月的 96 岁高龄老人补贴 150 元。孙女嫁在本县,逢年过节回来看望老人,会给钱,每年 2 000 元左右,还经常买些东西带来。这些钱已经够老人的基本开销。

**B3**　目前每个月要吃 70 元左右的药,一年 1 000 多元。两个孩子不经常给钱,打工回来后会给一点。两个老人目前都有低保,每年有 900 元,所以每年两个人有 1 800 元低保费和 1 440 元养老保障,不生大病不用子女什么钱。

可以说,A1 和 B3 老人的家庭虽然是有不幸,但是经济负担并不算很大,政府所给予的养老保障和福利已经基本够老人的药物开销,农村老人的平时生活开销也很小,所以家里的失能老人对家庭的经济和消费影响并不大,但老人们一般也都非常省吃俭用,不舍得花钱买菜买肉吃,一般肉和水果是子女来探望时带来的,牛奶之类的不在老人的消费行列。

2. 子女分担维持型

**C1**　每天需要常规服用高血压药和融血栓药,每个月药费约 800 元。费用都有子女出,但不是直接平摊,而是每个子女平时来探望的时候给老太太,然后由老太太交由老大购买药物。每年所有子女们出的钱相当。

C1 老人的开销相对于前两个案例来说是比较多的,住院治疗后,每个月依然有 800 多元的药费,但是这个大家庭也基本解决了,几个子女的生活状况都还不错,虽然不是以非常正式的形式规定每个子女该出多少钱,但是每个子女平时探望都会给钱,大家彼此保持着默契,基本均分,而且女儿在其中也分担了一部分的费用,儿子家庭只是在日常照料上要多花一些精力,而且主要负责照料的媳妇也受到了全家人更多的夸赞。

但是,接下来的两个案例也需要相近的医药开销,但却负债过着生活,急需要社会和政府的帮助。

3. 子女压力过重型

**C2**　8年来有3次中风,最近一次是去年。去年生病,两个女儿一人出了2 000元,丈夫的弟弟也给了2 000元。目前,每个月要用药800多元,降血压,溶血栓。治疗的钱主要靠向邻居和亲戚借,邻居们都很帮忙,借钱时没有一个人不借。

**C3**　家里口服药治疗肺心病、高血压和血栓预防,一个月花1 000多元,食物也靠买着吃,都是靠两个女儿给。昨天发烧,没有钱送到医院,只能医生上门开点药。说村医很好,态度好,没有钱的时候也给赊账治疗。

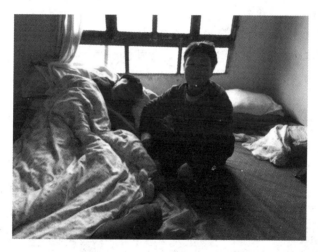

**图 7-2　C3 老人的配偶及卧室**

C2案例的家庭中儿子赚钱也很少,又有两个小孙子需要养育,家庭经济能力确实无法支撑失能老人的医药费用。而C3家庭虽然依靠两个女儿勉强维持,但对女儿家庭也是很大的负担,儿子家庭却几乎不尽任何的责任,只是年底回来过几天,由于两个女儿都还比较孝顺,女婿也还通情达理,才没有和儿子家庭为经济问题撕破脸皮,但关系已经很僵。如果政府能够将老人的医药费大部分承担,对于这几个家庭将会是很重要的帮助与分担。

## 第三节　失能老人家庭公共服务利用与需求

没有家访前,原本研究小组以为失能老人的家庭对于公共服务的需求应该很强烈,也比较多,比如经济的救助、社会养老机构、医务人员的家庭指导和家庭病床服务等等。但结果有些出乎意料,失能老人的家庭目前能够得到的基本公共服务不多,主动需求也并不大。

### 一、失能老人家庭得到的特殊帮扶

梳理家访的 12 位失能老人家庭,他们因为失能老人而得到的社区帮助或救助服务主要有:

1. 邻居的志愿服务

这其实在农村并不叫志愿服务,在农村居民的眼里是邻里间的相互帮助,在邻居有困难的时候"拉一把手"。因为有邻居的帮忙,一些家庭只要有一个人能常规照料老人就可以了,这个照料的人在有其他事情的时候,还能临时离开一会儿。在 A2 和 C3 的案例里,邻居发挥的作用更大,A2 的邻居已经是白天的照料人,而 C3 的邻居则在每天白天都会帮助照料者(失能老人配偶)干一些重活,如翻身、换衣服、抱到轮椅上和搬回床上等等。

2. 村医的家庭病床服务

三地的失能老人家庭都表示在老人有感冒、拉肚子等小毛病的时候可以直接由家人去找村医开药,而在有需要挂水服务或者未被诊断病因的健康问题时,村医可以提供上门服务,但一般会加收一定的费用,一些时候有的村医愿意给家庭经济比较困难的老人赊账。

3. 困难家庭的低保

12 户家庭中有 4 户享受过低保待遇,但一般时间较短,1—2 年,C3 特困家庭的老人甚至还因各种"不明"的原因而排不上号,或抓阄抓上了也不给的情况。

**C3**　每年都申请低保,但干部说村里需要低保的人很多,一直没有排上,5年前曾经因为大儿子患肺癌,给大媳妇低保,但大媳妇改嫁以后就没有了。一直没有给老人低保过,有一年曾经抓阄得到了低保名额,竟然给村干部重新讨论给拿掉了。(家访人员:老人也不争,相信村干部的解释——需要低保的人太多,还没有排上号。)

## 二、失能老人家庭的公共服务需求

对于家访的12户失能老人家庭,每一户我们都问及失能老人的主要家庭照料人,他们和整个家庭对社会有什么需要,对政府有什么期望。但是,绝大多数被访者都表示没有什么需要了,他们都很朴实地反映:政府已经做得够好了,看病能够报销一部分,每个月还有点养老保险的钱,够好了。个别家庭提出希望政府能在经济上给予更大的帮助更好,他们希望能够得到低保待遇。当然,失能老人家庭主要照料者没有或者很少提出公共服务的需求,并不意味着政府就不需要提供相关服务。研究认为,失能老人家庭的公共服务需求低,主要可能有以下原因:

1. 与原先相比,农村居民得到了更多的社会福利,淳朴的农村老人比较知足。

2. 缺乏与更高社会福利待遇的比较。如与国内老年福利做得较好的地区比较,与西方高福利国家的比较。比如在河南南乐,其中一个样本镇由于当地的敬老院不仅吸纳了无儿无女的老人,也吸纳了个别空巢老人(交少量的钱),老人们在敬老院生活非常好,当地在集体访谈时就有很多老人希望能够机构养老,认为在家"还要看孩子脸色"。

3. 老人的照料需求主要还是集中在家庭内,认为依靠子女会更可靠,子女会照顾得更好。

4. 老人们不认为政府有可能或有能力提供更多的服务。在集体访谈中,当问及某些需求时,一些老人都会摇摇头说:"不可能啊,政府哪有这么多钱?"。

5. 长期以来的养老模式和养老文化的影响,家庭解决失能老人的所有问题,而不是政府或社会来托底,被认为理所当然。

尽管失能家庭老人对公共服务需求并不高,但是笔者从农村失能老人的家庭现状看,以下几个方面的公共服务是比较迫切的:

1. 长期失能困难家庭的专项经济救助。尽管目前农村有低收入保障,但一些失能老人家庭很困难,却因为家庭在村中弱势地位而不能得到低保待遇,如研究中的 C2 和 C3 家庭。

2. 失能老人的家庭照护指导。失能老人的家庭,大部分只有在老人出院时能够得到医护人员的出院照护指导。随着失能老人的数量增加,需要对村医加以培训,由村医对失能老人的家庭环境布置、营养、卫生、意外识别与急救和机体锻炼等进行定期或不定期的上门指导。

3. 心理关怀。失能但并不痴呆的老人,除了身体上的疼痛等不良感受外,最容易感受到的是孤独感,而如果仅仅和照料者交流,往往一方面照料者没有精力,另一方面照料者一人也难以填补孤独,失能老人需要有更多的交流机会。研究者在大通县就看到一个失能老人,坐在路边晒太阳过上大半天的生活。又因为老人们往往看不清楚电视,或者舍不得耗电,所以给失能老人收音机、村里老人活动的场所能够有机会让部分失能老人参与等等会起到一定的作用。

4. 失能老人健康照护器械支持。失能老人其实也是残疾人的一部分,他们中很多人需要轮椅,特别是能够在椅子上就大小便的轮椅。在我们所家访的 12 位老人中有 7 位都需要这种轮椅,但只有一个人有,另外有 4 个人在使用自家旧椅子自己改造的轮椅,有安全隐患而且不方便移动。建议政府用集体采购的形式,赠送失能老人。

5. 长期失能老人的社区养老。对于大多数农村家庭来说,短期照顾失能老人基本可以通过家庭成员及亲戚的人手调配来解决,有的成员可能因此而不出去打工,有的成员请一段时间的假期。但是,如果长期照料,往往对于家庭的正常生活会有很大影响,但是,如果到能够照料失能老人的机构去,又有着老人环境不熟悉不愿去,价格贵和家人不方便经常性的看望等问题。因此,社区机构照料就比较能够缓解这些矛盾和问题。但是,目前的农村社区居家养老机构大多仅给有基本自理或活动能力的人提供服务,而大多数的老人在其能够自理的时候并不会去社区的养老机构,失能老人家庭所需要日间照料照护服务却因为专业人手缺乏、服务对象少等原因难以开展起来,政府需要给予扶持。

# 本章小结

从本章对于失能老人的定性调查资料的分析,有以下主要研究结论:

1. 家庭是目前农村失能老人照料的主要承担者

无论是照料人手，照料的场所，还是照料的经济负担；也无论是生活上的照料，还是老人的康复服务，家庭成员都在共同面对和分工来完成，失能老人的家庭成员照料选择顺序往往是：配偶——儿媳——女儿——邻居或保姆等其他人。

2. 失能老人的照料质量与家庭因素高度相关

失能老人是否能够在家庭中得到好的照料，首先与家庭成员的孝顺程度有关，其次与家庭的经济承受能力有关，也还与家庭中的人手和老人的病情等相关。孝顺与具备基本的经济承受能力是目前农村失能老人居家养老所需要的最基本的家庭条件。

3. 老人失能对家庭产生了多方面的影响

家庭中有了失能老人之后，会对于家庭产生从家庭结构、家庭关系到家庭的经济发展和消费结构等多方面的影响。失能老人家庭很可能会改变原有的居住模式或看访频率，以便更多更好地照料失能老人。而对于家庭关系的影响，是正面的，还是反面的，有很大的差异性，与家庭成员的照料行为有很大的关系。对于家庭的经济发展和消费大多产生了负面的影响，家庭生产能力往往下降，消费能力也大大下降，一些家庭甚至因此而非常窘迫而无以为继。

4. 失能老人家庭目前得到的社区和政府的帮助非常有限

除个别试点项目地区的相对幸运失能老人家庭以外，大部分家庭在照料失能老人的过程中很少能够得到政府和社区的帮助，有限的帮助主要在于有偿的家庭病床服务、个别家庭的低保待遇和邻居的短时间志愿照料。

5. 农村失能老人家庭对政府和社区的公共服务主动需求相对少而低

尽管农村的失能老人家庭面临着诸多的困难，因为照料失能老人也对家庭，特别是家庭的经济与消费产生了较大的负面影响，但是大多数农村失能老人家庭对于公共服务并没有提出过多的需求，呼声最高的是经济上的帮助，这应该成为长期照护保障制度设计的优先考虑的内容。但是，从公共卫生服务方的角度看，对于失能老人的家庭的生活照料指导、康复训练及指导、意外事故预防指导等服务也是亟须主动提供的客观需求。

# 第八章　家庭结构变迁对农村老年人口健康及服务需求影响

　　第三章到第六章的研究是将农村老人按照是否空巢、是否留守、是否丧偶和儿女类型等不同的家庭分类标准进行了分类,比较其生理健康、心理健康和健康服务需求的差异,这样的分类比较可以让大家了解不同家庭类型的农村老人在生理和心理健康方面的公平状况,了解他们健康服务需求的差异。但要进一步了解不同的家庭结构对农村老人生理和心理健康影响时,因为四种分类标准之间有所交叉,如空巢老人中有丧偶老人,也有在婚老人,在揭示某种家庭结构变迁,如空巢对老人的健康和服务需求影响时,需要进一步排除其他家庭因素的混杂作用,也需要排除一些个体社会经济因素和健康行为因素的混杂作用,理清家庭结构对农村老人健康影响作用路径。同时,不同地区的农村老人健康和健康服务需求也可能会有所不同,研究在总体分析农村老年健康和健康服务时,需要考虑到可能存在的地区差异。因此,本章将进一步采用分地区比较和加权的方法,总体描述农村老人健康和健康服务需求状况,并且采用结构方程模型分析的方法,在控制其他混杂因素的前提下,初步分析家庭结构变迁对农村老人生理和心理健康的影响,了解其作用路径。

　　研究在第一章第二节中描述了研究对象的抽样方法,第一阶段的抽样采取的是非随机抽样方法,考虑到了我国东中西部的老人健康可能存在差异的问题,各选择一个样本县作为不同类型地区的代表。第二阶段的抽样中则基本遵循了随机的原则。每个样本县计划调查人数是 1 000 人,是不等比例的分层抽样方法,即每县的样本大小占总样本的比例与其老年人群占三地总人群的比例并不一致。因此,在估计农村老人总体生理健康水平时,研究采用了加权的方法。权重系数($Wi$)是依据第六次人口普查数据中东、中、西部地区不同年龄和性别农村老人的比例赋值,计算公式为:

$Wi = $ 某类型地区某性别某年龄段老人数／全国农村老人数

第六次全国人口普查时点我国共有 60 岁以上农村常住老年人口 99 303 297 人,东中西部不同性别各年龄段的老人具体数量如表 7-1 所示,根据前述公式,计算得到的不同类型老人的权重系数见表 7-1,将用于本章中全国老人生理健康和心理健康水平的估计。

**表 8-1　三地不同性别、年龄段老人的权重系数计算**

| | 第六次人口普查数据 | | | 权重系数 $Wi$ | | |
| --- | --- | --- | --- | --- | --- | --- |
| | 东部老人数 | 中部老人数 | 西部老人数 | 海安(东) | 河南(中) | 青海(西) |
| 男性 60—69 岁 | 12 597 224 | 7 423 218 | 8 628 816 | 0.127 | 0.075 | 0.087 |
| 男性 70—79 岁 | 6 893 715 | 3 967 292 | 4 530 943 | 0.069 | 0.040 | 0.046 |
| 男性 80 岁及以上 | 2 318 991 | 1 164 032 | 1 332 989 | 0.023 | 0.012 | 0.013 |
| 女性 60—69 岁 | 11 972 538 | 6 987 670 | 8 223 852 | 0.121 | 0.070 | 0.083 |
| 女性 70—79 岁 | 7 234 937 | 4 180 780 | 4 708 100 | 0.073 | 0.042 | 0.047 |
| 女性 80 岁及以上 | 3 568 272 | 1 757 430 | 1 812 498 | 0.036 | 0.018 | 0.018 |

注:上表中东、中、西部老人数是根据国家统计局提供的第六次人口普查数据中的乡村模板 T1-7 各地区分性别、年龄的人口数据计算而得。

# 第一节　家庭结构变迁对农村老人生理健康影响

研究家庭结构变迁对农村老人生理健康的影响,最为直接和更为科学的方式是进行前瞻性队列研究,观察并比较不同家庭结构的老人随着时间的变化其生理健康水平及发展变化,但由于研究条件的限制,本项目的研究仅仅是一次横断面调查,因此无法最终确证家庭结构变迁给农村老人带来的生理健康影响,但是,结构方程模型分析的结果,可以得出初步的定性印象,为进一步的研究提供线索。

## 一、我国农村老人生理健康现状

根据第六次人口普查得到的不同地区乡村常住老年人口分性别和年龄组数据进行加权计算后,全国农村老人生理健康总评分为 43.51 分,低于常模水平。

但 PF、RP 和 BP 三个维度的得分都在 60 分以上,分别为 69.05 分、69.47 分和 69.65 分,但老人对健康自我评价得分较低。仅 35.01 分。

表 8-2　三地不同性别、年龄组农村老人生理健康比较

| 性别 | 年龄分组 | 县 | PF | RP | BP | GH | PCS |
|---|---|---|---|---|---|---|---|
| 男性 | 60—69 岁 | 海安 | 92.03 | 84.25 | 86.54 | 40.84 | 49.71 |
| | | 南乐 | 79.28 | 75.55 | 76.48 | 44.16 | 46.99 |
| | | 大通 | 65.97 | 66.08 | 65.58 | 36.92 | 43.13 |
| | 70—79 岁 | 海安 | 77.45 | 75.13 | 74.87 | 31.44 | 44.84 |
| | | 南乐 | 65.52 | 70.80 | 71.98 | 37.72 | 43.86 |
| | | 大通 | 53.75 | 57.92 | 58.33 | 33.13 | 39.67 |
| | 80 岁及以上 | 海安 | 57.59 | 64.96 | 69.64 | 28.57 | 40.60 |
| | | 南乐 | 42.22 | 47.22 | 57.22 | 36.11 | 36.66 |
| | | 大通 | 33.93 | 41.52 | 44.64 | 26.79 | 33.52 |
| 女性 | 60—69 岁 | 海安 | 87.68 | 81.87 | 81.22 | 35.92 | 47.79 |
| | | 南乐 | 70.30 | 71.20 | 72.11 | 40.92 | 44.95 |
| | | 大通 | 60.07 | 60.43 | 59.93 | 32.29 | 41.04 |
| | 70—79 岁 | 海安 | 70.86 | 73.41 | 70.17 | 29.83 | 43.35 |
| | | 南乐 | 57.44 | 65.18 | 66.67 | 34.97 | 41.33 |
| | | 大通 | 45.03 | 53.61 | 53.77 | 27.56 | 36.89 |
| | 80 岁及以上 | 海安 | 42.94 | 51.76 | 45.29 | 19.12 | 34.47 |
| | | 南乐 | 33.96 | 48.51 | 52.61 | 32.46 | 34.45 |
| | | 大通 | 33.15 | 45.11 | 41.30 | 30.98 | 33.77 |
| 全国 | | | 69.05 | 69.47 | 69.65 | 35.01 | 43.51 |

　　考虑到年龄和性别等基本生理因素对老年人生理健康的必然影响和三个样本点老人年龄和性别结构的不同,研究分性别对不同年龄组三地老人的生理健康四个维度和总得分分别进行了单因素方差分析,比较农村老人生理健康的地区差异性,结果显示:在 60—70 岁组、70—80 岁组的所有生理健康分维度和总得分都有显著差异,且差异性较为一致,即在 PF、RP、BP 三个维度和 PCS 总得

分均为海安县老人最好,其次是南乐县老人,最不好的是大通县的老人,但是对于健康的自我评价,南乐县的老人自我评价却最高,推测可能南乐老人对生理健康的自我要求比海安县老人要低。不同地区 80 岁及以上组的老人相比,生理健康水平没有统计学显著性差异,不同地区男女老人们的评价相近。

## 二、家庭结构对农村老人生理健康影响路径分析

1. 建立农村老人生理健康影响路径分析模初始型图

根据已有的健康理论和既往相关实研究的结果,研究将可能影响老人健康的因素分为三个方面:个人风险因素(X1 性别,X2 年龄分组,X3 经济,X4 婚姻,X5 文化程度)、健康行为风险因素(X6 吸烟,X7 喝酒,X8 水果食用)和家庭支持因素(X9 经济支持,X10 子女关心,X11 子辈照料,X12 儿女类型,X13 居住方式),构建路径分析模型如下图(图 8 - 1)所示:

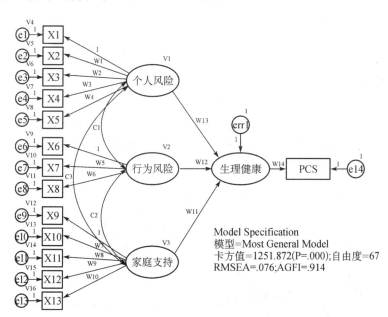

**图 8 - 1　农村老年人生理健康路径分析初始模型图**

2. 农村老人生理健康影响路径分析结果及解释

图 8 - 2 是 SEM 分析得到的非标准化估计值的因果模型:

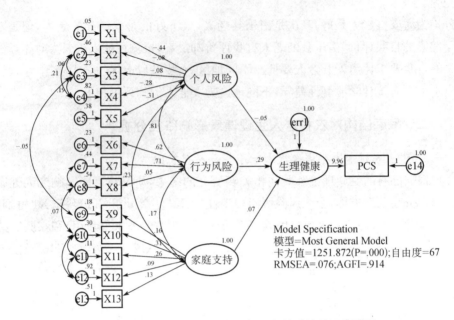

**图 8-2　农村老年人生理健康非标准化估计值的因果模型**

表 8-3 给出了修正模型的适配度检验主要结果。从表中的适配度指标来看,RMSEA 值＝0.076＜0.08,GFI 值＝0.948＞0.90,AGFI 值＝0.917＞0.90,PGFI 值＝0.594＞0.50,PNFI 值＝0.612＞0.50,PCFI 值＝0.617＞0.50,CN 值＞200,均表示模型达到适配标准。即修正的理论假设模型与实际数据间契合较好,可以接受假设模型。

**表 8-3　农村老人生理健康潜在变量路径分析模型适配度检验摘要表**

| 统计检验量 | 适配标准 | 检验结果数据 | 模型适配判断 |
| --- | --- | --- | --- |
| RMSEA 值 | ＜0.08 良好 | 0.076 | 是 |
| CFI 值 | ＞0.90 以上 | 0.833 | 否 |
| GFI 值 | ＞0.90 以上 | 0.945 | 是 |
| AGFI 值 | ＞0.90 以上 | 0.914 | 是 |
| PGFI 值 | ＞0.50 以上 | 0.603 | 是 |
| PNFI 值 | ＞0.50 以上 | 0.608 | 是 |
| PCFI 值 | ＞0.50 以上 | 0.613 | 是 |
| CN 值 | ＞200 | 217 | 是 |

表 8-4 给出了为"个人风险""行为风险""家庭支持"分别对生理健康的总影响值分别为 0.052、0.281、0.063。

**表 8-4　农村老人生理健康潜在变量路径分析标准化模型总体效应**

| | 家庭支持 | 行为风险 | 个人风险 |
|---|---|---|---|
| 生理健康 | 0.063 | 0.281 | 0.052 |
| PCS(生理健康外显变量) | 0.063 | 0.280 | 0.051 |
| 性别 | 0.000 | 0.000 | 0.889 |
| 年龄分组 | 0.000 | 0.000 | 0.113 |
| 文化程度 | 0.000 | 0.000 | 0.451 |
| 婚姻状况 | 0.000 | 0.000 | 0.296 |
| 自己是生活支出主要来源 | 0.000 | 0.000 | 0.168 |
| 水果食用频率 | 0.000 | 0.066 | 0.000 |
| 饮酒 | 0.000 | 0.731 | 0.000 |
| 抽烟 | 0.000 | 0.791 | 0.000 |
| 居住方式 | 0.172 | 0.000 | 0.000 |
| 儿女类型 | 0.092 | 0.000 | 0.000 |
| 子辈是否是主要生病照料人 | 0.625 | 0.000 | 0.000 |
| 子女健康关心 | 0.491 | 0.000 | 0.000 |
| 子辈是否是生活支出主要来源 | 0.345 | 0.000 | 0.000 |

表 8-5 给出了农村老人生理健康影响因素路径分析中回归权重分析表的结果,显示了各变量的路径系数和显著性水平等结果。从表中可以看出行为风险因素和家庭支持因素都与农村老人的生理健康水平相关,但个人风险因素相关性不显著。

**表 8-5　农村老人生理健康影响因素路径分析非标准化回归权重结果**

| | 路径系数 | 标准误差 | 临界比 | $P$ 值 |
|---|---|---|---|---|
| 生理健康(个人风险) | -0.053 | 0.051 | -1.046 | 0.296 |
| 生理健康(行为风险) | 0.291 | 0.052 | 5.608 | <0.001 |

（续表）

| | 路径系数 | 标准误差 | 临界比 | P 值 |
|---|---|---|---|---|
| 生理健康（家庭支持） | 0.065 | 0.027 | 2.453 | 0.014 |
| 性别 | −0.444 | 0.011 | −42.266 | ＜0.001 |
| 年龄分组 | −0.077 | 0.013 | −5.730 | ＜0.001 |
| 文化程度 | −0.313 | 0.013 | −23.417 | ＜0.001 |
| 婚姻状况 | −0.281 | 0.019 | −15.166 | ＜0.001 |
| 自己是生活支出主要来源 | −0.082 | 0.009 | −8.720 | ＜0.001 |
| 抽烟 | 0.624 | | 44.618 | ＜0.001 |
| 饮酒 | 0.711 | 0.017 | 41.112 | ＜0.001 |
| 水果食用频率 | 0.049 | 0.015 | 3.292 | ＜0.001 |
| 子辈是否是生活支出主要来源 | 0.155 | 0.011 | 14.234 | ＜0.001 |
| 子女健康关心 | 0.308 | 0.017 | 17.797 | ＜0.001 |
| 子辈是否是主要生病照料人 | 0.261 | 0.013 | 19.771 | ＜0.001 |
| 儿女类型 | 0.088 | 0.024 | 3.742 | ＜0.001 |
| 居住方式 | 0.125 | 0.018 | 7.012 | ＜0.001 |
| PCS（生理健康外显变量） | 9.963 | 0.133 | 74.757 | ＜0.001 |

3. 家庭结构与农村老人生理健康

前文分析可知家庭支持因素对农村老人生理健康的总变差解释了 6.2%，虽通过了显著性检验，并且家庭支持与农村老人生理健康呈现正向关系，但家庭支持性因素相较于行为因素对生理健康的影响 28.2%要小得多。

在模型中，通过路径系数分析可以看出：家庭结构中，儿女类型没有通过 0.05的显著水平检验，表示儿女类型与老人生理健康没有显著关系。但婚姻状况和居住方式与老人生理健康显著相关。因 SEM 法无法提供在控制其他因素后，不同自变量变量值老人的生理健康水平高低的比较，研究采用多因素方差分析方法（Univariate Analysis of Variance）补充了解，结果分析提示：在控制了其他变量影响的情况下，丧偶老人、空巢老人的生理健康状况较差，而独生子女家庭的老人生理健康要好于其他子女类型的老人。

### 三、家庭结构变迁对农村老人生理健康影响

基于本节和第三章到第六章的分析,研究认为我国老年家庭正在发生的日益空巢化、留守和丧偶家庭比例增大,以及独生子女家庭增多等变迁趋势,可能会给农村老人生理健康带来的影响主要有以下方面:

1. 丧偶老年家庭比例增大,增加农村老人生理健康风险

丧偶对老人的健康影响有直接影响,即因为丧偶时间的发生,会显著增加老人的疾病风险,同时会影响老人的自我经济支持能力,失去了原本一般会作为经济共同体的另一半的支持,老人的自我经济支持能力减弱,协调作用于生理健康。同时,更需要关注的是,丧偶对年轻老年人的伤害更大,其比70岁以上的老人面临更大生理健康风险。

2. 农村空巢家庭老人生理健康风险显著高于非空巢老人

虽然从居住意愿和我国居住方式的变化看,有越老越多的农村老人更愿意和子女分开生活,也有更多的农村老人已经选择空巢方式,然而从健康影响上看,这一居住方式对老人的生理健康并不利,在其他因素的综合作用下,也是空巢老人的生理健康水平低于对应年龄段和性别的非空巢老人。

3. 农村非空巢留守家庭的增加并不一定带来老人生理健康的负面影响

研究中对于留守老人的界定为:和子女是一个家庭,但子女平时外出打工。亦即本研究中的留守老人是指非空巢留守老人。在排除其他因素的混杂作用后,非留守与留守老人的健康并无差异,而在仅控制年龄和性别因素的情况下,留守老人的生理健康水平显著高于非留守老人,结合实地访谈的印象,这一结果比较可能的解释是农村家庭是在根据老人的生理健康状况选择是否让老人留守,即老人生理健康状况较好时,会选择外出打工。

4. 农村独生子女家庭的增加不会使得老人生理健康总体水平下降

从本节的分析看,控制相关因素后,子女类型与农村老人生理健康仍然相关,独生子女家庭的农村老人生理健康水平更好。而且在仅仅控制年龄和性别的因素情况下,在其他各种因素的综合作用下,也显示独生子女家庭的老人生理健康不比其他家庭的老人差,研究反而显示农村儿女双全老人的生理健康状况要显著差于别的老人,可能与他们面临着更重的家庭负担、更多可能的家庭矛盾有关。

## 第二节  家庭结构变迁对农村老人心理健康影响

### 一、我国农村老人心理健康现状

经过加权处理后,得到全国老人心理健康各维度的得分分别为:VT44.68分、SF76.40分、RE71.88分和MH60.30分,老人们的活力维度得分最低。心理健康总得分MCS为44.97分,要略高于生理健康总得分43.51分。

表8-6  三地不同性别、年龄组农村老人心理健康比较

| 性别 | 年龄分组 | 县 | VT | SF | RE | MH | MCS |
|---|---|---|---|---|---|---|---|
| 男性 | 60—69岁 | 海安 | 53.48 | 87.55 | 84.48 | 67.63 | 48.23 |
| | | 南乐 | 49.84 | 79.21 | 75.97 | 63.08 | 46.03 |
| | | 大通 | 43.30 | 75.23 | 67.37 | 55.41 | 43.45 |
| | 70—79岁 | 海安 | 44.97 | 80.41 | 78.61 | 62.76 | 46.45 |
| | | 南乐 | 44.40 | 75.00 | 71.55 | 59.05 | 44.77 |
| | | 大通 | 40.42 | 67.08 | 60.42 | 54.17 | 42.30 |
| | 80岁及以上 | 海安 | 38.39 | 72.77 | 71.43 | 59.15 | 45.00 |
| | | 南乐 | 44.44 | 58.89 | 55.83 | 59.72 | 43.64 |
| | | 大通 | 33.04 | 52.68 | 48.21 | 51.34 | 39.90 |
| 女性 | 60—69岁 | 海安 | 46.34 | 77.36 | 73.09 | 60.69 | 45.30 |
| | | 南乐 | 48.12 | 86.97 | 82.34 | 66.55 | 47.68 |
| | | 大通 | 46.70 | 74.83 | 71.66 | 59.36 | 44.64 |
| | 70—79岁 | 海安 | 38.40 | 81.35 | 75.07 | 60.43 | 45.48 |
| | | 南乐 | 44.49 | 70.54 | 66.82 | 59.60 | 44.63 |
| | | 大通 | 35.39 | 65.21 | 60.09 | 51.73 | 42.09 |
| | 80岁及以上 | 海安 | 37.65 | 64.12 | 53.82 | 55.88 | 42.59 |
| | | 南乐 | 39.93 | 57.46 | 54.10 | 62.31 | 44.14 |
| | | 大通 | 29.89 | 62.50 | 55.98 | 45.65 | 40.83 |
| 全国 | | | 44.68 | 76.40 | 71.88 | 60.30 | 44.97 |

分性别和年龄组后,比较三个地区的农村老人心理健康状况,具体结果见表8－6,方差分析显示:与生理健康的比较结果非常一致的是,农村老人的心理健康水平地区差异同样显示在60—69岁组和70—79岁组,80岁及以上组心理健康分维度和总得分均没有统计学显著性差异。男性80岁以下的两个年龄组都是海安县老人得分最高,其次南乐,最低是大通县,与生理健康的差异性接近。但女性老人心理健康的地区差异性与生理健康分布有所不同:虽然大通的女性老人依旧得分最低,但60—69岁组的南乐县的女性老人心理健康优于海安县老人,而70—79岁则相近。

## 二、家庭结构对农村老人心理健康影响路径分析

1. 建立农村老人心理健康影响路径分析初始模型图

与第二节的分析一样,研究建立了潜在变量的路径分析初始模型如图8－3。

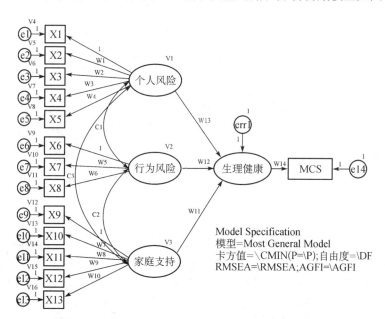

**图 8－3　农村老人心理健康影响路径分析初始模型图**

2. 农村老人心理健康影响路径分析结果及解释

图8－4是SEM分析得到的非标准化估计值的因果模型:

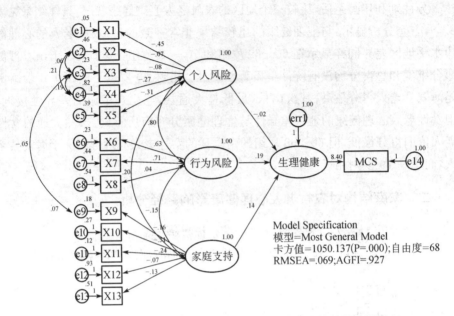

**图 8-4　农村老年人心理健康非标准化估计值的因果模型**

对于图 8-4 所给出的因果模型的适配性,表 8-7 给出了相关检验的主要结果。从表中的适配度指标来看,除 CFI 没有达到 0.90 外 RMSEA 值＝0.069 ＜0.08,GFI 值＝0.953＞0.90,AGFI 值＝0.927＞0.90,PGFI 值＝0.594＞ 0.50,PNFI 值＝0.632＞0.50,PCFI 值＝0.638＞0.50,CN 值＞200,均表示模型达到适配标准。即修正的理论假设模型与实际数据间契合较好,假设模型可以接受。

**表 8-7　农村老人心理健康潜在变量路径分析模型适配度检验摘要表**

| 统计检验量 | 适配标准 | 检验结果数据 | 模型适配判断 |
| --- | --- | --- | --- |
| RMSEA 值 | ＜0.08 良好 | 0.069 | 是 |
| CFI 值 | ＞0.90 以上 | 0.854 | 否 |
| GFI 值 | ＞0.90 以上 | 0.953 | 是 |
| AGFI 值 | ＞0.90 以上 | 0.927 | 是 |
| PGFI 值 | ＞0.50 以上 | 0.617 | 是 |
| PNFI 值 | ＞0.50 以上 | 0.632 | 是 |

| 统计检验量 | 适配标准 | 检验结果数据 | 模型适配判断 |
|---|---|---|---|
| PCFI 值 | >0.50 以上 | 0.638 | 是 |
| CN 值 | >200 | 257 | 是 |

表 8-8 给出了为"个人风险","行为风险","家庭支持"对农村老人心理健康的总影响值分别为 0.022、0.190、0.140。

**表 8-8　农村老人心理健康潜在变量路径分析标准化模型总体效应**

| | 家庭支持 | 行为风险 | 个人风险 |
|---|---|---|---|
| 心理健康 | 0.140 | 0.190 | 0.022 |
| MCS（心理健康外显变量） | 0.139 | 0.189 | −0.022 |
| 性别 | 0.000 | 0.000 | −0.902 |
| 年龄分组 | 0.000 | 0.000 | −0.106 |
| 文化程度 | 0.000 | 0.000 | −0.446 |
| 婚姻状况 | 0.000 | 0.000 | −0.289 |
| 自己是生活支出主要来源 | 0.000 | 0.000 | −0.159 |
| 水果食用频率 | 0.000 | 0.060 | 0.000 |
| 饮酒 | 0.000 | 0.728 | 0.000 |
| 抽烟 | 0.000 | 0.794 | 0.000 |
| 居住方式 | −0.173 | 0.000 | 0.000 |
| 儿女类型 | −0.0772 | 0.000 | 0.000 |
| 子辈是否是主要生病照料人 | 0.625 | 0.000 | 0.000 |
| 子女健康关心 | −0.578 | 0.000 | 0.000 |
| 子辈是否是生活支出主要来源 | −0.359 | 0.000 | 0.000 |

表 8-9 给出了农村老人心理健康影响因素路径分析中,回归权重分析表的结果,显示了各变量的路径系数和显著性水平等结果。从表中可以看出,与生理健康影响因素相同的是,行为风险和家庭支持都与农村老人的心理健康水平相关,而个人风险因素不相关。

表 8-9　农村老人心理健康影响因素路径分析非标准化回归权重结果

| | 路径系数 | 标准误差 | 临界比 | P 值 |
|---|---|---|---|---|
| 心理健康(家庭支持) | 0.143 | 0.026 | 5.432 | <0.001 |
| 心理健康(行为风险) | 0.194 | 0.048 | 4.012 | <0.001 |
| 心理健康(个人风险) | −0.022 | 0.047 | −0.468 | 0.640 |
| 性别 | −0.451 | 0.011 | −42.247 | <0.001 |
| 年龄分组 | −0.072 | 0.013 | −5.395 | <0.001 |
| 婚姻状况 | −0.274 | 0.018 | −14.872 | <0.001 |
| 文化程度 | −0.309 | 0.013 | −23.137 | <0.001 |
| 自己是生活支出主要来源 | −0.078 | 0.009 | −8.356 | <0.001 |
| 抽烟 | 0.627 | 0.014 | 44.616 | <0.001 |
| 饮酒 | 0.708 | 0.017 | 40.811 | <0.001 |
| 水果食用频率 | 0.044 | 0.015 | 2.953 | 0.003 |
| 子辈是否是生活支出主要来源 | −0.162 | 0.011 | −15.063 | <0.001 |
| 子女健康关心 | −0.365 | 0.018 | −20.052 | <0.001 |
| 子辈是否是主要生病照料人 | −0.235 | 0.012 | −19.800 | <0.001 |
| 儿女类型 | −0.074 | 0.024 | −3.154 | 0.002 |
| 居住方式 | −0.126 | 0.018 | −7.080 | <0.001 |
| MCS(心理健康外显变量) | 8.403 | 0.112 | 74.737 | <0.001 |

3. 家庭结构与农村老人心理健康

家庭支持因素对农村老人心理健康的总变差解释了 13.9%,并且通过了显著性检验,与农村老人生理健康的影响因素不一样的是,家庭支持性因素对农村老人心理健康的影响接近于行为因素对心理健康的影响(18.9%)。

从路径分析非标准化回归权重结果可以看出:家庭结构中、婚姻状况、儿女类型和居住方式都与农村老人的心理健康状况显著相关。进一步采用多因素方差分析控制了其他因素后,使用 LSD 方法两两比较不同家庭结构的老人心理健康水平的差异得知:在婚老人、独生子女家庭老人、空巢老人分别比丧偶老人、多子女家庭老人、留守老人的心理健康水平更好一些。

### 三、家庭结构变迁对农村老人心理健康影响

根据对不同家庭结构老人的心理健康水平比较和 SEM 分析的结果,研究认为,我国正在发生的家庭结构变迁将对于农村老人的心理健康可能会带来以下的影响或变化趋势:

1. 丧偶老年家庭的增加预示着农村老人的心理健康总体水平会降低

丧偶一直是一个重要的生活事件,大量研究证实其对个人健康的不利影响。本研究中的农村老人有着相同的结论。在控制其他因素后,丧偶老人的心理健康远低于再婚老人。而且控制年龄和性别因素后的两两比较还提示,男性年轻老年人(60—69 岁)受丧偶事件的影响更大,这可能与这一人群对女性配偶的依赖度更大有关,在农村,男性年轻老人在丧偶之前,大多数妻子会更多承担照料他们生活起居的任务,子女所起到的作用可能相对较弱。

2. 留守不利于心理健康,但存在一定的弥补机制

虽然路径分析和多因素方差分析显示留守不利于老人心理健康,使得其健康水平低于空巢老人和非留守老人,但控制年龄和性别因素后的两两比较并没有提示留守老人的心理健康显著比非留守老人差,可能是居住方式以外的因素弥补了留守带来的不利影响,如子女增加了对老人的经济支持力度,老人增加了与邻居和所在社区的互动等等。总体而言,留守不利于农村老人心理健康,需要关注,但目前家庭和老人自身的调节机制已经弥补了这一负面作用,意味着农村老年留守家庭的增加,不会带来老人们心理健康水平的普遍下降。

3. 空巢老年家庭增加基本不会影响农村老人心理健康

与丁杏等人[①]的局部研究结论不一致的是,本研究没有证实空巢老人心理健康差于非空巢老人,这可能与研究对象不同、研究方法不一致有关(详见第三章文献回顾)。本研究多因素分析提示:在控制其他因素后,农村空巢老人的心理健康水平与非留守老人接近,同时好于留守老人,说明留守可能比空巢的影响更大,这可能与农村的老人虽然与子女分开住,但子女往往离的不远,如果子女孝顺,仍然可以有很多的心理慰藉。在仅仅控制性别和年龄因素的情况下,空巢老人的社会功能和情绪对角色功能的评价都相对较差,但总体心理健康水平仍

---

① 丁杏、陈孜、唐平、周习丽等:《四川农村空巢老人健康状况调查研究》,《成都医学院学报》,2015,10(2)。

然与非空巢老人接近。

4. 农村老人选择仅生一个孩子比多生育子女反而更可能"多福"

多因素分析的结果提示:在控制了其他所有混杂因素后,独生子女家庭的农村老人,其心理健康水平显著优于两个及以上纯儿子家庭、两个及以上纯女儿家庭、儿女双全家庭。而在仅控制年龄和性别因素的情况下,独生子女家庭老人的心理健康也优于儿女双全家庭。与徐俊[①]等人的研究结论一致,本研究也认为独生子女不会带来父母的更多的空巢心理慰藉和担忧、焦虑心理,支持马庆笙[②]的观点,即独生子女家庭养老的真正挑战,不是家庭子女多少,而是晚年有无存活子女的问题。因此,从健康角度看,传统观念中的"多子多福"在当今农村并不适用,独生子女老人的心理健康水平并不差,这也意味着,我国计划生育带来的农村独生子女老年家庭的增加,不会造成农村老人心理健康水平普遍下降。

## 第三节　家庭结构变迁对农村老人健康服务需求影响

健康服务需求是指人们在一定时期内一定价格水平下愿意并有能力消费的卫生服务量,是指居民对卫生服务实际发生的有支付能力的卫生保健接触[③]。借鉴卫生服务需要的分类,研究中将卫生服务需求也分为主观需求和客观需求,主观需求是指服务对象已经意识到的,愿意消费/参与的健康服务,而客观需求是指老人们自己没有意识到,但根据其健康状况应该消费/参与的健康服务。对于客观需求,本章前文所分析的不同家庭结构老人的健康差异和不同家庭结构对健康影响,可以初步了解家庭结构变迁带来的客观需求影响。本节中将采用多因素方差分析模型,进一步补充分析家庭结构变迁对老人的健康服务主观需求的可能影响。

### 一、家庭结构变迁对农村老人健康教育需求影响

为了解在排除其他混杂因素的干扰后,家庭结构类型对农村老人健康教育

---

①　徐俊:《农村第一代已婚独生子女父母养老意愿实证研究》,《人口与发展》,2016(02);徐俊:《农村第一代已婚独生子女父母养老心态及其影响因素分析》,《人口与经济》,2016(03)。

②　马庆笙:《独生子女老年父母养老风险分析——以浙江省为例》,《老龄科学研究》,2013,1(6)。

③　卢祖洵:《社会医学》,北京:科学出版社,2009。

需求的影响,研究将农村老人所希望政府和社会为其提供的健康教育信息,需要的赋值为"1",不需要的赋值为"0",一共 9 类信息,因此,理论最高分为 9 分,最低分为 0 分,表 8-10 给出了多因素方差分析的结果。

**表 8-10　农村老人健康教育需求多因素方差分析**

| 变量 | 自由度 | 均方 | 方差值 | 显著性水平 |
|---|---|---|---|---|
| 性别 | 1 | 1.526 | 0.802 | 0.370 |
| 年龄分组 | 2 | 0.813 | 0.428 | 0.652 |
| 文化程度 | 2 | 11.248 | 5.914 | 0.003 |
| 婚姻状况 | 2 | 1.574 | 0.828 | 0.437 |
| 自己/配偶是否生活支出主要来源 | 1 | 72.180 | 37.952 | 0.000 |
| 水果食用频率 | 2 | 11.130 | 5.852 | 0.003 |
| 抽烟 | 2 | 6.209 | 3.264 | 0.038 |
| 饮酒 | 3 | 3.675 | 1.932 | 0.122 |
| 子辈是否是生活支出主要来源 | 1 | 1.287 | 0.676 | 0.411 |
| 子女健康关心 | 3 | 3.189 | 1.677 | 0.170 |
| 子辈是否是主要生病照料人 | 1 | 0.869 | 0.457 | 0.499 |
| 儿女类型 | 3 | 0.626 | 0.329 | 0.804 |
| 居住方式 | 2 | 0.513 | 0.270 | 0.764 |
| 地区 | 2 | 48.387 | 25.442 | 0.000 |

多因素方差分析提示:农村老人健康教育服务需求的多与少与其文化程度、自己/配偶是否生活支出主要来源、水果食用频率和饮酒行为显著相关,LSD 法进一步两两比较发现:文化程度越高、自己/配偶是生活支出主要来源、水果食用频率越高和目前还在吸烟的老人,其健康教育的需求也越多。

家庭结构中,居住方式、儿女类型和婚姻状况等都与老人的健康教育需求并不相关。

在排除个人和家庭因素的影响后,三个地区的老人仍然有健康教育需求的差异,南乐县老人健康教育需求最多,其次是大通县老人,海安老人的健康教育需求最少。

### 二、家庭结构变迁对农村老人专业健康服务需求影响

对于专业健康服务,研究中列出了 9 种专业健康服务类型,多选题形式了解老人个人的健康服务需求。在分析家庭结构的影响时,研究将专业健康服务需求种类数作为因变量,有需求赋值为"1",没有需求赋值为"0",因此因变量的理论最大值亦为"9",最小值为"0",表 8 - 11 显示了多因素方差分析的结果。

表 8 - 11　农村老人专业健康服务需求多因素方差分析

| 变量 | 自由度 | 均方 | 方差值 | 显著性水平 |
|---|---|---|---|---|
| 性别 | 1 | 7.907 | 3.106 | 0.078 |
| 年龄分组 | 2 | 0.037 | 0.015 | 0.985 |
| 文化程度 | 2 | 10.101 | 3.968 | 0.019 |
| 婚姻状况 | 2 | 4.498 | 1.767 | 0.171 |
| 自己/配偶是否生活支出主要来源 | 1 | 108.894 | 42.777 | 0.000 |
| 水果食用频率 | 2 | 7.366 | 2.894 | 0.056 |
| 抽烟 | 2 | 0.999 | 0.392 | 0.675 |
| 饮酒 | 3 | 2.592 | 1.018 | 0.383 |
| 子辈是否是生活支出主要来源 | 1 | 0.200 | 0.079 | 0.779 |
| 子女健康关心 | 3 | 2.937 | 1.154 | 0.326 |
| 子辈是否是主要生病照料人 | 1 | 0.090 | 0.035 | 0.851 |
| 儿女类型 | 3 | 1.435 | 0.564 | 0.639 |
| 居住方式 | 2 | 0.765 | 0.300 | 0.741 |
| 地区 | 2 | 67.571 | 26.544 | 0.000 |

农村老人对专业健康服务需求的影响因素与农村老人们对健康教育服务的需求的影响因素比较接近,文化程度、自己/配偶是否生活支出主要来源和水果食用频率也都与老人们对专业健康服务的需求显著相关,也是文化程度高、自己/配偶是生活支出主要来源和水果食用多的老人对专业健康服务需求种类较多。吸烟因素与老人健康需求不再相关,但不同性别的老人健康服务需求有所不同,女性对专业健康服务需求的种类更多。

　　家庭结构中,居住方式、儿女类型和婚姻状况等与老人的健康服务需求种类数还是并不相关。

　　老人的健康服务需求种类数有着地区的差异,南乐县老人需求最多,其次是海安县老人,大通县老人需求相对较低。

# 第九章　研究结论、建议与反思

## 第一节　研究结论

随着家庭的核心化、小型化、少子化的持续发展,人口流动和人口老年化的不断加剧,我国不仅老年家庭数量在显著增加,农村老年家庭中的空巢家庭、留守家庭、丧偶家庭和独生子女家庭比例在未来的 20 年内也将不断的攀升。结合报告第三至第八章不同家庭结构农村老人健康及健康服务需求研究分析的结果,研究对于家庭结构变迁所产生的农村老人健康及健康服务需求影响,主要得出以下结论:

### 一、不同家庭结构的低龄男性农村老人间存在健康不公平

无论是从生理健康,还是心理健康,在空巢老人与非空巢老人、丧偶老人与在婚老人、留守老人与非留守老人、独生子女家庭老人、双女户家庭和儿女双全家庭老人间比较时,70—79 岁、80 岁及以上组的老人,无论男女,都基本没有差异。但是,研究发现,不同家庭结构的 60—69 岁低龄男性农村老人间存在显著的健康评价差异,具体表现有:(1) 空巢老人的生理健康总得分及其所有分维度得分均低于非空巢老人;(2) 丧偶老人的生理健康总得分及其分维度躯体活动功能、躯体疼痛和躯体对角色功能的影响得分均低于在婚老人;(3) 独生子女家庭的老人生理健康总得分及其分维度躯体活动功能、躯体疼痛和躯体对角色功能的影响得分高于非独生子女家庭的老人;(4) 空巢老人的社会功能评价和情绪对角色功能的评价得分低于非空巢老人;(5) 丧偶老人的心理健康水平总得分和所有分维度的得分均低于在婚老人;(6) 独生子女家庭老人心理健康总得

分及其大部分分维度的得分高于非独生子女家庭的老人。值得一提的是，留守和非留守低龄男性农村老人间并没有存在显著的健康不公平现象。

## 二、独生子女家庭农村老人没有面临更大的健康风险

虽然独生子女家庭老人生理和心理健康水平都低于一般人常模，但是独生子女家庭的农村老人并没有面临比多子女家庭老人更大的健康风险，反而60—70岁年龄组的男性老人，无论是生理健康维度，还是心理健康维度，独生子女家庭老人自我健康评价均显著优于非独生子女家庭老人，但随着年龄的增加，这种优势逐渐消失。分析可能的原因为：独生子女家庭男性老人，作为家中的顶梁柱，在年轻时只需抚养一个孩子，家庭负担较轻，孩子长大成年后，也只需要帮助一个孩子经营好家庭，家庭结构相对简单，矛盾少，因而对身心健康的负面影响都相对小。但随着年龄的增加，能够操劳的事务越来越少，家庭负担和矛盾对老年人的影响差异被年龄的影响所掩盖，因而独生子女家庭老人与非独生子女家庭老人的健康逐渐趋同。从健康的角度看，目前的研究并不支持传统文化中"多子多福"的说法，认为独生子女家庭的老人并没有面临更高的健康风险。

## 三、农村生活不能自理老人照料与其家庭结构相互影响

一方面，失能老人对于家庭产生从家庭结构、家庭关系到家庭的经济发展和消费结构等多方面的影响。失能老人家庭因为照料失能老人的需要，可能会改变改变原有的空巢或留守的居住模式，改为子女家轮流居住，或者和某一子女的家庭生活在一起，少部分家庭即使因各种条件制约，没有和失能老人居住在一起，大多也会增加探访/电话频率。另一方面，家庭结构也影响了农村失能老人的照料安排。尽管失能老人的家庭照料往往不同的家庭成员都有尽义务，但是其主要照料者往往是配偶优先，然后是子辈中儿媳或女儿。失能老人能否在家庭中得到好的照料，与家庭中的人手，即家庭成员的构成情况和居住情况有关，也与其家庭成员的孝顺程度、老人的病情和经济承受能力等等相关。但是，他们所在的家庭得到的政府和社会的帮助非常有限。

## 四、家庭结构变迁使得部分农村老人面临更大的健康风险

在排除老人的个人基本特征性因素（年龄、性别和文化程度）、健康行为因素（吸烟、喝酒和水果食用）和子女支持（子辈是否是生活支出主要来源、子女健康

关心和子辈是否是主要生病照料人)对农村老人的健康影响后:丧偶老人的生理健康和心理健康都差于在婚老人;空巢老人的生理健康差于非空巢老人,但其心理健康优于非空巢的留守老人;而独生子女家庭的老人生理健康和心理健康都好于非独生子女家庭的老人。

## 五、家庭支持部分弥补家庭结构变迁对老人健康的不利影响

尽管从研究的多因素分析结果看,家庭结构的变迁,如丧偶老人增加、空巢家庭老人增加都可能会带来一些农村老人生理和心理健康的负面影响,但单因素的比较分析可知,这样的影响结果只在年轻(60—69 岁)男性农村老人的健康方面可以看到。同时,结构方程分析的结果提示:个人基本特征对老人健康影响不显著,健康行为因素对老人的生理健康和心理健康变差的贡献率都是最高,子辈是否是生活支出主要来源、子女健康关心和子辈是否是主要生病照料人等家庭支持性因素都与老人生理健康和心理健康显著相关,提示健康行为因素和家庭支持性因素都有可能部分弥补了丧偶、空巢的家庭结构带来的不利影响。但是,不同家庭结构老人的吸烟和饮酒行为差别不显著,仅新鲜水果的食用频率有所不同,而且是丧偶老人和空巢老人"很少或从不吃"的比例低,说明行为因素没有弥补因家庭结构而带来的健康不利影响,更可能是家庭结构变迁后,如丧偶后,家庭支持性因素变化,如子辈健康关心频率和生病照料参与有所增加,弥补了丧偶带来的健康不利影响。

## 六、农村老人健康服务需求高且不同家庭结构老人有所不同

总体看来,目前农村老年人的健康服务需求较高,但依然是"疾病"导向型的,知识需求、照料服务需求都是以"疾病"的防治和照料为主。在健康知识方面,需求前三位为常见病防治(73.9%)、常见病家庭照护(36.8%)和合理用药(38.9%)。不同家庭的老人相比,空巢老人、有配偶老人和非独生子女家庭老人健康知识需求程度更高,空巢老人和丧偶老人对于意外伤害的预防与急救需求更多。空巢老人和留守老人对在家中就能接受到的健康教育方式需要度更高。在健康照料服务需求方面,农村老年人认为目前政府和社会最需要提供的是生活不能自理老人的健康照料服务(72.5%),其次是提供健康设施/场所(52.7%)和组织老人文化娱乐活动(53.0%)。不同类型的老人所反映出的健康照料服务需求差异度不大。在康复治疗服务需求方面,在所列出的上门康复治疗服务中,

需求最高的是基础护理(输液、打针和送药服务)(76.5%),康复指导和康复护理服务的需求也比较高,分别为 45.4% 和 30.8%。在个人专业健康服务需求方面,前三位的次为健康体检(73.6%)、健康知识宣传服务(58.8%)和慢性病管理服务(43.4%)。不同家庭结构的老人相比,留守老人、空巢老人、在婚老人和双女户家庭的老人在一些专业健康服务需求上更高一些,而非空巢老人、非留守老人、丧偶老人和独生子女家庭老人的需求相对较低。

# 第二节　农村老年人口家庭健康赋权与服务模式建议

## 一、农村老年人口家庭健康作用路径

在现代医学模式(即生理—心理—社会医学模式)的指导思想影响下,一般将影响人群健康的因素分为四类:生物遗传因素、生活方式和行为因素、医疗卫生服务因素和环境因素[1]。随着农村人群的传染性疾病被控制,慢性病成为主要危害人群的健康原因后,影响人群的健康因素中,生活方式和行为成为贡献率最大的因素,说明个体自身的原因成为如今的疾病谱和死亡谱的最主要原因。与年轻人不同的是,老年人的生活方式和健康行为已经有更长时间的习惯养成,农村人获得健康知识的机会较少,能力较弱,所以他们建立改变不利于健康行为的信念难度更大,其改变行为的自我效能相对较低,更需要有来自家庭相较于社区和社会服务更具有针对性的、连续性的健康支持,农村家庭需要发挥更大的作用。结合本次研究和其他国内研究的发现,研究对于农村老年人的家庭对于其健康作用给出如下的作用路径图(见图 9-1)。

## 二、农村不同家庭结构老年人口健康服务需求模型

本章第一节中对老年人群的主观健康服务需求进行了总结,在此结合老人的健康情况所对应的客观需求,分析不同家庭结构老人的共性健康服务需求和特异性的服务需求(见图 9-2)。

---

① 龚幼龙:《社会医学》,北京:人民卫生出版社,2006。

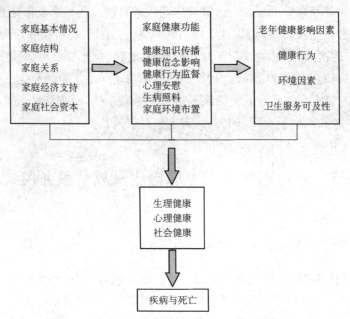

**图 9-1　农村老年人口家庭健康作用路径**

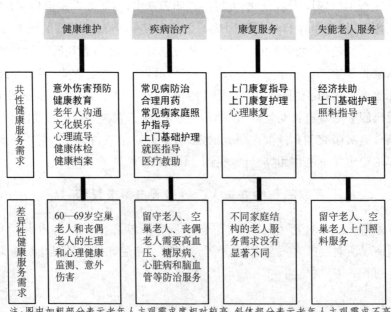

注：图中加粗部分表示老年人主观需求度相对较高,斜体部分表示老年人主观需求不高,但研究者认为客观需求较高。

**图 9-2　不同家庭结构的农村老年人群健康服务需求模型**

### 三、农村老年家庭健康赋权

为促进家庭成员的相互支持,以帮助提高农村老年人口的健康,农村家庭在以下方面需要得到支持与赋权:

1. 家庭健康教育能力

即家庭成员能够掌握对于老年健康、老年疾病、老年意外伤害、老年照料等知识,有与家中老年人交流的技巧,能够帮助老人掌握更多的健康知识。

2. 家庭健康照料能力

家庭成员有老人健康照料的意愿、老人健康照料的知识、老人健康照料的时间和老人健康照料的生活条件等等。

3. 家庭经济支持能力

能够负担得起老年人健康维护、疾病预防、康复治疗和不能自理后的经济开销。

4. 家庭健康支持人力资本

不仅仅家庭中能一直有人关心老人的健康,及时地指导和帮助老人获得更好的健康水平。在老人失能需要照料时,也能有人手照料,而且家庭不会因为这样的照料而失去基本的生活水准。

### 四、农村老年家庭健康服务模式

从健康服务需求模式看,农村老年人口有诸多的健康服务共性需求,虽然不同家庭结构的农村老人健康服务主观需求也有着一定的差异,但是这些差异更多源自于老人健康状况的不同,对于特定健康服务作用的了解和理解不同、不同老人对于政府基本健康服务的期待值不同而引起,家庭结构不同没有带来很多的健康服务需求差异,这可能与农村老年人口所在的家庭在面对需要对老人健康照料的情形下,富有更多的结构弹性有关(即一旦家庭认为需要有专门的人手照顾生病老人时,他们可以改变原先居住的模式,或者不需要改变居住模式,而因住得很近,只需要增加走动/探访即可)。因此,建议构建我国农村老年家庭健康服务模式时,并不需要专门针对某种特殊类型家庭结构的老年人制定服务政策,而是根据老人的健康分级,在服务内容中充分关注家庭的健康支持作用,针对不同家庭中的老年健康支持情况和存在问题,而采取有针对性的家庭健康服务措施,具体建议的分级家庭健康服务模式如表9-1所示。

#### 表 9-1　农村老年人群家庭健康服务模式

| 老人健康类型 | 健康管理方式 | 家庭健康服务内容 |
|---|---|---|
| 健康老人 | 生活方式管理 | 指导家庭帮助老人改变危害健康的行为；<br>指导家庭老年健康友好的居住环境改造； |
| 亚健康老人 | 需求管理 | 指导家庭老年保健；<br>指导家庭老年医疗服务利用； |
| 患病老人 | 疾病管理 | 指导家庭如何配合疾病治疗；<br>教育家庭甄别疾病高危征兆；<br>指导家庭帮助患病老人疾病自我康复；<br>为有需求的家庭提供低偿病患照料服务；<br>家庭病床服务<br>经济困难家庭医疗救助 |
| 生活不能自理老人 | 残疾管理 | 指导家庭照料失能老人；<br>组织志愿者失能老人家庭照料服务；<br>扶助经济困难家庭；<br>生活不能自理老人家庭照料者经济救助。 |

## 第三节　以"家庭"为中心的农村老年健康服务建议

　　"从注重个体服务向注重家庭和社会群体服务转变"是国家卫生事业发展"十二五"规划[①]的基本原则之一,我国的社区卫生服务中也充分强调"以家庭为单位"的理念[②]。以"家庭"为单位的健康促进服务,区别与以"个体"为单位的服务,更强调对于家庭整体而非个人进行健康干预,从而使得家庭成员提高、维护和改善其健康的服务。对于现阶段我国农村老年群体的健康促进,由于这一群体具有年龄大、文化程度相对较低、社会资源较为贫乏,接受健康知识和利用健康服务的能力都相对较低,是健康方面的弱势群体,他们的健康服务需求更高。而在我国卫生资源紧缺,人口老龄化不断加重的背景下,如何应对家庭的发展趋

---

　　① 中华人民共和国国家卫生和计划生育委员会:国务院关于印发卫生事业发展"十二五"规划的通知(国发〔2012〕57号)2012-10-22,http://www.chinapop.gov.cn/guihuaxxs/s3585u/201210/56114.shtml。

　　② 李鲁:《社会医学》,北京:人民卫生出版社,2010。

势,帮助家庭更好发挥健康促进功能,利用家庭资本促进老人健康应该成为我国卫生事业发展服务方式转型的重点内容之一。为此,结合研究中的发现,提出以下以"家庭"为中心的农村老年健康促进服务建议:

## 一、强化家庭的健康养老意识

从研究的结果看,农村家庭中,子女们已经承担了一部分老人的健康照料服务,尤其是一个老人生活不能自理后,一些家庭会改变原有的居住方式,减少外出,与老人一起居住。然而,也能看出,也有一部分家庭甚至在老人出现生活不能自理后,往往没有及时采取有效措施应对,而且将老人的健康照料义务一般优先分配给了同样年迈的老人配偶。而国内媒体的报道中,不乏中青年人对自己父母的忽视,甚至漠视与虐待案例。根据全国妇联、国家统计局实施的"第三期中国妇女社会地位调查"[①],我国家庭内老年人受虐待发生率为13.3%,农村显著高于城市(分别为16.2%和9.3%),西部地区(21.8%)显著高于其他地区,而社会经济地位、健康以及家庭代际关系状况是老年人遭受虐待的重要风险因素。因此,要加强家庭的老年健康促进作用,首先需要提高的就是家庭成员的健康养老意识。

1. 社会倡导,提高家庭成员对家庭老年健康促进的重要性认识

长期以来,在健康方面,百姓会更多地依赖医务人员,依靠他们来解决自己的健康问题。但是,健康更主要的责任主体在于个人和家庭,对于农村老年人,由于其个人健康资源的匮乏,家庭需要承担更大的责任。因为家庭成员不仅更多地知道老人健康知识与行为的掌握情况,他们也有机会第一时间关注到老人的健康隐患、健康变化和健康问题。而家庭结构的变化,家庭事件的发生和家庭关系的恶化等等往往也首先影响到老年人和他们的健康。家庭成员能否频繁地关爱老人,较早地识别老人的健康问题和健康风险,帮助老人改善居住环境,支持老人健康行为的建立尤为重要。因此,我们有必要通过各种途径对于老年家庭的成员进行宣传教育,让他们充分意识到家庭对老人的健康影响,家庭对于老人健康的重要性,他们对于老人的健康促进的义务,加强其责任意识。

2. 孝道文化建设,促进家庭关注老人健康

在我国,孝的观念源远流长,公元前11世纪以前,华夏先民就已经有了"孝"的观念。《诗经》中则有"哀哀父母,生我劬劳""哀哀父母,生我劳瘁"的咏叹。

---

①　伍小兰、李晶:《中国虐待老人问题现状及原因探析》,《人口与发展》,2013,19(3)。

"百善孝为先",孝,狭义说就是善事父母,敬养父母。然而,改革开放以来,随着家庭结构的变迁和社会经济环境的变化,我国家庭的养老功能有日益弱化的趋势,传统的孝道观念也开始淡化,歧老、虐老的事件也不时发生。一位参与集体访谈的老人如是说:"现在的社会是尊老很少,爱幼有余。对小孩有病的全村来帮忙,老人没有人管。"但是,家庭养老是我国政界、学界和民间都普遍认同的养老模式,它赖以存在的思想基础就是传统的孝道观念。在这样的情况下,宣扬传统的孝道文化,积极倡导尊老、敬老、助老的传统美德,具有非常重要的现实意义。孔子云:"孝子之事亲也,居则致其敬,养则致其乐,病则致其忧,丧则致其哀,祭则致其严,五者备矣,然后能事亲。"这是孝敬父母的天性五种表现。中国人讲孝,既重赡养,也重视心里关怀和内心愉悦。家庭如果能更多地遵循孝道文化,不仅养老,而且敬老,那么,家庭成员对老人生理和心理健康的关注与帮助,乃是必然之举。

3. 维护老年合法健康权益,宣传家庭健康养老义务

依据《中华人民共和国宪法》和《中华人民共和国老年人权益保障法》等法律法规,切实维护和保障老年人健康权益,实现老有所养、老有所医、老有所为、老有所学、老有所乐。2013年7月1日起实施的《中华人民共和国老年人权益保障法》第十四条规定:赡养人应当履行对老年人经济上供养、生活上照料和精神上慰藉的义务,照顾老年人的特殊需要。第十五条规定:赡养人应当使患病的老年人及时得到治疗和护理;对经济困难的老年人,应当提供医疗费用。对生活不能自理的老年人,赡养人应当承担照料责任;不能亲自照料的,可以按照老年人的意愿委托他人或者养老机构等照料。第十八条规定:家庭成员应当关心老年人的精神需求,不得忽视、冷落老年人。与老年人分开居住的家庭成员,应当经常看望或者问候老年人。这三条规定从法律层面上对家庭成员对老人生理、心理和社会健康支持进行了规定,促进家庭帮助老年人实现自己的健康权。因此,当前阶段,要在全社会积极开展维护老年人合法权益的法制教育和普法工作,健全法律援助制度,加强老年人法律服务工作。加大执法和监督力度,依法处理和打击侵犯老年人合法权益的不法行为。要发挥传媒的作用,谴责严重败坏孝道,不利于老人健康的不道德行为。

## 二、提高家庭的老年健康促进能力

不仅要激励家庭成员更好地承担起老年人的健康促进责任,还要通过大众

媒体宣传、健康教育讲座、个别健康指导和健康咨询、家庭医生上门服务等多种途径，根据家庭中老年人的健康状况，有针对性地提高家庭成员以下的老年健康促进能力。

1. 老年健康维护

尽管随着年龄的增加，老人的生理和心理健康的水平都在逐渐下降，但有效的健康维护可以延缓健康下降的程度，有效的健康维护，既可以延长老人的健康生存期，也可以提高已经患病老人的生活质量，延长其生活自理的时间。由于老人健康知识获得途径的有限性和知识学习的能力也相对较弱，我们在对老年人健康宣教的同时，更需要对其家庭成员进行教育，让他们了解老年人的生理和心理健康的变化历程与特点，了解老年人需要建立的健康行为如多吃蔬菜水果、适量摄入动物蛋白、合理用药等，让家庭成员多次重复向老人灌输健康理念，督促老人改变不良的健康行为习惯，建立有利于健康的行为生活方式。

2. 家庭老年意外伤害预防与急救

由于老年人神经功能衰退，反应不灵敏，视力减退，记忆力减退，对新事物接受能力相对较差，对家用电器、煤气灶的性能不了解，使用中特别易发生外伤、烫伤、触电、燃气泄漏、煤气中毒、化学品损伤及误服药品等。家庭环境的布置与老人的意外伤害有着密切的关系，好的环境不仅可以减少老人的意外伤害发生，而且有利于降低意外伤害的程度。家庭成员与老人共处的时间相对较多，掌握老人的急救知识，可以更好地利用意外伤害发生后的"黄金4分钟"，减少二次伤害等。因此，家庭成员需要掌握如何预防和处理跌倒、心绞痛等意外事件。

3. 老年常见病家庭照料

从本项目的研究看，农村老人自身对于常见病的防治有着较高的服务需求，可以作为老人健康教育与健康指导的切入点，优先满足的自发需求。但是，除了教育老人以外，一些研究[①]表明，采用家庭健康教育方法，不仅对患者进行健康教育，对其家庭同时进行健康教育，其效果优于仅仅针对本人的健康教育。家庭

---

① 汪君：《家庭健康教育对糖尿病老年患者治疗依从性的效果探讨》，《当代医学》，2015（30）；姚培琴、张红群：《简析社区家庭健康教育护理责任制应用于糖尿病患者的疗效》，《大家健康》（学术版），2015（08）；章维儿、何黎红：《家庭健康教育在慢性阻塞性肺疾病患者延续护理中的应用评价》，《中国慢性病预防与控制》，2015（08）；彭思萍、徐明明、徐玉梅：《"以家庭为中心护理"在糖尿病健康教育中的应用研究》，《现代诊断与治疗》，2015（13）；穆荣红、李荣、张会敏：《以家庭为中心的健康教育对社区高血压患者自我效能的影响》，《中华护理杂志》，2012（07）。

成员知道老年人应该采取哪些有效的措施预防常见病和哪些措施治疗常见病，可以帮助督促老人采取正确的常见病防治行动。而家庭成员如果还能够清楚常见病的家庭照料中应该注意的内容，如高血压、糖尿病患者的饮食要求，家庭必备的药物等，也可以一起来形成良好的家庭防病氛围，延缓老年常见病的到来，或者降低常见病的生活影响。

4. 老年心理与老年人际沟通

老年人生理上的问题，如疼痛、血压高、血糖高等，相对于心理问题来说，家庭成员容易关注到，也往往更为重视。但是，老年阶段的心理健康水平也在不断下降，而且心理健康与生理健康之间也在相互影响。老年的心理会因为在家庭和社会中的地位与作用的变化，自己的身体机能的下降，疾病的发生和对于死亡的担忧，而更容易负面，老人的性格脾气也可能会产生变化，老年抑郁症、阿尔兹海默症等心理疾病的发生率也不断上升。因此，家庭成员一方面需要充分了解和理解老人的心理变化，另一方面需要对与老人的沟通方式和沟通内容都要有相应的变化。社区和社会需要给予老年家庭以一定的帮助，促进老年家庭对老年心理和老人人际沟通的了解，提高家庭的老年心理健康促进的能力。

5. 生活不能自理老人家庭护理

一般情况下，女性在 75 岁、男性在 80 岁以后生活丧失自理能力的比重迅速增长，一些老人还会因为慢性病或意外事故较早地出现生活不能自理的情况。从本次研究当中的家庭访问看，在农村，即使一些家庭中因为有老人生活不能自理已经做出了居住方式改变，以一人为主，其他人协助或者多人轮流等方式照顾老人，但照料者对于如何照料好生活不能自理的老人还是缺乏专业性的支持，往往是家庭成员在照料中不断积累经验以应对，一些不科学的应对方式往往也会阻碍了老人的康复，甚至加重了病情。本节的第三段落对于如何提高家人的护理能力和积极性提出了专门的建议。

## 三、增加对生活不能自理老人家庭照料支持

在我国，以子女作为老年人长期照护义务主体，强调家庭成员间互助的传统模式经历了上千年的历史传承，从古至今都对社会发展起着积极的保障作用因此，尽管由于家庭结构的小型化、空巢化和人口流动增加，家庭赡养功能不断弱化，但是，家庭赡养所承载的对失能老年人身体和心理、物质与情感的双重保障，尤其是在精神上给予老人的慰藉作用及满足失能老年人个性化的需求方面，是

其他任何形式的照护支持主体所无法替代的，因此必须增强家庭的照护功能。对于生活不能自理老人的家庭照料，家庭所面临的主要困境或难题可以分为三类：一是人手问题，需要有愿意照料的人；二是能力问题，有照料失能老人的能力；三是经济问题，在家庭中至少有一个人需要照料老人而减少收入的情况下，还要能够支付老人所需要医药费和生活费用。

1. 明确定位与我国国情相适应的农村养老服务政府职能

Esping Andersen[①] 将长期失能老人的照护体系分为三大类，即：自由主义体系，以基于家庭经济状况调查的社会救助为主，辅以社会保险或少量普济式的转移支付，以美国、英国、加拿大等为代表；保守主义合作体系，以参与劳动力市场和社会保障缴费记录为前提，如德国、法国、意大利等；社会民主主义体系，主要取决于公民资格或长期居住权，突出普遍保障和公平性，主要代表为瑞典、挪威、丹麦等。Reimat[②] 在这一基础上加入了以家庭为基础的体系作为补充，即家庭网络作为一种机构而存在，由妇女为成员提供免费的社会福利服务，集中在地中海国家。在我国，对于失能老人的照料，大多数人会寄希望于政府，养老机构和长期护理保险。社区、老年人收养机构，非政府组织以及政府构成了失能老年人家庭以外的责任主体。但是，从服务提供方来说：在我国农村，村居普遍没有或很少有照护服务，专业化养老照护人员严重短缺，在农村逐渐出现的政府或民间资本创办养老机构更倾向收养健康、生活能够自理的老年人，各类志愿服务在农村也非常稀少，很难保证服务提供的及时性、均衡性和持久性。而从服务需求方来看：农村老年人健康服务需求最高的是生活不能自理老人的健康照料服务，更多老人还是希望有在家庭中（60.7%）或在村居中的服务（36.3%）。

因此，无论是从供方的角度看，还是从需方的角度看，在未来相当长的时间里，我国并不具备建立以政府或社会养老机构为主的农村失能老人照护体系的主客观条件。当前阶段，建立以"家庭"为基础，长期护理社会保险和社会救助为辅的失能老人照护支持体系更为现实。在这一定位下，政府将长期护理保险从试点到全部推开逐步实施，从国家十三五规划纲要看，这一战略已经在国家的考虑之中，但如何以"家庭"为基础，需要有更好的定位。目前农村在普遍实施的

① G. Esping Andersen. The Three Worlds of Welfare Capitalism. Princeton：Princeton U. Press 1990.

② A. Reimat. Welfare regimen and long-term care for elderly people in Europe. IMPALIA-ESPAnet Joint Confference,2009.

"居家养老服务中心建设",为老年人提供生活照料、医疗保健、法律维权、文化教育、体育健身、精神慰藉、文化娱乐、助耕助种等不同服务,日间照料中心形同虚设,老年大学与农村老人无缘,社工服务缺乏团队与人员,其深层次的原因就在与缺乏持续的资金支持,没有深入了解老人需求,政府职能定位出现偏差所导致。在以"家庭"为基础,长期护理社会保险和社会救助为辅的失能老人照护支持体系下,政府优先为失能老人提供的基本公共服务应该是建立长期护理保险,并促进所有家庭的参与,通过长期护理保险的引导,激励家庭成员更多地照顾老人。同时,通过社会救助,保障特别困难家庭的失能老人照料及其家人的生活。

2. 家庭治疗与康复能力支持

首先,对失能老人及其家人进行健康教育培训。农村基层医疗机构可以不定期地为农村失能老人照料人员提供康复知识和技巧以及心理方面的培训和上门指导。失能后的恢复是一个缓慢的过程,帮助失能老人了解保健和恢复功能的常识,做好长期锻炼的心理准备,有充分的信心与疾病作斗争。在初级失能和长期保健服务中发挥自身优势和能力,以"积极参与"为原则,尽可能自我照护,改变生活方式,学习新技能。对失能老人家人除进行康复知识和技巧培训外,还要注重教会他们如何做好疏导失能老人心理的方法。家庭成员作为失能老人的照护主体,其服务知识、技能直接影响失能老人生活质量,应有针对性的培训失能老人照护技巧、注意事项、应急处理等,尽可能让失能老人在生活照料外,能享受康复照护、精神慰藉、社会交往、临终关怀方面的服务。其次,指导失能老人家庭改造居住环境,消除生活环境中可能存在的障碍,为失能老年人提供舒适的居家环境。最后,条件许可时,给失能老年人配置一定的康复和照料器具,如电子血压计、轮椅、拐杖、护理床等康复器械等。

3. 以长期护理保险为基础的失能老人家庭经济支持与照料激励

为积极应对人口老龄化,2015 年 10 月 29 日中国共产党第十八届中央委员会第五次全体会议通过的《中共中央关于制定国民经济和社会发展第十三个五年规划的建议》中提出:建设以居家为基础、社区为依托、机构为补充的多层次养老服务体系,推动医疗卫生和养老服务相结合,探索建立长期护理保险制度。十九大报告再次明确指出"积极应对人口老龄化,构建养老、孝老、敬老政策体系和社会环境,推进医养结合,加快老龄事业和产业发展。"笔者建议,长期保险制度的探索中,需要充分体现以"居家"为基础,以制度来引导和改善家庭养老。
(1) 将家庭照护指导作为服务内容。由专业人员上门对家庭进行知识宣传、环境改造和技能传授。（2）家庭照料者的经济补偿。保险基金对失能老人的家庭照料者视同外来专业服务人员同样给予照料津贴,同工同酬。（3）对于居家接受长期医护照料的相关费用与入住医疗护理机构一样根据老人失能等级适当给予报销。

4. 邻里志愿照料服务支持

在农村,由于地缘关系相对于城市老人要亲密得多,熟人/邻里关系也可以成为农村失能老年人寻求家庭外帮助的一个重要方式。本次研究中的失能老人照料不乏这样的邻里帮助,而且定量研究的结果也发现91.1%的老人都表示,如果身体好的话,愿意免费为周围有需要的老年人提供力所能及的照料服务。"远亲不如近邻",邻居不仅可以提供物资与劳务上的帮助,而且与照护者之间的情感交流有助于减缓照护者心理压力,在农村社会工作者和专业护理人员都还很缺乏的情况下,尤其要鼓励这样的邻里志愿服务。建议因地制宜,选择以下形式建立这样的邻里互助照料服务的支持,可以让失能老人的照料者能够得到"短暂的支持与喘息":(1)动员同村组的邻居与孤寡、空巢、困难老人结对,在日常生活中给予老年人力所能及的帮助;(2)建立挥村老年协会,并充分发挥其作用,由低龄健康老人与需要服务的高龄老人结对帮扶。以组为单位组成老年人活动小组,尤其要将孤寡、空巢、困难老人纳入其中,倡导老年人互相照顾、互助服务;(3)党员干部志愿服务。村委会工作人员、党员对辖区内失能老年人实行包干到户,定期登门看望,给予精神慰藉和生活帮助,让老年人和其家人感受到来自社会的温暖;(4)设立志愿服务时间银行。对于参与照料志愿服务的邻居,根据其工作时间和工作强度予以工时记录,予以一定的精神鼓励和少量的物质奖励。

## 四、改进老年人健康管理基本公共卫生服务

健康管理是对个体或群体的健康进行全面监测、分析和评估,提供健康咨询和指导,并对健康危险因素进行干预、管理的全过程。健康管理在我国的兴起是自2000年以来,以健康体检为主要形式,兴起时主要走市场化的高端人群路线,但2009年开始,我国在基本公共卫生服务项目中实行糖尿病、高血压和精神病病人的健康管理、妇女儿童健康管理和老年人健康管理项目。根据《国家基本公共卫生服务规范(2016版)》中老年人健康管理服务规范的规定:为辖区内65岁及以上常住居民每年提供1次健康管理服务,包括生活方式和健康状况评估、体

格检查、辅助检查和健康指导。根据本次研究对农村老年人健康和健康服务需求的发现,对于我国老年人健康管理基本公共卫生服务提出以下改进建议:

1. 增加家庭健康评估内容

除了评估老人的生活方式和疾病史以外,还要评估老人所在家庭的情况,包括:(1) 家庭居住情况。家庭成员、家庭生命周期、室内外家居布置;(2) 家庭关系。老人与家庭成员的亲密程度,矛盾发生和家庭成员关怀情况;(3) 家庭事件。最近的一年内,家庭中发生的重大事件;(4) 家庭赡养功能。子辈对于老人的经济支持、情感支持和生活支持情况。

2. 对老年人心理健康水平加以监测

现有基本公共卫生服务中的老年健康管理服务以生理健康健康评估为主,包括疾病史的了解、体格检查和辅助检查,忽略了老人心理健康的评估。而从本次研究看,家庭的变迁和年龄的老化都使得老年人的心理健康水平在下降。张伶等人[①]利用 meta 分析发现我国老人抑郁症状的合并发生率为 22.6%。另外,女性合并患病率明显高于男性,农村地区高于城市地区。因此,即便是农村老人对心理指导的服务需求不高,但是从专业角度的判断看,老年健康管理服务有必要加上对于老年心理健康的评估。

3. 将服务人群扩大到 60 岁及以上老人

目前的老年健康管理服务只覆盖了 65 岁及以上的老年人,但是从本次研究看,无论是生理健康,还是心理健康,60—69 岁是一个较大的转折点,而且这一年龄段的农村老人对于家庭结构和家庭关系的敏感度更高。而 60—65 岁往往也是老年人慢性病显著增加的年龄段,如果能将健康管理服务的年龄段前移,生活方式的管理和健康需求的管理,更有利于延缓慢性病到来的时间,有效降低家庭和社会的健康支出,而不是以慢性病的治疗为主的基本管理服务。

4. 对老年家庭提供健康指导服务

现有老年健康管理服务中会针对老年人的健康体检的结果给予老人的健康指导。但是,如前所述,老人接受新知识的能力较弱,能够利用的健康资源也较少,更需要来自家庭成员的支持。因此,健康指导服务需要在对于老年人生理健康、心理健康、个人健康影响因素和家庭因素全面评估的基础上,指出老年人自

---

① 张玲、徐勇、聂宏伟:《2000~2010 年中国老年人抑郁患病率的 meta 分析》,《中国老年学杂志》,2011(17)。

已应该进行的健康努力,家庭需要做出的环境改进、家庭关系和家庭功能的调适,和家庭成员、老人一起制订更为有效的老人健康维护和疾病防治健康管理计划,并指导家庭对计划的执行。

# 第四节　农村老年健康调查研究方法反思

本次研究中设计的调查方式、调查对象的选择、调查时间和健康调查内容等已经在第二章中进行了介绍,采用了以问卷调查研究为主,访谈与观察研究为辅的方式进行,问卷调查部分使用了调查员当面访问的方式,而调查对象的抽样则是采用了多阶段抽样的方法。本节中将结合调研团队问卷调查实施的体会,对于如何获得高质量的农村老年人问卷调查资料进行经验交流,供今后类似研究参考。

## 一、农村老年调查的可能障碍性因素

对于调查研究,我们通常关心三个方面的问题:首先是能否调查到对象? 其次是调查的内容是否真实? 再次是调查到的结果是不是所希望了解的内容? 这三个问题的解决,需要从选题、研究设计到调查实施的全过程加以努力。在调查的实施过程中,可能会出现的障碍性因素主要有:

1. 被调查老人的主客观障碍性因素

客观因素可能有:老人的文化程度低,不识字/不能理解调查的内容;听不懂普通话;老人的生理机能下降,看/听不清楚;注意力差,不能耐受长时间的调查;记忆能力和计算能力变差等。主观因素可能有:没有兴趣接受调查;对外人不信任;对调查的意义/目的没有认同感,调查不合作等。

2. 调查时间的影响

上午八点到十点,下午两点到四点左右是比较适宜的调查时间,在其他的时间里,老人很可能会需要忙于做家务而没有时间接受调查。但是,对于劳动能力依然较强,还在从事田间劳动或者在外打工的老人,则在午饭或晚饭时间更可能遇到他们。另外,农村老人一般晚上休息比较早,不适宜调查。

3. 调查人员的影响

由于老人阅读或理解问卷内容花费时间可能较长,调查员容易缺乏耐心,根据自己对问题的理解或者自己对老人情况的了解而提示其选择答案。另外,农村老人居住较为分散,一次上门碰不到老人,调查员可能会擅自更换调查对象,违反随机抽样调查的要求。也有的调查员会改由询问老人的家人来填答被调查老人的情况,但是,家人往往不能准确反映被调查老人的健康状况,特别是心理健康状况。

## 二、农村老年健康调查人员的选择

在老年人的调查中,调查人员对于问卷的应答质量起着至关重要的作用,他们不仅仅是主要的资料收集者,也是回收问卷的第一时间把关人,因此,选择合适的优秀调查员非常关键。

### 1. 调查人员的一般要求

首先,至少有初中及以上的文化程度,能够正确理解调查内容,掌握调查方法,对于每一个调查项目能够准确把握,按照统一的口径与调查方式进行询问或解释。其次,认真负责。对于调查的意义充分认同,视调查为一项具有重要意义的工作,不马虎不敷衍。再次,实事求是。不随意更换调查对象,不弄虚作假,客观地、实事求是地对待调查结果,不诱导对象回答,更不能代替对象回答。最后,具有谦虚的精神,填答对象回答的每一个信息只要是真实的就是正确的,调查员应该尊重被调查者的回答和给予及时的鼓励。

### 2. 老年健康调查人员的特殊要求

首先,调查员最好是在调查当地已经生活过一年以上的人,可以用方言与老人进行交流,熟悉当地的地形,了解当地的老人。其次,调查员要有较好的耐心。耐心地对被调查老人不懂的问题予以解释,耐心地等待被调查老人思考和回答。最后,年龄在40—65岁之间较为合适。年龄过小,不容易理解老人的话语,也更易失去耐心。年龄过大,不能适应调查的体力和脑力的要求,更易出现错误。

### 3. 调查人员的选择与培训

可以从以下对象中选择调查人员:(1)县区/乡镇卫生计生工作/服务人员;(2)村委会工作人员;(3)当地中小学教师;(4)符合条件的村民志愿者等。不管调查人员是什么样的身份,调查前进行培训是十分必要的,培训内容包括调查目的与意义、调查内容与指标、调查方法和调查技巧、调查纪律与制度。培训最后可以安排模拟调查/调查实习,可以提前发现一些正式调查时可能遇到的问题。

### 三、老年被调查对象的失访及其处理

对农村老人进行调查时，有以下 4 种常见的不能顺利调查到老人的情形：

1. 老人外出打工；

2. 老人去亲戚或其他子女家；

3. 老人忙于田间劳动或者照顾孙辈，无暇接受访问；

4. 老人对调查人员不信任，或者对调查没有兴趣；

对于情形 1 和情形 2，研究时需要预先对调查人员说明如何处理，如果是非随机抽样调查，可以自行寻找下一个符合条件的对象；如果是随机抽样调查，则需要有研究团队进行再抽样以补充被调查对象。不管是哪种情形，都需要调查人员对于不能调查到的老人姓名、年龄、健康状况（分非常好、比较好、一般、较差和很差予以定性估计即可）和失访原因予以记录，以便于将来估计对于调查结果的影响。

对于情形 3 和情形 4，则主要通过调整调查方案和提高调查技巧进行弥补。如果老人在首次访问时无暇接受调查，可以和老人商量预约再次调查时间和调查地点，对于所耽搁的时间可以予以一定的弥补，如给予调查礼品或者帮助照看孙辈等。如果老人对于调查有顾虑或者没有兴趣，则需要根据老人的反馈，及时予以解释和说明，或者更换调查员，或者由村干部领着调查员上门调查，尽量争取老人的同意，如果不行，也需要同情形 1 和情形 2 一样予以记录。

### 四、农村老人心理健康问题询问

相对于生理健康和老人一般情况的调查而言，农村老人心理健康调查往往难度更大一些，主要原因是前者相对客观和易感，也是老人日常生活中会进行涉及的话题，更为熟悉。而心理健康的问题，老人们较少谈及，或者相对笼统，无法细分、辨识心理的不同方面。如本次研究中，尽管已经在预调查的基础上，将心理健康调查的条目进行了语言的微调，但不少老人无法辨清 C10（最近一个月，您有多少时间感到心情愉快）和 C11（最近一个月，您有多少时间感觉到精力很好）。对于躯体对角色功能的影响和情绪对角色功能的影响，老人也往往无法厘清，基本用前者的回答来再回答一遍。对于农村老人的心理健康问题的询问有以下几个建议：

1. 调查实施前,预调查了解问题的合适性

如果是利用现成的量表,选择已经在农村老人中进行过量表的适用性检验,并且信度效度较高的量表。如果自创问卷,条目不易过细,且最好事先通过预调查或者访谈把握被调查老人能否分清条目间的区别,老人习惯用的表达方式等。

2. 调查实施时,运用调查技巧帮助老人理解问题

适当举例,并给老人以一定的时间回想。但是,如果允许或希望调查员举例说明,研究小组要事先给出统一的版本供调查员使用。

3. 问卷分析时,对调查资料信度与效度进行检查

分析心理健康测量结果前,事先检查测量的信度和效度,特别是区分效度的检查很重要。

# 附件1:调查问卷

## 中国农村老年人家庭及健康调查问卷

_____县_____镇_____村/居委会

1. 问卷填答方式

(1) 自己填答  (2) 调查员询问本人后代填  (3) 调查员询问照料者后代填

2. 被调查老人来自:(可多选)

(1) 留守家庭  (2) 空巢家庭  (3) 单身老人家庭  (4) 仅女儿家庭

(5) 以上均不是

### 一、个人和家庭基本情况

A1　您的性别是　　　　　　　(1) 男性　　　　　(2) 女性

A2　您出生于_____年_____月。(公历)

A3　您目前的婚姻状况为:

(1) 在婚,于_____年结婚　　　　　(2) 离婚,于_____年离婚

(3) 丧偶,老伴于_____年去世　　　(4) 从未结过婚

A4　您的受教育程度为:

(1) 未上学　　(2) 小学　　(3) 初中　　(4) 高中

(5) 大专及以上

A5　您家户口簿上总共有＿＿＿口人,目前长期住在家里一起吃住的有＿＿＿口人。

A6　您有＿＿＿＿个儿子,＿＿＿＿个女儿。目前和您吃住在一起的子女有＿＿＿＿个。

A7　目前和您一起居住的有哪些人?(可多选)

(1) 老伴　　　　　(2) 女儿/女婿　　　(3) 儿子/媳妇　　　(4) 父母

(5) 兄弟姐妹　　　(6) (外)孙子女　　　(7) (外)孙媳/婿　　(8) 其他人

(9) 一个人居住

A8　去年一年,大多数情况下,您和您的子女/媳婿生活在:(可多选)(问及所有子女)

(1) 在本村　　　　　　　　　(2) 同镇不同村

(3) 本县其他乡镇/街道　　　　(4) 不在本县居住

A9　去年,您主要的收入来源为(可多选);

(1) 农业劳动　　　(2) 本县打零工　　　(3) 工厂上班

(4) 县外打工　　　(5) 退休工资　　　　(6) 零售物品

(7) 农村养老保险　　　　　　(8) 计划生育奖励扶助

(9) 没有收入　　　　　　　　(10) 其他,为＿＿＿＿

A10　去年一年,您(和您的老伴)的收入大概有＿＿＿＿＿元。(不清楚,请填"99")

A11　您平时的支出主要来源于(可多选):

(1) 自己和老伴　　　(2) 子女/媳婿　　　(3) 孙子女/孙媳婿

(4) 农村养老保险/计生奖励扶助　　　(5) 其他人,为＿＿＿＿

A12　去年,您在看病方面花去＿＿＿＿元,子女/孙子女们出了＿＿＿＿元,新型农村合作医疗报销了＿＿＿＿元(没有请填"0")

A13　大多数情况下,您生病会首先去哪里看?(只能选一项)

(1) 去药店买药　　　(2) 村卫生室　　　(3) 乡镇卫生院　　　(4) 县医院

(5) 私人诊所　　　(6) 一般不去看病　　　(7) 其他,为＿＿＿＿

A14　您的子女是否经常询问您的健康情况?

(1) 每天都会问　　　(2) 经常询问　　　(3) 偶尔询问

(4) 几乎不关心　　　(5) 没有子女

A15    您家里主要由谁来操心您的健康问题？（可多选）

(1) 自己            (2) 配偶            (3) 子女/媳婿

(4) 孙子女/孙媳婿  (5) 其他人_____    (6) 没有人操心

A16    您身体不舒服或生病时主要是谁照料您？（可多选）

(1) 配偶        (2) 儿子        (3) 儿媳        (4) 女儿

(5) 女婿        (6) 孙子女      (7) 孙媳婿      (8) 其他亲属

(9) 朋友/邻里   (10) 保姆       (11) 其他人___  (12) 没有人照料

A17    您心里不舒服或生病时谁安慰您比较多？（可多选）

(1) 配偶        (2) 儿子        (3) 儿媳        (4) 女儿

(5) 女婿        (6) 孙子女      (7) 孙媳婿      (8) 其他亲属

(9) 朋友/邻里   (10) 保姆       (11) 其他人_____ (12) 没有人安慰

## 二、健康相关行为

B1    去年一年,您做过以下哪些检查项目？（可多选）

(1) 身高体重      (2) 血压      (3) 视力、听力、口腔等一般体格检查

(4) 心电图        (5) 血糖      (6) 血常规

(7) 尿常规        (8) 大便常规   (9) 肝功能

(10) 肾功能       (11) 骨密度    (12) 直肠检查

(13) 腹部 B 超    (14) 胸透      (15) 以上检查都没有做过

(16) 记不清楚了

B2    您是否经常吃新鲜水果？

(1) 每天/几乎每天吃                (2) 经常吃

(3) 有时吃                        (4) 很少或从不吃

B3    您是否经常吃新鲜蔬菜？

(1) 每天/几乎每天吃                (2) 经常吃

(3) 有时吃                        (4) 很少或从不吃

B4    您的饮用水主要是什么？

(1) 井水        (2) 河水或湖水   (3) 泉水

(4) 塘水        (5) 自来水(含纯净水等)

B5    您抽烟的情况是：

(1) 从不抽烟                      (2) 原来抽烟,现已戒掉

(3) 目前还在吸烟,____岁开始吸烟,每天约____支

B6　过去一年来,您喝酒的情况是:

(1) 从不喝酒　　　　　　　　(2) 原来喝酒,但现在基本不喝

(3) 现在还偶尔喝一些

(4) 经常喝,去年醉过____次(记不清了,请天"99")

B7　除了劳动或工作外,您现在是否经常专门进行身体锻炼?

(1) 天天锻炼　　　　　　　　(2) 经常锻炼

(3) 偶尔锻炼　　　　　　　　(4) 从不锻炼

B8　您平时经常做以下哪些事情?(可多选)

(1) 家务　　　　(2) 田间劳动　　　(3) 带小孩

(4) 饲养禽畜　　(5) 阅读书报　　　(6) 打牌或打麻将

(7) 看电视　　　(8) 听广播　　　　(9) 参加村集体活动

(10) 和亲戚朋友聊天　　　　　(11) 以上都不做

B9　去年,您有没有因为以下情况该去看病而没有去?(可多选)

(1) 经济困难　　(2) 交通不方便　　(3) 没有人陪着去看病

(4) 没有时间　　(5) 觉得医生看不好

(6) 认为病情轻,看不看没多大关系　(7) 其他原因,为_____

(8) 没有以上情况

B9　去年,是否有医生诊断您需要住院,而您没住的情况?

(1) 没有(请跳答到第三部分)　　　(2) 有

B10　您没有去住院的原因是:

(1) 自己认为没有必要住院　(2) 认为医院治不好　(3) 经济困难

(4) 医院服务差　　　　(5) 没有时间　　　　(6) 医院没有床位

(7) 其他_____

## 三、健康状态

C1　总体来讲,您的健康状况是:

(1) 非常好　　(2) 很好　　(3) 好　　　(4) 一般　　　(5) 差

C2　去年,您因为生病而住过院吗?

(1) 是,去年一共住院_____天　　　　(2) 没有

C3　您目前是否患有以下慢性病(经过医生确诊的)?(可多选)

(1) 高血压　　　　(2) 糖尿病　　　　(3) 心脏病

(4) 中风及脑血管疾病　　　　　　(5) 肺结核

(6) 支气管炎,肺气肿,哮喘病或肺炎(7) 白内障　　　(8) 青光眼

(9) 耳聋　　　　(10) 前列腺疾病　　(11) 胃肠溃疡　　(12) 骨质疏松

(13) 关节炎　　　(14) 癌症　　　　(15) 帕金森氏病

(16) 认知障碍(痴呆)　　　　　　(17) 抑郁症　　　(18) 肝脏疾病

(19) 胆结石/胆囊炎　　　　　　　(20) 其他＿＿＿＿＿＿

C4　您目前做搬桌子、打扫房间一类的劳动有困难吗?

(1) 困难很大　　　　(2) 有点困难　　　　(3) 没有困难

C5　您目前走一里左右的路程会有困难吗?

(1) 困难很大　　　　(2) 有点困难　　　　(3) 没有困难

C6　最近一个月,有多少时间您会由于身体健康的问题而感觉到:

C6.1　力不从心,做的事比想做的要少:

(1) 所有时间　　　(2) 绝大部分时间　　(3) 较多的时间

(4) 有时　　　　(5) 没有

C6.2　一些一个月前还能做的事,现在却不想做或不能做:

(1) 所有时间　　　(2) 绝大部分时间　　(3) 较多的时间

(4) 有时　　　　(5) 没有

C7　最近一个月,有多少时间您会由于心情不好而感觉到:

C7.1　力不从心,做的事比想做的要少:

(1) 所有时间　　　(2) 绝大部分时间　　(3) 较多的时间

(4) 有时　　　　(5) 没有

C7.2　一些一个月前还能做的事,现在却不想做或不能做:

(1) 所有时间　　　(2) 绝大部分时间　　(3) 较多的时间

(4) 有时　　　　(5) 没有

C8　最近一个月,您身体是否经常有以下疼痛(多选题)

(1) 头疼　　　　(2) 心疼　　　　(3) 胃疼

(4) 腿或手臂的关节痛(5) 耳朵痛　　　　(6) 牙痛

(7) 腰痛　　　　　　　　　　　(8) 颈椎痛

(9) 其他部位的疼痛,为＿＿＿＿＿　　(10) 没有身体疼痛

C9　最近一个月,身体疼痛对您的劳动和家务有妨碍吗?

(1) 没有　　　　　　(2) 有时　　　　　　　(3) 较多的时间

(4) 绝大部分时间　　(5) 所有时间

C10　最近一个月,您有多少时间您感到心情愉快?

(1) 所有时间　　　　(2) 绝大部分时间　　　(3) 较多的时间

(4) 有时　　　　　　(5) 没有

C11　最近一个月,您有多少时间感到精力很好?

(1) 所有时间　　　　(2) 绝大部分时间　　　(3) 较多的时间

(4) 有时　　　　　　(5) 没有

C12　最近一个月,您有多少时间感到心烦或压力大?

(1) 所有时间　　　　(2) 绝大部分时间　　　(3) 较多的时间

(4) 有时　　　　　　(5) 没有

C10　最近一个月,有多少时间您的身体健康状况或情绪影响了您进行探亲访友等社会活动?

(1) 所有时间　　　　(2) 绝大部分时间　　　(3) 较多的时间

(4) 有时　　　　　　(5) 没有

## 四、健康服务需求

D1　假如政府和社会为您提供以下健康知识宣传,您需要哪些?(可多选)

(1) 常见病防治　　　(2) 常见病家庭照护　(3) 合理用药

(4) 跌倒、心绞痛等意外事件预防　　　(5) 意外事件急救

(6) 健康生活习惯　　(7) 心理健康指导　　(8) 休闲娱乐

(9) 老年人沟通与交流技巧　　　　　　(10) 其他,请说明＿＿＿＿

(11) 以上都不需要

D2　您希望如何获得以上的健康知识?(可多选)

(1) 上门宣传　　　　(2) 门诊宣传　　　　(3) 集中讲课

(4) 电话向医生询问　(5) 指定一个专门的医生随时询问

(6) 发放书面材料　　(7) 电视广播　　　　(8) 报纸杂志

(8) 宣传栏/墙报　　　(9) 网络　　　　　　(10) 其他,请说明＿＿＿＿

(11) 以上都不喜欢

D3 您认为政府和社会需要为老年人提供以下哪些健康照料服务?(可多选)

(1) 生活不能自理老人的照料服务　　　(2) 配餐送餐服务

(3) 提供健身设施/场所　　　(4) 组织老人文化娱乐活动

(5) 聊天谈心等心理疏导服务　　　(6) 其他,请说明_____

(7) 以上都不需要

D4 对于生活不能自理老人的健康照料服务,您觉得在哪里比较合适?(只选一项)

(1) 在家里的上门服务　　　(2) 在村服务机构

(3) 在乡服务机构　　　(4) 在县服务机构

D5 您认为政府应该为一些有需要的老年人提供以下哪些上门的康复治疗服务?(可多选)

(1) 基础护理(输液、打针、送药等)　　　(2) 康复指导

(3) 康复护理(按摩、针灸、推拿等)　　　(4) 心理康复

(5) 就医指导(是否去医院、去什么样的医院等)(6) 其他,请说明:_____

D6 目前,您个人需要以下哪些方面的专业健康服务?(可多选)

(1) 健康知识宣传　　(2) 健康体检　　(3) 建立个人健康档案

(4) 健康咨询　　(5) 高血压、糖尿病等慢性病病人的定期服务

(6) 上门诊疗　　(7) 康复护理　　(8) 医疗救助　(9) 临终关怀

(10) 其他,请说明_____　　　(11) 以上都不需要

D7 如果您身体好的话,您愿意免费为周围有需要的老年人提供力所能及的照料服务吗?

(1) 愿意(谢谢,调查结束!)　　　(2) 不愿意

D8 您为什么不愿意免费为周围有需要的老年人提供力所能及的照料服务?

(1) 没时间　　(2) 怕惹麻烦　　(3) 与我无关

(4) 子女不支持　　(5) 应该由专业机构提供

(6) 其他原因,为_____

*再次感谢您对的支持! 为方便检查调查的质量,请您留下您的家庭电话或者手机:*_____

调查员签名_____

# 附件 2:访谈提纲

1. 农村老人集体访谈提纲

分 4 组进行访谈,分别为空巢家庭老人(不和子女吃住在一起,老人单独居住)、与子女生活在一起的老人、留守家庭老人(与子女同吃住,但子女/媳婿平时均外出打工)、单身(丧偶、离婚、未婚)老人,每组参加访谈老人 5 人。(注:问题 1—4 略问,重点为问题 5—10,由于没有单独设置仅女儿家庭的访谈,请注意专门问及该类家庭的情况)

(1) 自我介绍(姓名、年龄、家庭成员情况);

(2) 平时劳动情况和闲暇时间安排如何?

(3) 与子女和其他家庭成员的关系,经济往来情况如何?

(4) 将来的养老安排与打算如何?

(5) 目前的健康状况? 已经采取哪些措施让自己更健康? 家人对您的健康关注情况如何? 怎么关注的? 健康出现问题时的家庭照料情况?

(6) 已经接受的健康教育、健康体检、医疗卫生服务和新农合报销情况;

(7) 目前主要的担忧是什么? 健康方面呢?

(8) 如果出现健康问题需要别人照料,理想的照料方式? 对目前的社会养老照料机构的看法如何?

(9) 希望政府提供哪些帮助? 需要哪些健康教育方面的服务? 需要哪些健康检查方面的服务? 需要哪些治疗方面的服务? 需要哪些康复方面的服务?

(10) 您身边也有像您这样的老人(留守、空巢等),他们在健康方面还有什么样特殊问题吗? 他们的家庭是怎么应对的? 你觉得政府应该如何帮助他们?

2. 部门领导集体访谈提纲（可以事先提供给被访谈者）

访谈卫生局、疾控、计生、民政、人社、老龄委部门的分管领导各 1 人，共 6 人。

（1）自我介绍（职务、专业背景、本职位工作时间等）

（2）所了解的当地老人的主要健康问题，空巢、留守和单身老人健康状况有一些群体性的差异吗？ 如有，是什么样的差异？

（3）目前对老年人的主要健康服务有哪些？ 十二五有哪些相关规划？ 已经出台了哪些文件？

（4）这些服务的效果如何？

（5）老人还有哪些健康服务（健康教育、健康体检、治疗和康复服务）需求没有能够得到满足？

（6）在针对空巢家庭老人、留守老人、单身老人的健康服务方面是否要有一些差异化服务？ 如有，是哪些？

（7）您对老人自己、家庭和其他部门促进老年人口健康有什么样的建议？

3. 乡村工作人员集体访谈提纲（可以事先提供给被访谈者）

访谈卫生院公共卫生分管副院长、计生专干、民政负责人和村医各 2 人。

（1）自我介绍（职务、专业背景、从事本工作的时间）

（2）介绍平时的主要工作，其中有哪些是针对老年人健康的服务？ 服务效果如何？

（3）您了解当地老年人主要有哪些健康问题？ 空巢、留守、单身和仅女儿的老人健康状况有一些群体性的差异吗？ 如有，是什么样的差异？

（4）老年人的家庭、邻里、村委会是如何来帮助老人解决这些健康问题？

（5）老年人还有哪些健康服务（健康教育、健康体检、治疗和康复服务）需求没有得到满足？ 空巢、留守、单身和仅女儿的老人的未被满足的健康服务需求有一些群体性的差异吗？ 如有，是什么样的差异？

（6）您对老人自己、家庭、卫计委和全社会如何共同促进老年人口健康有什么样的建议？

# 附件 3：生活不能自理老人家访提纲

　　每个样本县上门访谈 4 户生活不能自理的老人和其家庭成员（特别是生活的主要照料者）。

　　(1) 被调查家庭的基本构成情况、经济情况；

　　(2) 被调查家庭生病老人的个人基本情况、患病历史、治疗情况、生活和治疗费用及其来源；

　　(3) 患病照料情况；

　　(4) 患病前后家庭的变化；

　　(5) 患病之后得到了邻居、村委会和政府社会的哪些帮助，还需要政府和社会提供哪些进一步的帮助；

　　(6) 得到被家庭许可后拍照记录家庭情况。

# 后 记

　　四年半的时间,完成了国家哲学社会科学 2013 年度面上项目"家庭结构变迁视角下的农村老年健康及服务需求研究"(13BRK004)的工作。本专著也是南京邮电大学江苏高校人文社会科学"江苏智慧养老研究院校外研究基地"(2017ZSJD006)研究成果之一。

　　书稿完成的一刹那,有释放之感。课题研究实施的周期中,恰逢国务院机构改革和职能转变,不再保留卫生部、国家人口和计划生育委员会,组建"国家卫生和计划生育委员会",各地在机构逐级整合的过程中,现场调查面临较大的困难。尔后,课题的量化分析也并非一帆风顺,各种统计方法对数据的分布要求和结果的可解释性都需要研究不断调整统计分析思路,研究在放弃旧方法和试探新方法中前进。所幸,研究得到了很多人和单位的大力支持。首先,感谢课题组成员南京邮电大学宗占红副教授、舒星宇讲师、毛京沐教授的大量付出,全程倾力参与课题的研究;感谢南京邮电大学孙晓明教授、温勇教授和原国家人口计生委汝小美副司长、江苏卫生计生委承明华副处长和国家卫计委能力建设和继续教育中心宋冰副主任的对本课题的指导与现场调查组织协调与支持;特别感谢江苏海安县卫生计生委、河南南乐县卫生计生委和青海大通县卫生计生委对课题实地调查提供从样本点选择、调查对象抽样与联系到调查人员实施调查的全面帮助。

　　"释放"只是短暂之感,"任重道远"很快又浮现脑海。党的十九大报告中,习近平总书记在"实施健康中国战略"部分,提出了"积极应对人口老龄化,构建养老、孝老、敬老政策体系和社会环境,推进医养结合,加快老龄事业和产业发展"的战略部署,老年健康还有诸多的问题需要继续深入探究,如家庭如何影响和作健康,家庭的老年健康照料能力如何,失能老人的健康照护问题,等等。
前的研究只是一个课题的结束,老年健康研究,尤其是农村老年人口健康的研
究之路永无止境。

周建芳

2018 年 2 月 2 日